● 临床护理一本通 ●

儿科临床护理

主　审　张　鹏
主　编　丁淑贞　倪雪莲

副主编　马丽梅　朱旭芳　黄丽红　庄丽娜
编　者（按姓氏笔画排序）：

丁淑贞　马丽梅　王　京　王海燕　冯爱君
刘　菊　孙笑君　庄丽娜　朱旭芳　张　彤
张　茹　张晓霞　李　丹　李　岩　李　波
李世博　姜长帅　倪雪莲　梁　艳　黄丽红

中国协和医科大学出版社

图书在版编目（CIP）数据

儿科临床护理／丁淑贞，倪雪莲主编. —北京：中国协和医科大学出版社，2016.1

（临床护理一本通）

ISBN 978-7-5679-0461-3

Ⅰ．①儿… Ⅱ．①丁… ②倪… Ⅲ．①小儿疾病-护理

Ⅳ．①R473.72

中国版本图书馆CIP数据核字（2015）第271953号

临床护理一本通

——儿科临床护理

主　　编：丁淑贞　倪雪莲
责任编辑：吴桂梅

出版发行：中国协和医科大学出版社
　　　　　（北京东单三条九号　邮编100730　电话65260431）
网　　址：www.pumcp.com
经　　销：新华书店总店北京发行所
印　　刷：北京玺诚印务有限公司

开　　本：710×1000　　1/16 开
印　　张：31.5
字　　数：380千字
版　　次：2016年7月第1版
印　　次：2017年8月第2次印刷
定　　价：68.00元

ISBN 978-7-5679-0461-3

前　言

　　护理学是将自然科学与社会科学紧密联系起来的为人类健康服务的综合性应用学科。随着医学科学的迅速发展和医学模式的转变，医学理论和诊疗护理不断得到更新，护理学科领域发生了很大的变化。"临床护理一本通"旨在为临床护理人员提供最新的专业理论和专业指导，帮助护理人员熟练掌握基本理论知识和临床护理技能，提高护理质量，是对各专科临床护理实践及技能给予指导的专业参考书。

　　随着现代医学科学技术的发展，儿科也有了很大的进步，新的诊疗技术和治疗方法不断地得到应用和推广，其护理知识与要求也应随之相应地提高和完善。为了促进广大儿科医务人员在临床工作中更好地认识、了解儿科的疾病，普及和更新儿科的临床及护理知识，从而满足儿科专业人员以及广大基层医务工作者的临床需要，结合临床经验，我们编写了这本《儿科临床护理》。

　　本书基本包括了儿科专业的常见疾病和多发疾病，具体讲述相关疾病概述、临床表现、辅助检查、治疗原则、护理评估、护理诊断、护理措施及健康教育等内容，语言简洁，内容丰富，侧重实用性和可操作性，力求详尽准确。

　　本书适合儿科及相关专业广大护理人员使用。

　　由于时间仓促，编者经验水平有限，不足之处在所难免，恳请读者批评指正。

编　者

2016 年 1 月

目　　录

第一章　新生儿及新生儿疾病患儿的护理 …………………………………… 1

　第一节　正常足月儿的护理 ………………………………………………… 1

　第二节　早产儿的护理 ……………………………………………………… 4

　第三节　新生儿重症监护的护理 …………………………………………… 7

　第四节　气道护理 …………………………………………………………… 9

　第五节　新生儿窒息 ………………………………………………………… 11

　第六节　新生儿缺氧缺血性脑病 …………………………………………… 15

　第七节　新生儿颅内出血 …………………………………………………… 19

　第八节　新生儿咽下综合征 ………………………………………………… 22

　第九节　新生儿肺透明膜病 ………………………………………………… 24

　第十节　新生儿黄疸 ………………………………………………………… 28

　第十一节　新生儿溶血病 …………………………………………………… 31

　第十二节　新生儿败血症 …………………………………………………… 34

　第十三节　新生儿肺炎 ……………………………………………………… 37

　第十四节　新生儿脐炎 ……………………………………………………… 41

　第十五节　新生儿鹅口疮 …………………………………………………… 43

　第十六节　新生儿寒冷损伤综合征 ………………………………………… 45

　第十七节　新生儿坏死性小肠结肠炎 ……………………………………… 48

　第十八节　新生儿弥散性血管内凝血 ……………………………………… 52

　第十九节　新生儿低钙血症 ………………………………………………… 56

第二章　营养紊乱患儿的护理 ………………………………………………… 58

　第一节　蛋白质-能量营养不良 …………………………………………… 58

　第二节　儿童单纯性肥胖 …………………………………………………… 63

　第三节　维生素 D 缺乏性佝偻病 ………………………………………… 65

　第四节　维生素 D 缺乏性手足搐搦症 …………………………………… 69

第三章　消化系统疾病患儿的护理 …………………………………………… 73

第一节　口腔炎 ································ 73

第二节　急性胃炎 ······························ 76

第三节　急性阑尾炎 ·························· 79

第四节　婴幼儿腹泻 ·························· 82

第五节　肠套叠 ································ 86

第六节　粘连性肠梗阻 ······················ 91

第七节　先天性巨结肠 ······················ 95

第八节　先天性胆道闭锁 ···················· 98

第九节　先天性胆管扩张症 ·················· 102

第十节　先天性肥厚性幽门狭窄 ·············· 105

第十一节　急性胰腺炎 ······················ 108

第十二节　脾损伤 ·························· 111

第四章　呼吸系统疾病患儿的护理 ·············· 115

第一节　急性上呼吸道感染 ·················· 115

第二节　急性感染性喉炎 ···················· 118

第三节　急性支气管炎 ······················ 120

第四节　支气管肺炎 ························ 122

第五节　支气管哮喘 ························ 125

第五章　循环系统疾病患儿的护理 ·············· 130

第一节　先天性心脏病 ······················ 130

第二节　心律失常 ·························· 135

第三节　新生儿持续肺动脉高压 ·············· 140

第四节　小儿门静脉高压症 ·················· 143

第五节　先天性颈静脉扩张症 ················ 147

第六节　病毒性心肌炎 ······················ 150

第七节　心源性休克 ························ 152

第六章　泌尿系统疾病患儿的护理 ·············· 157

第一节　急性肾小球肾炎 ···················· 157

第二节　急进性肾小球肾炎 ·················· 161

第三节　乙型肝炎病毒相关肾炎 ·············· 165

第四节　过敏性紫癜性肾炎 ·················· 168

第五节　肾病综合征 ··· 171

第六节　IgA 肾病 ··· 174

第七节　小儿先天性肾积水 ·· 177

第八节　泌尿系感染 ··· 180

第九节　膀胱外翻 ·· 184

第十节　输尿管异位开口 ·· 187

第十一节　隐睾症 ·· 191

第十二节　睾丸扭转 ··· 194

第十三节　先天性尿道下裂 ·· 197

第七章　血液系统疾病患儿的护理 ·· 202

第一节　营养性缺铁性贫血 ·· 202

第二节　营养性巨幼细胞贫血 ·· 205

第三节　溶血性贫血 ··· 208

第四节　再生障碍性贫血 ·· 212

第五节　特发性血小板减少性紫癜 ·· 215

第六节　血友病 ·· 218

第八节　骨髓增生异常综合征 ·· 221

第八章　神经系统疾病患儿的护理 ·· 227

第一节　化脓性脑膜炎 ··· 227

第二节　病毒性脑炎和病毒性脑膜炎 ··· 230

第三节　癫痫 ··· 233

第四节　脑性瘫痪 ·· 237

第五节　急性感染性多发性神经根炎 ··· 241

第六节　多发性硬化 ··· 245

第七节　急性小脑共济失调 ·· 247

第八节　视神经脊髓炎 ··· 250

第九节　重症肌无力 ··· 252

第九章　内分泌系统疾病患儿的护理 ·· 258

第一节　生长激素缺乏症 ·· 258

第二节　中枢性尿崩症 ··· 260

第三节　性早熟 ·· 263

第四节　先天性甲状腺功能减退症 ……………………………………… 265

第五节　甲状腺功能亢进症 ………………………………………………… 268

第六节　先天性肾上腺皮质增生症 ……………………………………… 271

第七节　儿童糖尿病 ………………………………………………………… 274

第十章　免疫性疾病患儿的护理 …………………………………………… 278

第一节　原发性免疫缺陷病 ……………………………………………… 278

第二节　继发性免疫缺陷病 ……………………………………………… 281

第三节　风湿热 ……………………………………………………………… 285

第四节　系统性红斑狼疮 ………………………………………………… 289

第五节　幼年特发性关节炎 ……………………………………………… 294

第六节　过敏性紫癜 ………………………………………………………… 297

第七节　川崎病 ……………………………………………………………… 300

第十一章　遗传代谢性疾病患儿的护理 ………………………………… 305

第一节　唐氏综合征 ………………………………………………………… 305

第二节　苯丙酮尿症 ………………………………………………………… 307

第三节　糖原累积病 ………………………………………………………… 310

第四节　肝豆状核变性 ……………………………………………………… 313

第十二章　运动系统畸形患儿的护理 …………………………………… 317

第一节　先天性斜颈 ………………………………………………………… 317

第二节　产伤瘫痪 …………………………………………………………… 320

第三节　注射性臀肌挛缩症 ……………………………………………… 325

第四节　先天性髋关节脱位 ……………………………………………… 330

第五节　先天性马蹄内翻足 ……………………………………………… 334

第六节　先天性并指畸形 ………………………………………………… 337

第七节　肱骨髁上骨折 ……………………………………………………… 340

第八节　股骨干骨折 ………………………………………………………… 344

第九节　骨肉瘤 ……………………………………………………………… 347

第十三章　传染性疾病患儿的护理 ……………………………………… 352

第一节　麻疹 ………………………………………………………………… 352

第二节　水痘 ………………………………………………………………… 356

第三节　传染性单核细胞增多症 ………………………………………… 359

第四节　流行性腮腺炎 …………………………………………… 362

第五节　手足口病 ………………………………………………… 365

第六节　流行性乙型脑炎 ………………………………………… 368

第七节　中毒型细菌性痢疾 ……………………………………… 372

第八节　猩红热 …………………………………………………… 375

第九节　原发性肺结核 …………………………………………… 378

第十节　结核性脑膜炎 …………………………………………… 381

第十四章　寄生虫病患儿的护理 ………………………………… 387

第一节　蛔虫病 …………………………………………………… 387

第二节　蛲虫病 …………………………………………………… 390

第十五章　常见肿瘤患儿的护理 ………………………………… 393

第一节　急性白血病 ……………………………………………… 393

第二节　淋巴瘤 …………………………………………………… 396

第三节　肾母细胞瘤 ……………………………………………… 399

第四节　神经母细胞瘤 …………………………………………… 404

第五节　肝母细胞瘤 ……………………………………………… 408

第六节　横纹肌肉瘤 ……………………………………………… 411

第七节　髓母细胞瘤 ……………………………………………… 415

第八节　朗格汉斯细胞组织细胞增生症 ………………………… 419

第十六章　危重症患儿的护理 …………………………………… 423

第一节　惊厥 ……………………………………………………… 423

第二节　休克 ……………………………………………………… 425

第三节　急性颅内压增高症 ……………………………………… 429

第四节　急性呼吸衰竭 …………………………………………… 433

第五节　充血性心力衰竭 ………………………………………… 437

第六节　心跳呼吸骤停 …………………………………………… 441

第七节　急性肾衰竭 ……………………………………………… 444

第八节　急性中毒 ………………………………………………… 448

第九节　溺水 ……………………………………………………… 452

第十七章　儿科常用护理技术操作规程 ………………………… 457

第一节　一般测量法 ……………………………………………… 457

第二节　更换尿布法 …………………………………………… 463

第三节　婴儿沐浴法 …………………………………………… 465

第四节　新生儿抚触法 ………………………………………… 467

第五节　约束保护法 …………………………………………… 468

第六节　头皮静脉输液法 ……………………………………… 470

第七节　经外周静脉导入中心静脉置管 ……………………… 472

第八节　静脉留置管术 ………………………………………… 474

第九节　全静脉营养 …………………………………………… 475

第十节　股静脉穿刺采血 ……………………………………… 477

第十一节　颈外静脉穿刺采血 ………………………………… 478

第十二节　腰椎穿刺术 ………………………………………… 480

第十三节　骨髓穿刺术 ………………………………………… 482

第十四节　婴幼儿灌肠法 ……………………………………… 484

第十五节　温箱使用法 ………………………………………… 486

第十六节　光照疗法 …………………………………………… 488

参考文献 …………………………………………………… 491

第一章　新生儿及新生儿疾病患儿的护理

第一节　正常足月儿的护理

正常足月儿是指胎龄满 37～42 周出生，出生体重在 2500～4000g，无任何畸形和疾病的活产婴儿。

【正常足月儿的特点】

（1）外观特点

体重 2500g 以上，身长 47cm 以上。哭声响亮，皮肤红润，胎毛少，耳郭软骨发育良好，指（趾）甲发育良好，可达到或超过指（趾）尖，整个足底有较深的足纹。四肢肌张力好，呈屈曲状。乳晕清晰，乳头突起，乳房可扪到结节。男婴睾丸已降至阴囊，女婴大阴唇可覆盖小阴唇。

（2）生理特点

①呼吸系统：腹式呼吸为主。呼吸次数为 40～60 次/分，呼吸较表浅，节律不规则。

②循环系统：心率波动较大，范围为 90～160 次/分，一般 120～140 次/分，血压平均为 70/50mmHg。

③消化系统：易发生溢乳和呕吐。出生后 10～12 小时开始排胎便，约于 3 天内排完。

④血液系统：足月儿血容量平均为 85ml/kg。

⑤泌尿系统：新生儿一般在生后 24 小时内排尿，如生后 48 小时仍不排尿，需进一步检查原因。

⑥神经系统：有觅食反射、吸吮反射、握持反射、拥抱反射。

⑦免疫系统：新生儿特异性免疫功能和非特异性免疫功能均不成熟。

⑧体温调节：体温调节功能差。

⑨能量和体液代谢：新生儿患病时易发生酸碱平衡失调，特别易发生代谢性酸中毒，需及时纠正。

（3）特殊生理状态

①生理性黄疸；②新生儿生理性体重下降；③乳腺肿大；④假月经；⑤"马牙"（上皮珠）和"螳螂嘴"；⑥新生儿红斑及粟粒疹。

【护理诊断】

（1）有窒息的危险

与呛奶、呕吐有关。

（2）有体温改变的危险

与体温调节中枢发育不完善有关。

（3）有感染的危险

与新生儿免疫功能低下及皮肤黏膜屏障功能差有关。

【护理措施】

（1）新生儿娩出后的护理

①娩出，开始呼吸前，应迅速清除口、咽、鼻部的黏液及羊水，保持呼吸道通畅。

②新生儿娩出后立即结扎脐带断端，并将残端无菌包扎。

③用消毒纱布或脱脂棉清洁眼部，可给予 0.25% 氯霉素滴眼液滴眼。

④出生后，将头皮、耳后、腋下及其皮肤皱褶处的血迹和较多的胎脂轻轻拭去。因胎脂对新生儿有保护作用，不必洗去，在生后数小时胎脂会逐渐被吸收。用干毛巾吸干羊水，擦干皮肤后，用预先温热好的包被包裹婴儿，然后置于中性温度环境中，以保持体温稳定。

⑤戴好名签：给新生儿戴上写明母亲姓名、床号、婴儿性别和出生日期、出生时间的名签。

（2）保持呼吸道通畅

①经常检查新生儿鼻孔是否通畅，清除鼻孔内的分泌物。

②保持新生儿适宜的体位，一般以右侧卧位为好。仰卧时应避免颈

部前屈或过度后仰。婴儿俯卧时，应有专人看护，防止发生窒息。

③避免包被、奶瓶、母亲的乳房或其他物品遮盖新生儿口鼻腔，或按压胸部。

（3）维持体温稳定

①保暖：新生儿出生后应立即擦干身体，用温暖的毛巾包裹，以减少辐射、对流及蒸发散热，并应因地制宜采取不同的保暖措施，使新生儿处于"适中温度"。保暖方法有戴帽、母体胸前怀抱、母亲"袋鼠"式怀抱，应用热水袋预热、婴儿暖箱和远红外辐射床等。此外，接触新生儿的手、仪器、物品等均应保持温暖。

②新生儿室条件：新生儿室应安置在阳光充足、空气流通的朝南区域。室内最好备有空调和空气净化设备，保持室温在 22～24℃、相对湿度在 55%～65%。每张床最好拥有 3m^2 的空间，床间距宜 1m 以上。

（4）喂养

正常足月儿提倡早哺乳，一般生后半小时内即可让新生儿吸吮母亲乳头，以促进乳汁分泌，并防止低血糖，鼓励按需哺乳。确实无母乳者，先试喂 5%～10% 葡萄糖液，若无消化道畸形，吸吮吞咽能力良好，可给予配方乳，配方乳可每 3 小时 1 次，每日 7～8 次。人工喂养者，应注意奶具专用和清洁、消毒。母亲哺乳前应清洗乳头，喂奶后将婴儿竖立抱起、轻拍背部，以排出咽下的空气，防止溢乳。哺乳量以哺乳后新生儿安静、无腹胀、体重增长（每日增 15～30g）为标准。定时测量体重，以了解营养状况和发育情况。

（5）预防感染

①严格执行消毒隔离制度：接触新生儿前后洗手，避免交叉感染。各类医疗器械定期消毒，每季度对工作人员作 1 次咽拭子培养，患病或带菌者暂调离新生儿室。

②保持脐部清洁干燥：一般在新生儿分娩后立即结扎脐带，消毒处理好残端。脐带脱落前应注意脐部有无渗血，保持脐部不被污染。脐带脱落后应注意脐窝有无分泌物及肉芽，有分泌物者先用 3% 的过氧化氢（双氧水）棉签擦拭，再用 0.2%～0.5% 的碘伏棉签擦拭，并保持干燥。有肉芽组织可用硝酸银烧灼局部。

③作好皮肤护理：体温稳定后，每天沐浴 1 次，以保持皮肤清洁和促进血液循环。检查脐带、皮肤完整性及有无肛旁脓肿等情况，每次排便后用温水清洗会阴及臀部，以防尿布性皮炎。衣服宽大、质软，不用纽扣。

（6）确保安全

避免让新生儿处于危险的环境，如高空台面，可能触及的热源、电源及尖锐物品等。照顾者指甲要短而钝。

【健康教育】

（1）宣传有关育儿保健知识

与家长沟通时，介绍喂养、保暖、皮肤护理、预防接种、添加辅食等方面的知识。

（2）促进母婴感情建立

正常新生儿出生后即可让其裸体伏于母亲胸部，吸吮乳头，既可刺激乳汁的分泌，又可促进母子情感的联结。提倡母婴同室和母乳喂养，尽早（生后 30 分钟内）将新生儿放在母亲身旁。在婴儿安静、清醒时，鼓励家长给婴儿以良性的皮肤刺激，如抚摸头部、面颊、额头和四肢等，以及轻轻抱起和摇动，眼神和语言的交流有利于婴儿身心发育。

（3）新生儿筛查

在婴儿出生后 3 天采取足跟血的纸片法进行，用快速、敏感的实验室方法对新生儿的遗传代谢病、先天性内分泌异常以及某些危害严重的遗传性疾病进行筛查，其目的是对患病的新生儿在临床症状尚未表现之前或表现轻微时给予筛查，得以早期诊断、早期治疗，防止机体组织器官发生不可逆的损伤。避免患儿发生智力低下、严重的疾病或死亡。护士应了解新生儿筛查的相关项目，如先天性甲状腺功能减退症、苯丙酮尿症和半乳糖症等，并给予相应的指导。

第二节　早产儿的护理

早产儿指胎龄不满 37 足周（259 天）的婴儿。其发生率因地区不同而异，为 5%~10%。早产儿的病死率随着出生体重的减少而急剧上升，达 12.7%~20.8%，远高于足月儿。

【早产儿的特点】

（1）外观特点

体重大多在 2500g 以下，身长不到 47cm，哭声低弱，四肢肌张力低下，皮肤薄、红嫩，胎毛多；头发少；耳郭软骨发育不成熟，紧贴颅骨；乳晕不清，乳腺结节小或不能摸到；足底光滑，纹理少；指（趾）甲软，未达到指（趾）尖；男婴睾丸未降至阴囊，女婴大阴唇不能覆盖小阴唇。

（2）生理特点

①呼吸系统：肺发育不成熟，易发生缺氧和呼吸衰竭。

②循环系统：心率偏快，血压偏低。部分患儿有动脉导管未闭（PDA）。

③消化系统：早产儿吸吮及吞咽能力弱。贲门括约肌松弛，胃容量小。各种消化酶分泌不足，消化能力弱。

④血液系统：常见贫血，易发生出血。

⑤神经系统：神经系统的功能和胎龄有密切关系，胎龄越小，反应越差。

⑥泌尿系统：肾浓缩功能差。

⑦免疫系统：体液免疫和细胞免疫均不成熟。

⑧体温调节：体温调节功能差。

【护理诊断】

（1）体温过低

与体温调节功能低下有关。

（2）营养失调：低于机体需要量

与吸吮、吞咽、消化功能差有关。

（3）自主呼吸受损

与呼吸中枢不成熟、肺发育不良、呼吸肌无力有关。

（4）有感染的危险

与免疫功能不足及皮肤黏膜屏障功能差有关。

【护理措施】

（1）维持体温稳定

根据早产儿的体重、成熟度及病情，给予不同的保暖措施，加强体温监测。一般体重<2000g 者，应尽早应用婴儿暖箱保暖。体重>2000g 可在箱外保暖，给予戴帽保暖，以降低氧耗量和散热量。暴露操作应在远红外辐射床保暖下进行；没有条件者，因地制宜，加强保暖，尽量缩短操作时间。维持室温在 24~26℃、相对湿度在 55%~65%。

（2）合理喂养

尽早开奶，以防止低血糖。提倡母乳喂养，无法母乳喂养者予早产儿配方乳。喂乳量根据早产儿耐受力而定，以不发生胃潴留及呕吐为原则（表1-1）。吸吮能力差和吞咽不协调者可用间歇鼻饲喂养、持续鼻饲喂养，能量不足者以静脉高营养补充并合理安排，补液与喂养时间交叉，尽可能减少血糖浓度波动。每天详细记录出入量，定时准确测量体重，以便分析、调整喂养方案，满足能量需求。

表1-1　早产儿喂乳量与间隔时间

出生体重（g）	<1000	1000~1499	1500~1999	2000~2499
开始量（ml）	1~2	3~4	5~10	10~15
每天隔次增加量（ml）	1	2	5~10	10~15
哺乳间隔时间（h）	1	2	2~3	3

早产儿缺乏维生素K依赖凝血因子，出生后应及时补充维生素K，预防出血症。此外，还应补充维生素A、维生素C、维生素D、维生素E和铁剂等物质。

（3）维持有效呼吸

保持呼吸道通畅，早产儿仰卧时可在肩下放置小软枕，避免颈部弯曲、呼吸道梗阻。注意观察面色，出现发绀时应查明原因，同时给予吸氧，吸氧浓度以维持动脉血氧分压50~80mmHg（6.7~10.7kPa）或经皮血氧饱和度在90%~95%为宜。一旦症状改善及时停用，预防氧疗并发症。呼吸暂停者给予拍打足底、拍背、刺激皮肤等处理，条件允许使用水囊床垫，利用水振动减少呼吸暂停的发生。反复发作者可遵医嘱给予氨茶碱静脉输注。

（4）密切观察病情

早产儿病情变化快，症状不明显，常出现呼吸暂停等生命体征的改变，除应用监护仪监测体温、脉搏、呼吸等生命体征外，还应注意观察患儿的进食情况、精神反应、哭声、反射、面色、皮肤颜色、肢体末梢的温度等情况。若早产儿摄入量不足或疾病影响需药物治疗及补液时，要加强补液管理。配制液体时剂量要绝对精确。在输液过程中，尽可能使用输液泵，严格控制补液速度，定时巡回记录。

（5）预防感染

严格执行消毒隔离制度，工作人员相对固定，严格控制入室人数，室内物品定期更换消毒，防止交叉感染。强化洗手意识，每次接触早产儿前后要洗手或用快速消毒液擦拭手部，严格控制医源性感染。

【健康教育】

早产儿常需要较长时间的住院，使父母无法确切了解新生儿的生活，因此应在提供隔离措施的前提下，鼓励父母进入早产儿室，亲密接触，如抱抚、亲自喂奶等。指导父母冲调奶粉、沐浴、预防接种、门诊随访的相关事项等，以使他们得到良好的信息支持并树立照顾患儿的信心。

第三节　新生儿重症监护的护理

新生儿重症监护室（NICU）是集中治疗新生儿危重疾病的病室，是为了对高危新生儿进行病情的连续监测和及时有效的抢救治疗及护理而建立的，其目的是减少新生儿病死率，促进新生儿的生长发育。

【监护对象】

（1）需要进行呼吸管理的新生儿，如急慢性呼吸衰竭，需要氧疗、应用辅助通气及拔管后24小时内的患儿。

（2）病情不稳定、需要急救的新生儿，如休克、反复惊厥、严重的呼吸暂停等。

（3）胎龄<30周、生后48小时内，或胎龄<28周、出生体重<1 500g的所有新生儿。

（4）大手术后，尤其是术后24小时内的患儿，如先天性心脏病、食管气管瘘等。

（5）严重器官功能衰竭及需要全胃肠外营养、换血者。

【监护内容】

危重新生儿随时都有生命危险，除认真细致观察病情外，还应利用各种监护仪器、微量快速的检测手段，进行连续不断的监护，以便及早发现病情变化，给予及时处理。

（1）心脏监护

持续监测危重儿的心电图，如心率急剧增加或下降、出现各种心律失常等及时通知医生处理。

（2）呼吸监护

①呼吸运动监护：常用阻抗法监测呼吸频率和呼吸波形，可发出呼吸暂停警报等。某些呼吸暂停监护仪带有唤醒装置，能在发出呼吸暂停警报的同时冲击婴儿足底，刺激呼吸。

②通气量和呼吸力量监护：将双向流速和压力传感器连接于呼吸机管道，持续监测机械通气患儿的气体流速、气道压力，以便准确指导通气参数的调节，并减少并发症的发生。

③经皮氧饱和度、心率、呼吸描记仪：同步描记瞬时心率、呼吸和经皮氧分压曲线，并以数字显示心率和呼吸频率。

（3）血压监护

包括直接测压法和间接测压法。

①直接测压法（创伤性测压法）：是经动脉插入导管，并接通传感器，由传感器将压力转换为电信号，经处理在荧光屏上连续显示血压波形及血压平均值。此法较为准确，但操作复杂，并发症多。

②间接测压法（无创伤性测压法）：用传统的气囊袖带束缚上臂，接传感器，经处理显示收缩压；或使用 Dinamap 血压测定仪，以特制袖带束缚上臂，测出收缩压、舒张压、平均压和心率，能根据需要定时测量，方法简便。

（4）体温监护

将新生儿置于已预热的远红外辐射台上或暖箱内，以体温监测仪监测患儿体温。体温监测仪能通过设定理想的皮肤温度反馈式地调节抢救台或暖箱的输出功率，以维持患儿的皮肤温度在设定的范围之内。注意体温监测的探头务必妥善固定，以防发生烫伤。

（5）经皮血气监护

方法是将氧电极紧贴于皮肤上加温，使局部微循环血管扩张，用微型电极直接测出通过半透膜进入电极内的 PO_2 和 PCO_2，在周围循环灌注正常的条件下，经皮氧分压（$TcPO_2$）能基本反映血中的 PaO_2 水平。注意局部皮肤的护理，防止压疮和烫伤。

（6）微量血液生化监测

包括电解质、胆红素、血糖、肌酐的监测等。

（7）影像学检查

条件较好的 NICU 可配备移动式 X 线机、超声仪以随时监测患儿的心、胸、腹、脑部情况，为治疗方案的制订提供及时准确的信息。

第四节　气道护理

对新生儿加强气道护理的目的在于改善机体供氧，保证生理需要的通气量，减少交叉感染，促进患儿康复。

【环境要求】

理想的室内温度为 22～24℃，相对湿度为 55%～65%。空气过于干燥可引起呼吸道分泌物黏稠，不易排出，气道黏膜纤毛功能受损易导致痰液排出困难，呼吸道不畅。

【体位】

患儿头部应稍后仰，如头部过度后仰或前倾，压迫腭下部的软组织，或在进行操作时不慎将物品遮盖于患儿头部或置于其胸部，均可造成患儿气道受压或通气不良。

【胸部物理治疗】

（1）翻身

适用于有呼吸系统疾患者，目的是预防或治疗肺内分泌物堆积，促进受压部位的肺扩张。一般要求每 1～2 小时 1 次。

（2）拍击胸背

适用于肺炎、肺膨胀不全、气管插管及拔管后患儿。但颅内出血、心力衰竭及早产儿不宜进行。其目的是通过胸壁的震动，促进肺循环，并使小气道内的分泌物松动，易于进入较大的气道，有助于吸痰排痰。方法：半握空拳法或使用拍击器，从外周向肺门轮流反复拍击，使胸部产生相应的震动。拍击的速度与强度视患儿具体情况而定，一般新生儿的拍击速度为 100 次/分。

【气道吸痰】

（1）鼻咽部吸引

1）目的：清除口、鼻、咽部的分泌物、保持气道通畅；刺激产生反射性咳嗽，使分泌物松动，有利排痰。

2）适应证：口、鼻有奶块或呕吐物积聚；胸部物理治疗或雾化后；喉部或肺部听诊有痰鸣音者。

3）操作注意点：

①操作前洗手，戴手套，患儿取侧卧位或头转向一侧。

②选择合适的吸引器，调节好负压吸引的压力，一般新生儿压力<100mmHg（13.3kPa），达到能够吸出分泌物的负压即可，不宜过高，以免损伤黏膜。

③先吸引口腔，换管后再吸引鼻腔，以免患儿在喘息和哭叫时，将分泌物吸入肺部。

④吸引时吸引管置于口鼻腔的空腔部位，不要将吸引管的端孔或侧孔贴于口腔黏膜或舌面上，不要将吸引管强行插入鼻孔，待吸引管放置在正确位置后方可开始吸引。每次从吸引管放入、吸引至退出鼻或口腔的总时间<15 秒。

⑤吸引时应观察患儿有无哽噎、喘息、呼吸暂停、心动过缓和发绀等，如发生上述情况应立即停止吸引，给予吸氧等处理。

⑥观察吸引出的分泌物的量、色泽、黏稠度及吸引时发生的病情变化，并记录在护理记录单上。

（2）气管插管内吸引

1）目的：清除气道内的分泌物，保障气道通畅及有效通气的进行。

2）适应证：有气管插管和气管切开者。

3）操作注意点：

①以两人协同操作为宜，一人负责吸引，一人负责吸引前后的加压给氧操作及病情观察，以减少呼吸道感染的机会。操作前洗手，戴手套。

②选择表面光滑、通过人工气道阻力小、长度适宜、柔韧度适度的无菌导管，调节好吸引器的压力，连接好复苏囊。

③吸引前先提高患儿的吸氧浓度 10%～20%，以提高肺泡氧储备，预防吸痰时的低氧血症发生；再脱开呼吸机接口，于患儿吸气的同时在气管内滴入 0.5～1ml 的生理盐水，然后接复苏囊，纯氧通气 5～8 次。

④插入吸痰管至气管插管内，相当于气管插管的深度，开始边吸引边螺旋式退出吸痰管，时间不超过 15 秒。吸引后再接复苏囊加压供氧5～8 个呼吸周期，并根据病情决定是否需要重复吸引。

⑤吸引的同时进行心电监护，如有心电图改变及发绀等，立即停止操作，给予复苏囊加压供氧或接回机械通气，并严密观察和积极处理。

⑥更换吸痰管，吸引口、鼻、咽部分泌物。

⑦提倡使用密闭式吸痰系统，吸痰过程中不需中断机械通气，且在操作中不会污染吸痰管，保证整个吸痰系统处于无菌状态，值得在临床推广。

⑧在护理记录单上记录分泌物的量、色泽、黏稠度及操作时的病情变化。

⑨每次吸痰前须评估患儿的气道及痰液情况，按需吸痰。

第五节　新生儿窒息

新生儿窒息是指胎儿因缺氧发生宫内窘迫或在娩出过程中出现呼吸、循环障碍，以致生后 1 分钟内无自主呼吸或未能建立规律性呼吸，而导致低氧血症和混合性酸中毒。本病是新生儿伤残和死亡的主要原因之一。国内发病率 5%～10%。

【临床表现】

（1）胎儿缺氧（宫内窒息）

早期表现为胎动增加，胎心率加快至>160次/分，晚期胎动减少甚至消失，胎心率减慢至<100次/分，最后心脏停搏，羊水可被胎粪污染成黄绿色或深绿色。

（2）Apgar 评分

新生儿娩出时的窒息程度可用 Apgar 评分进行评估（表1-2），于出生后1分钟、5分钟各评一次。评分8~10分为正常；4~7分为轻度窒息，表现患儿皮肤青紫、呼吸浅表或不规则，肌张力增强或正常；0~3分为重度窒息，表现患儿皮肤苍白，呼吸微弱或无呼吸，肌张力低下。若生后1分钟评8~10分而数分钟后又降到7分以下者也属窒息。如5分钟评分仍低于6分，发生神经系统后遗症可能性较大，预后较差。

表1-2 新生儿 Apgar 评分法

体征	评分标准			生后评分	
	0	1	2	1分钟	5分钟
皮肤颜色	青紫或苍白	躯干红、四肢青紫	全身红		
心率（次/分）	无	<100	>100		
弹足底或插鼻管反应	无反应	有些动作，如皱眉	哭、喷嚏		
肌肉张力	松弛	四肢略屈曲	四肢能活动		
呼吸	无	慢、不规则	正常，哭声响亮		

（3）各器官受损表现

患儿经过及时抢救大多数能够恢复呼吸，皮肤转红，哭声响亮。少数重度窒息患儿或缺氧较久可引起多脏器损害，如胎粪吸入综合征、呼吸暂停、缺氧缺血性脑病、颅内出血、低血糖、低血钙、少尿、坏死性小肠结肠炎等。

【辅助检查】

血气分析可显示呼吸性酸中毒或代谢性酸中毒。当胎儿头皮血 $pH \leqslant 7.25$ 时提示胎儿有严重缺氧，需准备各种抢救措施。出生后应多次监视 pH、$PaCO_2$ 和 PaO_2，作为应用碱性溶液和供氧的依据。根据病情需要还可选择性地监测血糖、血电解质、血尿素氮及肌酐等生化指标。

【治疗原则】

(1) 预防	(2) 早期预测
做好产前检查，对高危胎儿进行监护。	估计胎儿娩出有窒息的危险时，做好抢救和复苏的准备工作，包括人员、仪器、物品等。

(3) 复苏	(4) 复苏后处理
采用国际通用的 ABCDE 复苏方案：A 开放气道；B 建立呼吸；C 维持循环；D 药物治疗；E 评价。ABC 最为重要，其中 A 是根本，B 是关键，评价和保温贯穿于整个复苏过程。	评估和监测呼吸、心率、血压、尿量、皮肤颜色、经皮血氧饱和度及窒息所致的神经系统症状等，注意维持内环境稳定，控制惊厥，治疗脑水肿。

【护理评估】

(1) 健康史

评估患儿母亲是否患有糖尿病、心脏病、严重贫血、妊娠期高血压疾病，有无吸毒、吸烟等不良生活习惯，是否>35 岁或<16 岁；评估是否存在前置胎盘、胎盘早剥、胎盘老化、脐带绕颈等病史；有无难产及产程中用药不当史（如镇静剂、麻醉剂、催产药等），胎儿发育是否正常。

(2) 身体状况	(3) 心理-社会状况
评估患儿有无宫内窒息表现，出生时 Apgar 评分，有无器官功能受损表现。	评估患儿母亲及其他家长对本病的认知程度，能否正确积极配合抢救，能否正确护理复苏后的患儿。

【护理诊断】

(1) 自主呼吸障碍

与羊水、气道分泌物吸入导致低氧血症和高碳酸血症有关。

(2) 有感染的危险	(3) 体温过低
与吸入异物及免疫功能低下有关。	与缺氧、环境温度低有关。

（4）焦虑（家长）

与病情危重及预后不良有关。

（5）潜在并发症

缺氧缺血性脑病、颅内出血。

【护理措施】

（1）复苏

对窒息的新生儿立即采取复苏措施，由新生儿和产科医护人员共同处理。应早期预测发生新生儿窒息的危险性，做好抢救和复苏的准备工作，包括技术、设备、用品和人员安排等。

1）复苏程序：新生儿娩出后应分秒必争进行抢救，按以下复苏方案进行。

①开放气道。胎儿娩出后，立即清除口、咽、鼻部的黏液，将新生儿置于预热的开放式远红外抢救台上，立即用温热毛巾擦干头部及全身的羊水及血迹，以减少散热。患儿仰卧，肩部以毛巾抬高 2~3cm，使颈部轻微仰伸，用吸管吸净口腔、咽部及鼻腔的黏液和分泌物，先口后鼻。吸引时间不超过 10 秒。

②建立呼吸。弹足底或刺激皮肤以引起啼哭、建立呼吸，应在出生后 20 秒内完成。经刺激后若出现正常呼吸，心率>100 次/分，给予保暖观察。如无自主呼吸和（或）心率<100 次/分，立即用复苏器加压给氧；如声门下有胎粪颗粒、需较长时间加压给氧者、疑有膈疝者，应在 20 秒内完成气管插管和 1 次吸引。

③维持循环。无心跳或 30 秒正压人工呼吸后心率<60 次/分，需胸外按压心脏，用双拇指或中指和示指按压胸骨中、下 1/3 交界处，按压频率为 90 次/分，按压 3 次通气 1 次，按压深度约为前后胸直径的 1/3。

④药物治疗。在充分正压呼吸和胸外心脏按压后，心率仍<60 次/分，给 1:10000 肾上腺素 0.1~0.3ml/kg，静脉或气管滴入，必要时可重复，可酌情使用扩容、纠酸药物。必要时可给纳洛酮及血管活性药物。

⑤评价。在复苏过程中，每操作一步的同时，均要评价新生儿情况，再决定下一步的操作，直到完成复苏。

2）复苏后监护：复苏后至少监护 3 天，注意病情变化，监护体温、呼吸、心率、血压、尿量、皮肤颜色和神经系统症状等，并注意合理喂养，预防感染等问题。

（2）保温	（3）家庭支持
整个治疗护理过程中应注意患儿的保温，可将患儿置于远红外保暖床上，病情稳定后置暖箱中保暖或热水袋保暖，维持患儿肛温 36.5~37.0℃。	耐心、细致地解答病情，告诉家长患儿目前的情况和可能的预后，帮助家长树立战胜疾病的信心，促进父母角色的转变。

【健康教育】

（1）积极预防：加强围生期保健，及时处理高危妊娠。

（2）加强胎儿监护，避免宫内胎儿缺氧。

（3）向家长解答病情、减轻紧张情绪，必要时进行功能锻炼。

第六节　新生儿缺氧缺血性脑病

新生儿缺氧缺血性脑病（HIE）是各种围生期因素引起的缺氧和脑血流减少或暂停而导致胎儿和新生儿的脑损伤，是新生儿窒息后的严重并发症，病情重，病死率高，少数幸存者可发生永久性神经功能缺陷如智力障碍、癫痫、脑性瘫痪等。

【临床表现】

（1）意识障碍	（2）肌张力异常
轻度缺氧缺血可出现过度兴奋症状，如易激惹、肢体颤抖、睁眼时间长、凝视等；中度缺氧表现为嗜睡、反应迟钝、生理反射减弱等；重度缺氧则出现过度抑制症状，如失去正常的醒觉睡眠周期，大部分时间在睡眠中度过，饥饿时不会自然醒，甚至出现昏迷，瞳孔不等大或放大。	可出现肌张力增强或减弱表现。增强常表现为肢体过度屈曲，被动活动阻力增大，下肢往往重于上肢，严重时表现为肢体过伸；减弱时表现为头竖立差，围巾征肘过中线。腘窝角>90°，甚至四肢松软。

（3）原始反射异常

主要是吸吮反射和拥抱反射异常，轻时表现为活跃，重时减弱、消失。

（4）并发症

病情严重时可因脑水肿出现颅内压增高表现。

【辅助检查】

（1）头颅超声检查

具有无创、价廉、可在床边操作和进行动态随访等优点，对脑室和周围出血的诊断较特异，对判断预后有一定意义。脑水肿时可见脑实质不同程度的回声增强、结构模糊、脑室变窄或消失，严重时脑动脉搏动减弱。

（2）脑电图

对临床确定病变的严重程度，判断预后有一定意义。表现为脑电活动延迟（落后于实际胎龄）、异常放电、缺乏变异、背景活动异常等。

（3）头颅 CT 检查

对脑水肿、颅内出血的类型和部位有一定确诊价值，最适检查时间是出生后 2~5 天。脑水肿可见脑实质呈弥漫性低密度影伴脑室变窄。

（4）磁共振

分辨率高，无创，能清晰显示颅后窝及脑干等部位的病变。脑水肿可见脑实质呈弥漫性高信号伴脑室变窄。

【治疗原则】

（1）支持疗法

①维护良好的通气、换气功能。

②维持各脏器血流灌注，使心率、血压保持在正常范围。

③维持血糖水平在正常高值（5.0mmol/L），以保持神经细胞代谢所需能量。根据病情尽早喂奶或喂糖水，保证热量摄入。

（2）对症处理

①控制惊厥。

②降颅压。

③消除脑干症状。

【护理评估】

（1）健康史

评估患儿有无脑缺氧病史，如围生期窒息、反复呼吸暂停、严重的呼吸系统疾病、右向左分流型先天性心脏病等；有无脑缺血病史，如心跳停止、严重的心动过缓、重度心力衰竭、周围循环衰竭等。

（2）身体状况

评估患儿有无意识障碍、肌张力异常，原始反射异常，颅内压增高等表现。

（3）心理-社会状况

评估患儿家长对本病的认知程度，能否积极配合治疗与正确护理患儿。

【护理诊断】

（1）低效性呼吸型态

与缺氧缺血致呼吸中枢损害有关。

（2）潜在并发症

颅内压升高、呼吸衰竭。

（3）有失用性综合征的危险

与缺氧缺血导致的后遗症有关。

【护理措施】

（1）给氧

保持呼吸道通畅，及时清除呼吸道分泌物。根据患儿缺氧情况，选择合适的给氧方式，可给予鼻导管吸氧或头罩吸氧，如缺氧严重，可考虑气管插管及机械辅助通气。

（2）监护

严密监测患儿的呼吸、血压、心率、血氧饱和度等变化，注意观察患儿的神志、瞳孔、前囟张力及抽搐等症状，观察药物反应。

（3）亚低温治疗的护理

①降温：亚低温治疗时采用循环水冷却法进行选择性头部降温，起始水温保持 $10\sim15℃$，直至体温降至 $35.5℃$ 时开启体部保暖，头部采用覆盖铝箔的塑料板反射热量。脑温下降至 $34℃$ 的时间应控制在 $30\sim90$ 分钟，否则将影响效果。

②维持：亚低温治疗是使头颅温度维持在 34~35℃，由于头部的降温，体温亦会相应下降，易引起新生儿寒冷损伤综合征等并发症发生。因此，在亚低温治疗的同时必须注意保暖，可给予远红外线或保温毯保暖。远红外线保暖时，肤温控制设定在 35~35.5℃，肤温探头放置于腹部。在保暖的同时还保证亚低温的温度要求。给予患儿持续的肛温监测，以了解患儿体温波动的情况，体温维持在 35.5℃ 左右。

③复温：亚低温治疗结束后，给予复温。复温宜缓慢，时间>5 小时，保证体温上升速度每小时不高于 0.5℃，避免快速复温引起的低血压，因此复温的同时须监测肛温。体温恢复正常后，需每 4 小时测体温 1 次。

④监测：在进行亚低温治疗的过程中，给予持续的动态心电监护、肛温监测、SaO_2 监测、呼吸监测及每小时测量血压，同时观察患儿的面色、反应、末梢循环情况，详细记录 24 小时液体出入量。注意心率的变化，如出现心动过缓或心律失常，及时与医师联系是否停止亚低温的治疗。

【健康教育】

（1）向家长耐心讲解康复干预的方法和注意事项。鼓励家长多抱婴儿，同时与婴儿说话、逗笑、唱歌，促进婴儿动作、智力发育。每日进行 1~2 次婴儿抚触、肢体按摩与被动运动，功能障碍者将其肢体固定于功能位。必要时可去专业康复机构治疗。

（2）向家长讲明随访的重要性，以得到家长最佳配合并坚持定期随访。一般出院后 1 个月复查 1 次，以后根据复查结果决定下次复查时间。

（3）抽搐识别与抽搐时处理：新生儿神经系统发育尚不够成熟，常会出现四肢抖动，突然刺激会发生惊跳，一般持续时间 1~2 秒，轻轻安抚即可停止，这是正常现象。如持续时间超过 5 秒，并脸色发紫、两眼上翻、口吐白沫、牙关紧闭甚至呼吸停止即为抽搐。此时应立即采取平卧位，松开衣服，头侧向一边，肩部略抬高，保持安静，减少刺激并迅速送往医院。

（4）告之家长出现以下情况应就诊：4~5 个月仍不能抬头或动作发育明显落后于同龄儿；出现异常姿势如头后仰、下肢伸直、脚底不能水平接触地面等。

第七节　新生儿颅内出血

新生儿颅内出血（ICH）主要是缺氧或产伤所致，维生素 K 缺乏或其他出血性疾病、脑血管畸形、不适当输入高渗溶液也可引起，是新生儿常见的危重疾病。临床表现以中枢神经系统兴奋或抑制状态为特征。早产儿发病率较高，病死率高，预后较差。

【临床表现】

（1）意识

可以表现为兴奋、拒乳、淡漠、嗜睡以及昏迷。

（2）兴奋性症状体征

易激惹、不安、四肢抖动、脑性尖叫、反射亢进、抽搐、角弓反张等。

（3）抑制性症状体征

嗜睡、拒乳、反应差、呼吸浅慢、反射低下、瞳孔反射消失、眼球运动障碍等。

（4）颅内高压体征

前囟膨隆、压力高、颅缝分裂，可出现脑疝症状，双侧瞳孔散大或大小不等，对光反射迟钝。

（5）出血伴随症状

急性出血时，可见患儿短时间内出现贫血，数天后出现黄疸加重。

【辅助检查】

（1）影像学检查

头颅 B 超、CT、MRI 检查有助于确定出血部位、程度、范围。

（2）脑脊液

可以是血性脑脊液。由于有创伤，目前已很少应用。

【治疗原则】

（1）止血

可选择应用维生素 K_1、酚磺乙胺（止血敏）、卡巴克洛（安络血）

和巴曲酶（立止血）等药物。

（2）外科治疗

硬脑膜下出血，可从前囟边缘，用腰穿针刺入吸出积液；脑积水早期可从侧脑室穿刺引流。

（3）降低颅内压

首选呋塞米，若有瞳孔变化（不等大），呼吸节律改变（叹息样呼吸或双吸气等），则使用甘露醇。

（4）镇静止痉

可用地西泮、苯巴比妥等。

（5）促进脑代谢

出血止住后，可应用脑代谢激活剂：胞磷胆碱、脑活素静滴，1 个疗程为 10～14 天，后期恢复可用吡拉西坦（脑复康）。

（6）对症治疗

①酌情吸氧；②静脉营养治疗；③必要时使用抗生素。

【护理评估】

（1）健康史

①评估母亲妊娠史，包括孕期过程，是否有早产、难产等异常生产的情况。

②评估患儿出生时有无窒息等缺氧症状。

（2）身体状况

①评估患儿现病史，皮肤温度、肤色；哭声、呼吸状况、双眼视物方式；有无抽搐、呕吐、意识的改变；肌张力及前囟有无隆起。

②评估患儿所有检查结果，重点分析非正常值或危急值，评估患儿病情的危重程度。

（3）心理-社会状况

评估患儿家长对本病的认知程度，能否积极配合抢救，正确护理患儿。

【护理诊断】

（1）潜在并发症

颅内压增高。

（2）自主呼吸受损

与颅内出血致颅内压升高，压迫呼吸中枢有关。

（3）营养失调：低于机体需要量

与摄入量减少和呕吐有关。

（4）焦虑

与家长担心患儿预后有关。

（5）有窒息的危险

与惊厥、昏迷有关。

（6）体温调节无效

与体温调节中枢受损有关。

【护理措施】

（1）一般护理

根据病情选择喂养方式，必要时鼻饲喂养或静脉高营养，保证热量供给。

（2）病情观察及护理

监测生命体征改变、意识状态、眼部症状、前囟张力、呼吸情况、肌张力和瞳孔变化等，定期测量头围。对颅内压增高者用地塞米松，每日 $0.5\sim1.0mg/kg$，分 4 次静脉滴注，速度不宜太快。呼吸节律不整、瞳孔不等大时可使用甘露醇，每次 $0.25\sim0.50g/kg$；选用维生素 K_1、酚磺乙胺、卡巴克洛等止血。严重患儿可少量多次输新鲜血浆或全血。如发生惊厥，应注意观察惊厥发生的时间、部位。做好病情记录，病情变化时及时与医生取得联系。

（3）对症护理

密切观察呼吸频率和节律。及时清理呼吸道分泌物，保持呼吸道通畅；避免压迫胸部，影响呼吸。根据缺氧程度给予用氧，注意用氧的方式和浓度，症状好转，及时停用氧气，以防氧中毒。体温过高时给予物理降温，体温过低时用远红外辐射床、暖箱或热水袋保暖。

【健康教育】

（1）向家长解答病情、减轻紧张情绪。

（2）如有后遗症，鼓励坚持治疗和随访，教会家长帮助患儿功能训练的技术，增强战胜疾病的信心。

第八节　新生儿咽下综合征

新生儿咽下综合征是胎儿在分娩过程中，吞入羊水过多或吞入被胎粪污染或已被感染的羊水，或含较多母血的羊水，羊水刺激胃黏膜，导致胃酸及黏液分泌亢进而引起呕吐。咽下综合征在新生儿期不少见，发生率约占呕吐的1/6。

【临床表现】

（1）常于出生后尚未开奶即开始呕吐，吐出物呈泡沫黏液样，有时带绿色，为被胎粪污染的羊水，有时含咖啡色血样物。

（2）开始喂奶后呕吐常加重，进奶后即吐出。

（3）一般情况正常，无呛咳，也无发绀等症状。胎粪排出正常，有时可排黑便，粪便潜血阳性。

【辅助检查】

（1）血常规	（2）血生化检查
外周血白细胞计数增多。	水、电解质平衡紊乱。

（3）粪便检查	（4）影像学检查
粪便隐血阳性。	除外消化道畸形，X线胸片检查注意有无吸入性肺炎。

【治疗原则】

呕吐量多时应注意让患儿侧卧，以免误入。吐净吞入液体后，1~2天内自愈。呕吐重者可用1%碳酸氢钠溶液洗胃，洗1~2次后，呕吐即可停止。有水、电解质紊乱者应予以纠正，适当补液。

【护理评估】

（1）健康史

评估新生儿孕周、日龄、出生后阿氏评分等，有无难产、窒息或过期产史。

（2）身体状况

评估呕吐时间、次数和性状，喂养与排便，新生儿的反应情况。

（3）心理-社会状况

评估患儿家长对本病的认知程度，能否积极配合抢救，正确护理患儿。

【护理诊断】

（1）营养失调：低于机体需要量

与呕吐、进食困难有关。

（2）有窒息的危险

与反复呕吐有关。

【护理措施】

（1）洗胃的护理

①洗胃可清洗胃壁，防止感染，同时碱性溶液洗胃还可中和胃酸抑制胃液分泌，达到止吐的目的。

②洗胃后补充葡萄糖溶液，有助于维持内环境稳定，避免低血糖的发生。

③早期洗胃还可促进胎粪的排出，对减少新生儿黄疸有积极的意义。

④洗胃时应给予鼻导管吸氧，注意患儿保暖，密切观察患儿面色、呼吸、心率等变化，插管时动作轻、快、稳，抽吸压力不应过大，以抽吸顺畅无阻力为标准，洗胃液以 30~35℃ 为宜，注入液体速度一般以 30 秒注入液量 15ml 为宜，注入洗胃液后先将患儿左侧卧位 1 分钟，再右侧卧位 1 分钟，最后在平卧位时抽出洗胃液，使洗胃液能广泛分布于胃壁各面，避免产生死腔，造成洗胃不彻底，并可避免反复冲洗一处，造成黏膜损伤。

⑤注意观察洗出液的数量、性状、颜色变化。观察患儿 3~5 分钟无恶心、呕吐时，可拔除胃管，以后每 2 小时喂哺 10% 葡萄糖液，至呕吐停止 2 小时后开始按需要喂奶。

（2）呕吐的护理

①因咽下综合征患儿呕吐物容易吸入气管而引起窒息死亡，应特别注意观察呕吐物的性状、次数及发生的时间及伴随症状，以便为医师提供准确的治疗信息。

②发生呕吐时轻拍患儿背部，将头偏向一侧，以便呕吐物流出，防止窒息。

③如呕吐物误入气道或流出不畅，立即用吸引器吸引，吸引时动作要轻快，以免刺激迷走神经再次诱发恶心呕吐。

④呕吐后清除呕吐物，更换衣被，注意保暖，预防酸性呕吐物刺激皮肤。

（3）禁食、静脉补液的护理

①新生儿呕吐于洗胃后 2 小时即可哺乳，呕吐严重者需禁食 6～12 小时，在禁食期间，予以静脉补充液体，防止水、电解质平衡失调。

②新生儿水、电解质、酸碱平衡的调节功能差，含钠、含氯溶液入量过多会引起相应的不良反应，补液时速度不宜过快，保证液体匀速输入，滴速以<10ml/（kg·h）为宜，同时密切观察输液部位，防止发生药物外渗。

【健康教育】

（1）指导家长以合理方式喂养幼儿，讲解母乳喂养的好处。

（2）指导家长对呕吐的新生儿宜少量多次哺乳，喂奶后抱起婴儿轻拍背部使胃内气体逸出，并置头高足低斜坡右侧位，以减少呕吐的发生，降低吸入性肺炎的发生。

第九节　新生儿肺透明膜病

新生儿肺透明膜病（HMD），原称新生儿呼吸窘迫综合征（NRDS），是指出生后不久即出现进行性呼吸困难、发绀、呼气性呻吟、吸气性三凹征和呼吸衰竭，主要见于早产儿，因肺表面活性物质（PS）缺乏，呼气末肺泡塌陷，导致进行性肺不张。其病因与发病机制是肺表面活性物质缺乏所致。影响本病发病因素有早产、缺氧、剖宫产、肺部严重疾病及妊娠期母亲患糖尿病。

【临床表现】

（1）呼吸困难

多在生后 2~6 小时出现进行性呼吸困难，伴鼻扇和吸气性三凹征。

（2）呼气性呻吟

呼气性呻吟为 HMD 早期特征性症状。

（3）吸气性三凹征

呼吸辅助肌参与吸气的结果。

（4）发绀

肺不张所致。

（5）肺部体征和全身情况

两肺呼吸音降低，可闻及细湿啰音。患儿可出现反应迟钝，四肢肌张力减弱，体温不升，面色苍白或青灰等。

【辅助检查】

（1）血气分析

PaO_2 下降，$PaCO_2$ 升高，pH 值降低。

（2）磷脂（PL）和鞘磷脂（S）的比值

分娩前抽取羊水测 PL 和 S 的比值，<2:1提示胎儿肺发育不良。

（3）胸部 X 线检查

有特征性表现，早期两肺野普遍透光度降低，内有散在的细小颗粒状和网状阴影；以后出现支气管充气征；重者可整个肺野不充气，呈"白肺"。

（4）胃液振荡试验（泡沫稳定试验）

取胃液 1ml 加 95% 酒精 1ml，震荡 15 秒后静止 15 分钟，如果沿管壁有一圈泡沫为阳性，阳性者可确诊本病。

【治疗原则】

（1）纠正缺氧

根据患儿情况可予头罩吸氧、鼻塞持续气道正压（CPAP）吸氧、气管插管、机械呼吸。

（2）替代治疗

表面活性物质制剂有 3 种：天然制剂、人工制剂、混合制剂。天然制剂从羊水或牛、猪肺灌洗液中提取，效果较好。将制剂先溶于生理盐水中，然后从气管中滴入（患儿取仰卧、左侧、右侧和再仰卧位各 1/4 量缓慢注入）。

（3）维持酸碱平衡

呼吸性酸中毒以改善通气为主；代谢性酸中毒用5%碳酸氢钠治疗。剂量根据酸中毒情况而定。

（4）支持治疗

保证液体和营养供给，但补液量不宜过多，以防止动脉导管开放。动脉导管开放发生心力衰竭时，可以应用地高辛、呋塞米或吲哚美辛（消炎痛）。

【护理评估】

（1）健康史

了解患儿健康史，包括出生时有无窒息、出生孕周、阿氏评分等情况；了解患儿母亲孕期情况。

（2）身体状况

评估患儿是否出现进行性呼吸困难、发绀、呼气性呻吟、吸气性三凹征和呼吸衰竭。

（3）心理-社会评估

评估患儿家长对本病的认知程度和心理承受能力。

【护理诊断】

（1）自主呼吸障碍

与缺乏肺泡表面活性物质导致进行性肺不张有关。

（2）气体交换受损

与肺泡缺乏肺泡表面活性物质导致肺透明膜形成有关。

（3）营养失调：低于机体需要量

与摄入量不足有关。

（4）焦虑（家长）

与病情危重有关。

（5）有感染的危险

与抵抗力降低有关。

【护理措施】

（1）保持呼吸道通畅

体位正确，头稍后仰，使气道伸直。及时清除口、鼻、咽部分泌物，分泌物黏稠时可给予雾化吸入后吸痰。

（2）供氧

使 PaO_2 维持在 $50 \sim 70mmHg$（$6.7 \sim 9.3kPa$），SaO_2 维持在 $85\% \sim 95\%$，注意避免氧中毒。

①头罩用氧应选择与患儿大小相适应的头罩型号，头罩过小不利于 CO_2 排出，头罩过大，氧气易外逸，两者均降低实际吸入氧浓度。用氧流量每分钟不少于 5L，以防止 CO_2 积聚于头罩内。

②气道内正压通气（CPAP）辅助呼吸，使有自主呼吸的患儿在整个呼吸周期都能接受高于大气压的气体，以增加功能残气量，防止肺泡萎陷。早期可用呼吸机 CPAP 吸氧（鼻塞接呼吸机行 CPAP 通气）或用简易鼻塞瓶装法，即鼻塞一端接氧气，另一端接水封瓶长管，长管深入水面下的深度即为呼气末正压的数值，一般为 $4 \sim 6cmH_2O$（$0.49 \sim 0.98kPa$），早产儿从 $2 \sim 3cmH_2O$ 开始。操作时水封瓶稳固放在低于患儿水平位 $30 \sim 50cm$ 处；整个装置保持密闭状态，防止漏气，保持呼吸道通畅，撤离 CPAP 时应逐渐降低呼气末压力。

③气管插管用氧：如用 CPAP 后，病情仍无好转者，采用间隙正压通气（IPPV）及呼气末正压呼吸（PEEP）。

（3）保暖

环境温度维持在 $22 \sim 24℃$，皮肤温在 $36 \sim 36.5℃$，相对湿度在 $55\% \sim 65\%$，减少水分损耗。

（4）喂养

保证营养供给，不能吸乳、吞咽者可用鼻饲法或静脉补充营养。

（5）预防感染

因为 MMD 的患儿多为早产儿，住院时间较长，抵抗力较差，极易发生院内感染，作好各项消毒隔离工作至关重要。

【健康教育】

（1）保持室内空气新鲜、温度适宜，注意保温，防止呼吸道感染。

（2）及时更换衣服，定时洗澡，保持皮肤清洁。

（3）合理喂养，逐渐增加奶量。鼓励母乳喂养。注意奶具消毒。

（4）根据医嘱补充维生素和铁剂。

（5）定期随访，曾用氧治疗者，在出生后 4 周或矫正胎龄 32 周到眼科进行眼底检查，以便及时发现和治疗视网膜病。检查体格、智能及行为发育并予以指导。

第十节　新生儿黄疸

新生儿黄疸又称新生儿高胆红素血症，新生儿由于胆红素生成较多，肝功能不成熟加上肠肝循环增加，摄取、结合、排泄胆红素的能力较低，导致血中胆红素水平升高，在体内积聚而出现皮肤、黏膜、巩膜等黄染的临床现象。

【临床表现】

（1）生理性黄疸

主要是新生儿肝葡萄糖醛酸转移酶活力不足所致。黄疸一般生后2~3天开始出现，4~5天达高峰，10~14天消退，早产儿可延迟到3~4周。血清胆红素足月儿<221μmol/L、早产儿<256.5μmol/L。一般情况良好，以血中非结合胆红素升高为主。

（2）病理性黄疸

特点：①黄疸出现早，一般在生后 24 小时内出现；②黄疸程度重，血清胆红素足月儿>221μmol/L、早产儿>256.5μmol/L；③黄疸进展快，血清胆红素每日上升>85μmol/L；④黄疸持续时间长，足月儿超过 2 周或早产儿超过 4 周黄疸仍不退或退而复现；⑤血清结合胆红素>26μmol/L；⑥重者可引起胆红素脑病，又称核黄疸，是血中游离非结合胆红素通过血脑屏障引起脑组织的病理性损害。胆红素脑病一般发生在生后2~7天，早产儿更易发生。临床上分为警告期、痉挛期、恢复期、后遗症期。警告期表现：嗜睡、吸吮力减弱、肌张力低下，持续 12~24 小时。痉挛期表现：发热、两眼凝视、肌张力增高、抽搐、两手握拳、双臂伸直内旋、角弓反张，持续 12~48 小时，多数因呼吸衰竭或肺出血死亡。恢复期表现：抽搐减少或消失。恢复吸吮能力，反应好转，此期约持续 2 周。后遗症期于生后 2 个月或更晚时出现，表现为手足徐动、眼球运动障碍、听力障碍、牙釉质发育不良、智力障碍等。

【辅助检查】

血生化检查：胆红素值升高。

【治疗原则】

（1）病因治疗

采取相应的措施，治疗基础疾病。

（2）降低血清胆红素

给予蓝光疗法；提高喂养，诱导正常菌群的建立，减少肝肠循环；保持排便通畅，减少肠壁对胆红素的再吸收。

（3）护肝

不用对肝有损害及可能引起溶血、黄疸的药物。

（4）控制感染

注意保暖、供给营养，及时纠正酸中毒和缺氧。

（5）应用酶诱导剂

常用苯巴比妥钠每日 5mg/kg，分 2~3 次口服，共 4~5 天；也可用尼可刹米每日 100mg/kg，分 2~3 次口服，共 4~5 天。

（6）应用血浆和清蛋白

降低游离胆红素。

【护理评估】

（1）健康史

评估患儿有无新生儿肝炎、败血症等感染性疾病，有无新生儿溶血、胆道闭锁病史；有无母乳性黄疸的可能；有无易发生黄疸的遗传代谢病，如红细胞葡萄糖-6-磷酸脱氢酶缺陷、半乳糖血症等；有无药物性黄疸的可能，如应用维生素 K_3、维生素 K_4、新生霉素等。

（2）身体状况

了解患儿黄疸的部位，胆红素值检查结果，评估患儿有无神经系统症状。

（3）心理-社会状况

评估患儿家长对本病的认知程度，能否积极配合治疗，正确护理患儿。

【护理诊断】

（1）潜在并发症

胆红素脑病。

（2）知识缺乏（家长）

与缺乏黄疸护理的有关知识有关。

【护理措施】

（1）密切观察病情

①观察皮肤颜色：根据皮肤黄染的部位、范围和深度，估计血清胆红素升高的程度，判断其转归。当血清胆红素达到 85.5～119.7μmol/L 时，在自然光线下，可观察到面部皮肤黄染；随着胆红素浓度的升高，黄疸程度加重，黄染由躯干向四肢发展，当血清胆红素达 307.8μmol/L 时，躯干成橘黄色而手足成黄色；当手足转为橘黄色时，血清胆红素高达 342μmol/L 以上，此时，易发生胆红素脑病。

②观察生命体征：注意体温、脉搏、呼吸及有无出血倾向，观察患儿哭声、吸吮力、肌张力的变化，判断有无胆红素脑病的发生。

③观察排泄情况：观察患儿大小便次数、量和性状，如有胎粪延迟排出，应给予灌肠处理。

（2）注意保暖， 维持体温在 36～37℃，低体温影响胆红素与清蛋白结合。

（3） 尽早喂养刺激肠道蠕动，促进胎便排出，同时，有利于建立肠道正常菌群，减少胆红素的肠肝循环，减轻肝的负担。应少量多次，耐心、细致喂养患儿，保证患儿营养及热量的摄入。

（4） 处理感染灶，观察皮肤有无破损及感染灶，脐部如有脓性分泌物，可用 3% 过氧化氢清洗，保持脐部清洁、干燥。

（5） 光照疗法，按蓝光照射法护理。

（6） 遵医嘱用药，给予补液及清蛋白治疗，调整液体速度，纠正酸中毒和防止胆红素脑病的发生。

（7） 必要时换血治疗。

【健康教育】

（1）对既往有新生儿溶血症流产或死胎的孕妇，讲解产前检查和胎儿宫内治疗的重要性，防止新生儿出生时溶血症的发生。

（2）向家长讲解黄疸的病因及临床表现，使家长了解病情的转归，积极配合治疗。

（3）告知母乳性黄疸的患儿家长，母乳喂养可暂停 1~4 天，或改为隔次母乳喂养，黄疸消退后再恢复母乳喂养。

（4）指导胆红素脑病后遗症的患儿家长有关康复治疗和护理方法。

（5）告知细胞 G-6-PD 缺陷者家长，患儿忌食蚕豆及其制品。患儿衣物保管时勿放入樟脑丸，注意药物的选用，以免诱发溶血。

（6）指导家长给予新生儿合理的喂养，防止感染。

（7）若有黄疸退而复现应立即来院复诊。

第十一节　新生儿溶血病

新生儿溶血病是指因母子血型不合，母亲的血型抗体通过胎盘进入胎儿血液循环，发生同种免疫反应，导致胎儿、新生儿红细胞破坏而引起溶血。在已发现的人类 26 个血型系统中，以 ABO 血型不合最常见，Rh 血型不合较少见。

【临床表现】

新生儿溶血病临床表现轻重差异较大，一般 ABO 溶血病较轻，Rh 溶血病较重。

（1）黄疸

Rh 溶血者大多在出生后 24 小时内出现黄疸，ABO 溶血大多在出生后 2~3 天出现，黄疸发展迅速。

（2）贫血

Rh 溶血者贫血出现早且重，ABO 溶血者贫血多不明显。

（3）肝脾大

严重溶血导致髓外造血活跃，引起肝脾大，Rh 溶血病较 ABO 溶血病明显。

（4）胆红素脑病

发生于生后 2~7 天，10 天以后发生极少见，早产儿尤易发生。胆红素脑病的发生主要是未结合胆红素量过多引起的，其他与血脑屏障不成熟、血清清蛋白含量低、窒息缺氧、酸中毒、感染等多种因素有关。胆红素脑病典型临床表现可分为 4 期：①警告期：嗜睡、吸吮力弱、尖叫、肌张力下降，时限 12~36 小时；②痉挛期：双眼凝视、发热抽搐、角弓反张、呕吐、前囟隆起、呼吸不规则，时限 12~36 小时，1/3~1/2 患儿死亡；③恢复期：抽搐减轻至消失，正常吃奶且体重增加；④后遗症期：多在生后 2 个月左右，出现手足徐动、耳聋、眼球运动障碍、智力障碍等中枢神经系统损害的后遗症。

【辅助检查】

（1）血型检测：母子血型不合。	（2）血象检测：红细胞、血红蛋白减少，网织红细胞、有核红细胞增多。
（3）生化检查：血清胆红素增多。	（4）抗体检测：改良直接抗人球蛋白试验、患儿红细胞抗体释放试验、患儿血清中游离抗体试验阳性。

【治疗原则】

（1）产前治疗	（2）新生儿治疗
可采用孕妇血浆置换术、宫内输血。	包括换血疗法、光照疗法、纠正贫血及对症治疗，可输血浆、清蛋白，纠正酸中毒、缺氧，加强保暖，但是避免快速输入高渗性药物。

【护理评估】

（1）健康史

了解患儿胎龄、分娩方式、Apgar 评分、母婴血型、体重、喂养及保暖情况；询问患儿体温变化及粪便颜色、药物服用情况、有无诱发物接触等。

（2）身体状况

观察患儿的反应、精神状态、吸吮力、肌张力等情况，监测体温、呼吸、患儿皮肤黄染的部位和范围，注意有无感染灶，有无抽搐等。了解胆红素变化。

（3）心理-社会状况

了解患儿家长心理状况，对本病病因、性质、护理、预后的认识程度，尤其是胆红素脑病患儿家长的心理状况和有无焦虑。

【护理诊断】

（1）知识缺乏（家长）

缺乏黄疸护理的有关知识。

（2）潜在并发症

胆红素脑病。

【护理措施】

（1）观察病情，作好相关护理

①密切观察病情：注意皮肤、黏膜、巩膜的色泽，根据患儿皮肤黄染的部位和范围，估计血清胆红素的近似值，评估进展情况。注意神经系统的表现，如患儿出现拒食嗜睡、肌张力减退等胆红素脑病的早期表现，立即通知医师，作好抢救准备。观察排尿便次数、量及性质，如存在胎粪延迟排出，应予灌肠处理，促进粪便及胆红素排出。

②喂养：黄疸期间常表现为吸吮无力、食欲缺乏，应耐心喂养，按需调整喂养方式，如少量多次、间歇喂养等，保证奶量摄入。

（2）针对病因的护理，预防胆红素脑病

①实施光照疗法和换血疗法，并作好相应护理。

②遵医嘱给予清蛋白和酶诱导剂。纠正酸中毒，以利于胆红素和清蛋白的结合，减少胆红素脑病的发生。

③合理安排补液计划，根据不同补液内容调节相应的速度，切忌快速输入高渗性药物，以免血-脑脊液屏障暂时开放，使已与清蛋白联结的胆红素也进入脑组织。

【健康教育】

（1）使家长了解病情，取得家长的配合。

（2）若为母乳性黄疸，嘱可继续母乳喂养，如吃母乳后仍出现黄疸，可改为隔次母乳喂养逐步过渡到正常母乳喂养。若黄疸严重，患儿一般情况差，可考虑暂停母乳喂养，黄疸消退后再恢复母乳喂养。

（3）红细胞 G-6-PD 缺陷者，需忌食蚕豆及其制品，患儿衣物保管时勿放樟脑丸，并注意药物的选用，以免诱发溶血。

（4）发生胆红素脑病者，注意后遗症的出现，给予康复治疗和护理。

第十二节　新生儿败血症

新生儿败血症是指新生儿期细菌侵入血液循环并在其中生长繁殖，产生毒素所造成的全身性感染。其发生率占活产婴的 1‰~10‰。出生体重越轻，发病率越高，极低体重儿可高达 164‰，长期住院者更可高达 300‰。

【临床表现】

临床症状常不典型，主要为严重的全身中毒症状，并可累及多个系统。

（1）早期表现

食欲下降、哭声无力、体温不稳定等，继而迅速发展为精神萎靡、嗜睡、不吃、不哭、不动、面色发灰，体壮儿常伴发热，体弱儿、早产儿则体温不升。如出现以下表现，常提示败血症。

（2）黄疸

日渐加重，有时可为败血症的唯一表现，生理性黄疸消退延迟或退而复现，黄疸加重无法用其他原因解释。

（3）出血倾向

皮肤黏膜可见淤点、淤斑、紫癜，患儿可出现呕血、便血、肺出血，严重者发生弥散性血管内凝血。

（4）休克征象

面色苍白，皮肤花纹，血压下降，尿少或无尿。

（5）中毒性肠麻痹

呕吐、拒乳、腹胀、腹泻等。

（6）脑膜炎

出现凝视、尖叫、呕吐、前囟饱满、抽搐等。

（7）肝脾大

出现较晚，一般为轻至中度肿大。

（8）其他表现

患儿呼吸急促、发绀、严重者可出现呼吸暂停。

本病早期诊断有一定困难，对有可疑病史、感染中毒表现或能找到局部感染灶的患儿要提高警惕。

【辅助检查】

（1）血培养

尽量在应用抗生素前严格消毒下采血做血培养，疑为肠源性感染者应同时作厌氧菌培养，必要时进行脑脊液及尿培养。

（2）外周血象

多数患儿有白细胞计数增多，中性粒细胞增多，核左移及中毒颗粒。

（3）C反应蛋白测定

炎症发生6~8小时即可升高，$\geq 8\mu g/ml$（末梢血方法）。

【治疗原则】

（1）抗生素的应用

早期、联合、足量、足疗程运用有效抗生素，并应静脉给药。葡萄球菌感染时，应选用耐酶青霉素或万古霉素；革兰阴性杆菌感染宜选用氨苄西林、第3代头孢菌素。若病原体不明应联合应用以上两类药物。一般疗程为10~14天。

（2）处理局部病灶

有脐炎、脓疱疮者给以相应处理。

（3）对症治疗和支持疗法

注意保暖、供氧，纠正酸中毒及电解质紊乱；保证能量及水的供给。补充营养和液体，结合病情给予静脉内高营养，早产儿可静脉注射免疫球蛋白。

【护理评估】

评估患儿有无宫内窘迫、窒息、胎膜早破病史，观察患儿反应，有无感染灶，有无黄疸、肝脾肿大、休克和出血倾向。

【护理诊断】

（1）体温调节无效

与全身感染有关。

（2）皮肤黏膜完整性受损

与脐部等局部化脓性感染有关。

（3）营养失调：低于机体需要量

与吸吮无力、食欲缺乏及全身感染中毒有关。

（4）潜在并发症

出血、休克、化脓性脑膜炎。

【护理措施】

（1）维持体温稳定

①体温过低时，及时予以保暖措施，将患儿置于暖箱或采用其他有效的保暖措施。

②体温过高时，调节环境温度，解开包被，补充足够水分或温水浴。

③新生儿不宜用退热药、酒精擦浴、冷盐水灌肠等刺激性强的降温措施，以防体温不升。

（2）保证营养供给

除经口喂养外，结合病情考虑静脉内补充营养，维持体液平衡，及时纠正水、电解质和酸碱平衡紊乱。

（3）消除局部病灶

脐部感染者，用3%过氧化氢清洗后再涂0.5%碘伏及75%酒精，每日2次；皮肤脓疱疹可用无菌针头刺破，涂以75%酒精；口腔黏膜溃烂用2%～3%硼酸水冲洗。颈部、腋下、腹股沟等皮肤皱褶处有破损感染时，应给予及时处理。

（4）有效控制感染

静脉输液通道通畅，保证抗生素有效进入体内，观察药物的疗效和毒性作用，监测患儿听力并及时检查血、尿常规，如有异常情况，及时与医师联系，做出调整。

（5）严密观察病情变化

加强巡视，严重者需专人护理，观察患儿精神、面色、食欲、体温、呼吸、循环、前囟等情况，注意有无化脓性脑膜炎、肺炎、中毒性肠麻痹征象。

（6）对症治疗

发绀时可吸氧，用氧量不宜过大，以恰使发绀消失为度。有循环障碍者应补充血容量并用血管活性药物。烦躁、惊厥者可用镇静止惊药。有脑水肿时应用脱水药。

【健康教育】

（1）做好家长的心理护理，讲解抗生素治疗过程长的原因，取得家长合作，减轻家长的恐惧及焦虑。

（2）向家长解释新生儿败血症的预防和护理知识；介绍脐部感染的护理方法，接触患儿前洗手；保持皮肤清洁、口腔黏膜的完整等护理方法。

第十三节　新生儿肺炎

新生儿肺炎是新生儿期感染性疾病中最常见的疾病，患儿常出现呼吸暂停，肺部啰音，严重者出现呼吸衰竭，不及时治疗易导致全身感染甚至死亡，病死率较高。按其原因不同可分为两类：

①吸入性肺炎：主要是指胎儿或新生儿吸入羊水、胎粪、乳汁和水等导致的肺炎。

②感染性肺炎：新生儿感染细菌、病毒、衣原体等微生物引起的肺炎，感染可发生在产前、产时、产后。

【临床表现】

（1）吸入性肺炎

多有宫内窘迫或产时窒息史，或伴有食管闭锁、唇裂、腭裂、吞咽功能不全等疾病。宫内或分娩过程中吸入胎粪或羊水者出生时出现呼吸急促伴发绀，甚至呼吸衰竭、肺气肿或肺不张。乳汁吸入者有鼻中涌出乳汁的病史，吸入乳汁后有气急或窒息、发绀等。

（2）感染性肺炎

①宫内感染肺炎严重者为死胎或死产，存活者表现为呼吸增快、呻吟、点头呼吸、发绀、口吐白沫；严重者出现呼吸困难，甚至呼吸衰竭、心力衰竭和神经系统症状，如抽搐、肌张力低等，多在12~24小时内出现症状。

②产时感染性肺炎要经过一段潜伏期出现肺炎症状。产后感染性肺炎多在生后5~7天出现症状。

【辅助检查】

（1）血液检查

细菌感染者白细胞计数升高；病毒感染者、体弱儿及早产儿白细胞计数多降低。

（2）X线检查

胸部X线平片可见肺纹理增粗，有点状、片状阴影，有的融合成片；可见肺不张、肺气肿征象。

（3）实验室检查

取血液、脓液、气管分泌物做细菌培养、病毒分离；免疫学方法检测细菌抗原、血清检测病毒抗体及衣原体特异性的IgM等有助于诊断。

【治疗原则】

（1）控制感染

针对病原菌选择合适的抗生素，如肺炎链球菌、B组β溶血性链球菌肺炎选用青霉素；金黄色葡萄球菌肺炎可选用耐酶青霉素、第1代头孢霉素；大肠埃希菌可选用阿米卡星和氨苄西林；呼吸道合胞病毒肺炎可选用利巴韦林；衣原体肺炎可选用红霉素。

（2）保持呼吸道通畅

注意保暖，合理喂养和氧疗。

【护理评估】

（1）了解患儿的健康史，包括出生时有无窒息、出生时是否吸入羊水等病史。

（2）了解患儿进奶情况，是否吞咽时有呛咳现象。

（3）观察患儿呼吸时是否闻及痰鸣音，有无进行性呼吸困难、发绀、吸气性三凹征等表现。

【护理诊断】

（1）清理呼吸道无效

与呼吸急促，患儿咳嗽反射功能不良及无力排痰有关。

（2）气体交换受损

与肺部炎症有关。

（3）体温调节无效

与感染后机体免疫反应有关。

（4）营养失调：低于机体需要量

与摄入困难、消耗增加有关。

（5）潜在并发症

心力衰竭、气胸、脓胸。

【护理措施】

（1）保持呼吸道通畅

①翻身：能预防肺内分泌物堆积和改善受压部位肺扩张。

②拍击背部：由下而上，由外周向肺门方向拍击，使小气道分泌物松动，易于进入较大气道，有利于吸痰。

③吸痰：及时、有效地清除呼吸道分泌物，分泌物黏稠者应采用雾化吸入，以湿化气道、促进分泌物排出。

（2）合理用氧，改善呼吸功能

保持室内安静，空气新鲜，温湿度适宜，选择与病情相适应的用氧方式，维持有效吸氧。

（3）维持正常体温

体温过高时给予降温，体温过低时给予保暖。

（4）密切观察病情

患儿烦躁不安、心率加快、呼吸急促，肝在短时间内显著增大时，提示合并心力衰竭，应给予吸氧、控制补液量和速度、使用利尿、强心药等。当患儿突然呼吸急促、呼吸困难、发绀明显加重时，可能合并气胸或纵隔气肿，应做好胸腔闭式引流的准备，配合医生穿刺，做好胸腔引流护理。

（5）用药护理

准确执行医嘱，保证抗生素及其他药物有效进入体内。注意药物不良反应，发现异常，及时与医生取得联系。

【健康教育】

（1）孩子居住环境

选择阳光充足、空气流通的朝南房间为佳。室温要求在 22~24℃，夏冬季可借助空调或取暖器调节。相对湿度 55%~65% 为宜，气候干燥时可在室内放一盆水。保持室内空气新鲜，无层流或通风系统病室应定时通风，每日通风 2 次，每次 30 分钟，避免对流风。

（2）用药

请勿在小儿哭闹时喂药，喂药时勿捏住鼻孔，以免误吸入气管。

（3）喂养

喂养要有耐心，以少量多餐为宜。奶瓶喂养者奶头孔大小要适宜，避免呛奶或过度费力吮吸。喂好后将小儿竖直，头伏于母亲肩上，轻拍其背以排出咽下的空气，避免溢乳和呕吐，待打嗝后再取右侧卧位数分钟。容易吐奶的小儿可同时抬高肩背部，以促进胃排空减少吐奶的发生。当小儿发生呕吐时，迅速将小儿的头侧向一边，轻拍其背部，并及时清除口鼻腔内的奶汁防止奶汁吸入。

（4）日常护理

多怀抱小儿，如肺炎未愈出院或肺炎恢复期可在脊柱两侧由下而上，由外向内用弓状手掌轻拍其背部。经常检查鼻孔是否通畅，清除鼻孔内的分泌物。卧位一般取右侧卧位。如仰卧时要避免颈部前屈或过度后伸。沐浴时，要求室温 26~28℃。水温 37~39℃，关好门窗，动作轻快，及时擦干。注意保暖避免着凉。根据季节及气候及时增减衣服，防止过热或受寒。衣着以小儿的手足温暖而不出汗为宜。少去公共场所，减少探视，避免接触呼吸道感染者。

第十四节　新生儿脐炎

新生儿脐炎系因断脐时或出生后处理不当，细菌入侵脐残端、繁殖所引起的急性炎症，亦可为脐血管置保留导管或换血时被细菌污染而导致感染。可由任何化脓菌引起，但最常见的是金黄色葡萄球菌，其次为大肠埃希菌、铜绿假单胞菌、溶血性链球菌等。

【临床表现】

（1）轻者脐轮与脐周皮肤轻度红肿，可伴少量浆液脓性分泌物。重者脐部及脐周明显红肿、发硬，脓性分泌物较多，常有臭味。可造成多发性肝脓肿、化脓性血栓性门静脉炎，以后可发展为门静脉高压症、肝硬化。

（2）慢性脐炎常形成脐肉芽肿，表现为形态较小的樱桃红色肿物，表面可有脓性分泌物，经久不愈。

【辅助检查】

（1）血常规检查

白细胞计数正常或升高，伴有全身感染症状时白细胞总数及中性粒细胞均有升高。

（2）细菌学检查

创面分泌物涂片染色或细菌学培养可找到病原菌，可作为临床用药的指导。疑有败血症时可行血培养检查。

【治疗原则】

轻者、脐周无扩散者局部用3%过氧化氢清洗后用0.5%的碘伏及75%酒精消毒，每天2~3次。明显脓液、脐周有扩散或有全身症状者，除局部消毒处理外，可根据涂片结果选择合适的抗生素治疗。

【护理评估】

评估患儿生命体征，皮肤完整性及脐部情况；评估患儿的发育状况等。

【护理诊断】

（1）皮肤完整性受损

与脐部感染有关。

（2）潜在并发症

败血症、腹膜炎。

【护理措施】

（1）脐部护理

断脐时要严格无菌操作，保持脐部清洁干燥，新生儿脐残端脱落以前，沐浴时间不要过长，每次沐浴后用75%酒精或用0.5%碘伏消毒。

（2）预防感染

勤换尿布，避免尿液污染脐部。

（3）感染后处理

①局部有脓性分泌物时，可用3%过氧化氢清洗后用0.5%碘伏及75%酒精消毒。

②遵医嘱应用抗生素，如有脓肿形成，需切开引流。

【健康教育】

（1）脐部护理

脐炎已治愈且脐残端已脱落、脐凹干燥则不必再处理。若出院后脐部残端未脱落或虽已脱落但脐部仍潮湿或仍有轻度红肿、渗液则应继续做好脐部护理。脐部护理前操作者洗净双手，用3%过氧化氢溶液清洗脐部，再涂以0.5%碘伏及75%酒精。如脐部有红肿、渗脓可再涂红霉素软膏或莫匹罗星软膏或用浸有1%红霉素溶液棉球湿敷，最后覆盖无菌纱布，每天2~3次。脐部护理用的棉签、纱布必须无菌。要注意保持脐部清洁、干燥，洗澡时避免水浸湿脐部，洗澡完毕立即做好脐部护理，避免爽身粉进入未愈合的脐部。勤换尿布，尿布不能盖过脐部，以防尿液污染脐部。

（2）复查

小的肉芽肿通过做脐部护理可以治愈，如久治不愈或肉芽肿较大应每周或隔周去外科门诊随访，必要时可用10%硝酸银溶液涂擦或用电灼、激光和手术切除。

第十五节　新生儿鹅口疮

鹅口疮又称口腔念珠菌病，是由白色念珠菌引起的口腔黏膜炎症，是婴幼儿常见的口腔炎，尤其在新生儿期该病较为常见。白色念珠菌在健康人皮肤、肠道、阴道寄生。多由于乳具消毒不严，乳母乳头不洁或喂奶者手指污染所致；也可在出生时经产道感染；或见于腹泻、使用广谱抗生素、肾上腺皮质激素的患儿。

【临床表现】

（1）症状

轻者无全身症状，部分患儿有吸吮后啼哭、吃奶减少、恶心、呕吐。全身免疫功能低下时，口腔黏膜念珠菌向深部蔓延可出现吞咽困难、声音嘶哑、呼吸困难、腹泻等相应症状。

（2）体征

口腔黏膜、舌面或舌边缘有乳白色凝块样物。初起呈点状和小片状，渐融合成片，略高出黏膜表面，不易拭去，重拭之可有渗血。重者病变弥漫，口腔黏膜充血明显。

【辅助检查】

取口腔白色点片状物涂片或培养，可见芽生细胞和假菌丝。

【治疗原则】

（1）局部用药

鹅口疮比较容易治疗，可用2%碳酸氢钠于哺乳前后清洁口腔，或将制霉菌素研成末与鱼肝油滴剂调匀，涂搽在创面上，每日2~3次，疗效显著。

（2）全身用药

症状严重者，可给予口服抗真菌药物，如制霉菌素或克霉唑等，进行综合治疗。

【护理评估】

评估患儿面颊黏膜、舌、牙龈、上腭等处白色乳凝块样物的性状。患儿不痛、不流涎，一般无全身症状。评估消化道或呼吸道是否并发真菌性肠炎或真菌性肺炎等疾病。

【护理诊断】

（1）口腔黏膜受损

与口腔感染有关。

（2）知识缺乏

与患儿家长缺乏本病的预防及护理知识有关。

【护理措施】

（1）注意患儿口腔的清洁，指导喂食，加强个人卫生。喂乳前后用温水将乳头冲洗干净，喂乳后再给婴儿喂服少量温开水。

（2）用1:3银花甘草液等擦洗口腔，每日3~4次。局部破溃处可涂适量冰硼散加麻油，或用1%甲紫涂抹，每日3~5次。

（3）观察患儿口腔黏膜及舌面白屑的增减及吮乳情况。若见患儿烦躁、口臭、流涎、便秘、吮乳时啼哭、吞咽和呼吸困难，应及时送医院诊治。

（4）发热者，定时测量体温，给予物理降温，喂服淡盐水或温开水。

（5）小儿奶瓶、奶嘴、餐具每次使用前后清洗消毒。

【健康教育】

（1）用药指导

出院时仍有鹅口疮者用2%碳酸氢钠于哺乳前后清洁口腔，或每日2~3次用1:10万U制霉菌素甘油涂敷口腔患处至鹅口疮完全消失。向家长讲明制霉菌素甘油使用注意事项。尽量避免应用广谱抗生素。

(2) 饮食指导

提倡母乳喂养，母乳中乳铁蛋白能抑制口腔中白色念珠菌生长。母亲喂奶前应洗净双手和乳头，母亲内衣应勤洗勤换。婴儿奶瓶等食具用前需严格消毒，以杀灭食具上所带真菌，婴儿每次吃奶后要喂温开水清洁口腔。避免用不洁物品擦洗婴儿口腔。

第十六节　新生儿寒冷损伤综合征

新生儿寒冷损伤综合征简称新生儿冷伤，是指在受寒情况下引起新生儿的低体温和多器官功能损伤。严重者引起皮肤和皮下脂肪变硬与水肿，所以又称新生儿硬肿症（SN）。

【临床表现】

本病多发生在冬春寒冷季节，以出生 3 日或早产新生儿多见。

(1) 一般表现

早期表现有反应差、哭声低、呼吸困难、吃奶差，严重者不吃、不哭。

(2) 低体温

肛温低于 35℃，重者低于 30℃，四肢或全身出现冰冷，低体温时常伴有心率减慢。

(3) 硬肿

因皮脂硬结和水肿形成，皮肤紧贴皮下组织，不能移动，按之如橡皮，呈暗红色或青紫色。全身硬肿发生的顺序为小腿-股外侧-整个下肢-臀部-面颊-上肢-全身，常呈对称性。

(4) 多脏器损害

早期呼吸、心率变慢，心音低钝。严重者出现休克、代谢性酸中毒、心力衰竭、弥散性血管内凝血、少尿、无尿、肾衰竭、肺出血等。

(5) 病情分度

常根据体温、硬肿范围及器官功能受损程度分为轻、中、重三度。

【辅助检查】

根据病情需要，检查血常规、血气分析、血糖、电解质、凝血时间、凝血酶原时间、尿素氮、肌酐等，必要时摄胸部 X 线平片。

【治疗原则】

（1）复温

是治疗低体温患儿的关键。复苏原则是逐步复温，循序渐进。

（2）支持疗法

足够的热量有利于体温恢复，根据患者情况选择经口喂养或静脉营养。应严格控制输液量及速度。

（3）纠正多器官功能紊乱

及时处理微循环障碍、酸中毒、肺出血、肾衰竭及弥散性血管内凝血。

（4）控制感染

有感染者及病情严重者选用抗生素。

【护理评估】

（1）健康史

评估患儿是否早产、体重是否低于正常；环境温度和保暖措施是否存在不足；患儿是否有严重感染（如肺炎、败血症、化脓性脑膜炎等）、颅内出血、窒息等病史。

（2）身体状况

目前患儿的硬肿程度、心率、呼吸、尿量等临床表现。

（3）心理-社会状况

评估患儿家长对本病的认知程度，是否能正确护理患儿。

【护理诊断】

（1）体温过低

与寒冷、早产、窒息、感染有关。

（2）营养失调：低于机体需要量

与喂养不当、吸吮困难、摄入不足有关。

（3）组织灌注量改变

与皮下脂肪凝固、微循环障碍有关。

（4）有感染的危险

与患儿机体抵抗力降低有关。

（5）知识缺乏

与家长缺乏有关新生儿的正确保暖及育儿知识有关。

（6）潜在并发症

肺出血、弥散性血管内凝血。

【护理措施】

（1）一般护理

供给充足的热量和液体，有利于患儿恢复正常体温和疾病的康复。开始每日热能应达到 209.2kJ/kg，水 50ml/kg。随着体温的上升逐渐增至每日 419~502kJ/kg，水为 100~120ml/kg，要细心喂养，能吸吮的患儿可经口喂养，吸吮无力者可用滴管、鼻饲或静脉营养的方法。重者可输血及血浆。严格控制输液速度，最好应用输液泵，以免发生心力衰竭和肺出血。

（2）病情观察

对患儿应进行持续全面评估，监测和记录生命体征、暖箱温度、摄入的热量、液体量、尿量，以及硬肿范围等。如发现患儿呼吸突然增快、面色青紫、肺部啰音出现或增多，应考虑肺出血，及时报告医生救治。

（3）诊疗护理

纠正酸中毒及改善微循环。出现休克时需扩容纠酸，静脉给多巴胺每分钟 5~15μg/kg。有血小板减少和高凝状态时，可用肝素，并输新鲜全血或血浆，每次 20~50ml。有出血倾向的患儿，可给维生素 K_1、酚磺乙胺等。出现肾功能不全时，可给呋塞米每次 1mg/kg。

（4）对症护理

正确复温是治疗新生儿寒冷损伤综合征的重要措施，复温的原则是循序渐进，逐步复温。

①肛温 30℃ 以上，腋-肛温差为正值，产热良好的轻中度患儿，温水浴后将患儿用预热的暖衣被包裹，移进预热至 30℃ 的暖箱内，每小时提高箱温 0.5~1.0℃，根据患儿体温恢复情况，暖箱温度控制在 30~34℃ 范围内，每小时测体温 1 次，以期在 6~12 小时恢复正常体温。当

肛温升至 35~36℃后，暖箱温度调至该患儿的适中温度。条件较差的医院可采用提高室温、采用热水袋、热炕、电热毯或母亲怀抱等方法复温。

②肛温在 30℃ 以下，腋-肛温差负值，产热衰竭的重度硬肿患儿，将其置于比体温高 1~2℃的预热暖箱中，每小时提高箱温 0.5~1.0℃，箱温不超过 34℃，以期 12~24 小时恢复正常体温，还可辅以恒温水浴疗法，水温 39~40℃，脐带用消毒纱布和橡皮膏包扎固定。每次 15 分钟，每日 1~2 次，浴后擦干放入暖箱。用远红外抢救台快速复温时，床面温度从 30℃开始，每 15~30 分钟提高体温 1℃，随体温升高逐步提高床温，最高 33℃；为防止空气对流的影响，可在暖床和婴儿上方覆盖无色透明的塑料薄膜。塑料薄膜勿直接接触患儿，以免烫伤患儿。体温正常后将患儿置于已预热的适中温度暖箱内。

【健康教育】

介绍有关新生儿寒冷损伤综合征的疾病知识，指导患儿家长加强护理，注意保暖，保持适宜的环境温度和湿度，鼓励母乳喂养，保证足够的热量。

第十七节　新生儿坏死性小肠结肠炎

新生儿坏死性小肠结肠炎（NEC）是新生儿阶段多种致病因素导致的胃肠道疾病，多在出生后 2 周内发病，以呕吐、腹胀、腹泻、便血为主要表现；腹部 X 线平片以动力性肠梗阻、肠壁囊样积气、门静脉充气征为特征；病理以小肠结肠广泛或局限性坏死为主要特点。严重威胁新生儿的生命。

【临床表现】

本病多见于早产儿、足月低体重儿。大多发生于出生后 2 周内。多起病急，轻重不一，症状多样。轻者只表现为腹胀及胃潴留，重者表现为败血症伴中毒性肠麻痹。主要表现如下。

（1）腹胀

常为首发症状，先有胃排空延迟、胃潴留，而后全腹胀。肠鸣音减弱或消失。

（2）呕吐

呕吐物有胆汁或咖啡色液体。无呕吐的患儿常可自胃中抽出含胆汁或咖啡渣样胃内容物。

（3）腹泻、血便

一般先有腹泻，排水样便，每日 5~6 次，甚至 10 次左右。起病 1~2 天或数日后可排血便，为鲜血、果酱样、黑粪或仅于粪便中带血丝。偶有便秘者。

（4）其他表现

感染中毒症状轻微的患儿体温多正常，可表现为哭闹、拒乳。大多数患儿病情发展较快，感染中毒表现严重，精神萎靡，软弱无力，可有体温不升、发绀、黄疸、休克、酸中毒。严重者可有 DIC 表现，四肢厥冷、苍白甚至面色青灰。并发败血症者，全身中毒症状更重。并发腹膜炎时，腹胀严重，患儿情况更差，腹壁发红、发硬或发亮、水肿。早产儿易有呼吸暂停、心动过缓发生。

【辅助检查】

（1）血常规

多数患儿外周血白细胞增多，中性粒细胞增多，且有不同程度的核左移现象。重症患儿血红蛋白多有轻、中度减少，出血量多者可有血小板减少。

（2）粪便检查

粪便潜血试验多阳性，粪便镜检可见大量的红细胞、白细胞；粪便细菌培养多阳性，以大肠埃希菌、克雷伯杆菌等多见。

（3）血培养

大多为革兰阴性杆菌，与粪便培养可得一致细菌。

（4）凝血机制检查

患儿凝血时间延长，凝血酶原时间延长，血浆鱼精蛋白副凝结（3P）试验多阳性，凝血因子有不同程度的减少。

（5）电解质与酸碱平衡

大多数患儿存在一定程度的脱水和酸中毒表现。由于患儿毛细血管通透性增高，大量液体渗入肠腔和腹腔，故血 pH 值和碱剩余（BE）降低，血钠、血钾、血氯降低。

（6）X 线检查

腹部 X 线平片检查对本病的诊断价值极大，个别可见到腹腔积液或气腹影。

（7）超声检查

腹部超声可见肝实质及门静脉内间歇出现微小气泡。

【治疗原则】

新生儿一旦出现腹胀、胃潴留等，无论有无 X 线征象，均应怀疑 NEC，即应开始进行治疗。

（1）禁食

一经确诊立即禁食，中度及重度腹胀者应同时进行胃肠减压。轻者禁食 5~7 天，重者禁食 10~14 天。腹胀消失和粪便潜血试验转阴是试行进食的指征。过早恢复饮食有复发的可能。

（2）补液

禁食期间按每日需要量由静脉补充液体与电解质，以纠正脱水及酸中毒。

（3）抗生素

针对肠道杆菌可选用敏感抗生素，一般应用 2 周。

（4）其他治疗

有休克时应及时给予血浆、清蛋白，必要时用右旋糖酐扩容。可用血管活性药物改善微循环。

（5）外科治疗指征

①发现气腹时应立即手术治疗；②腹膜炎症状、体征明显，腹部肌肉紧张或腹壁有明显红肿时，应考虑手术治疗；③经内科保守治疗病情仍恶化、休克、酸中毒不能纠正，甚至出现 DIC 时，也应考虑手术治疗。

【护理评估】

评估患儿有无腹胀、呕吐、腹泻、便血的症状。

【护理诊断】

（1）体温过高

与细菌毒素有关。

（2）舒适度降低：腹胀

与肠壁组织坏死有关。

（3）腹泻

与肠道炎症有关。

（4）体液不足

与液体丢失过多及补充不足有关。

【护理措施】

（1）做好早产儿喂养工作

①选择早产儿配方奶和母乳，严格遵从医嘱标准计量喂哺婴儿是护理工作的首要问题，也是预防 NEC 的关键一步。早产儿喂养前后需严密观察，及时与医师沟通。

②由于个体的差异性，即便常规加奶喂养，婴儿也会有宿奶、呕吐、腹胀、胃液颜色及大便性状改变等情况，因此，要加强护理观察。

（2）积极防治感染

感染仍然是发生 NEC 非常重要的危险因素，并与病情严重程度密切相关，表现为全身状况差，病程进展快，易发生败血症、休克、肠穿孔、腹膜炎等并发症，预后差。因此，严密监测和防止早产儿肠道内、外感染，及时有效地选用敏感抗生素，是提高 NEC 救治率的重要措施。同时加强医护人员手部卫生的严格管理和监测，杜绝早产儿 NEC 肠道内外的外源性感染，也是护理工作重点。

（3）胃肠减压与喂养

①绝对禁食、胃肠减压是治疗 NEC 的首要方法，胃肠减压的效果好坏直接影响患儿预后。放置胃管行间断胃肠减压（时间根据病情决定），压力不宜过高。严重者采用持续胃肠减压，保持引流管通畅，每班认真记录引流液的颜色、性状、数量，做好出入量的精确统计。勤观察、勤巡视患儿腹胀情况。如胃肠减压不理想，须及时寻找原因。

②通常在腹胀消失，粪便潜血转为阴性，出现觅食反射，全身情况明显好转时，开始恢复喂养。先试喂生理盐水，再试喂 5% 糖水，根据体重每次 1~5ml，无异常时改喂乳汁，最好以母乳开始。增加奶量需谨慎，防止复发。

（4）做好早产儿基础护理

①早产患儿病情变化快，易发生各种并发症，病死率高。因此，首先做好生命体征和经皮血氧饱和度监测，对吸氧的患儿随时调整吸入氧浓度，使 SaO_2 维持在 90%~95%，避免引起缺氧或氧中毒。保持呼吸道通畅，加强口腔清洁护理。呕吐的患儿取侧卧位，上身抬高 30°~40°，以防止呕吐物进入气道而引起窒息或吸入性肺炎。

②保持体温正常，监测体温变化。每日了解体重情况。确保患儿皮肤黏膜的清洁和完整性，勤换床单、衣物，每日予温水擦拭或洗浴，防

止红臀、脓疱疹、脐炎等的发生。

③加强室内空气、地面消毒，定时通风，保持周围环境清洁。定期进行暖箱、辐射台的清洁、消毒。

【健康教育】

（1）讲解本病的病因及临床表现，使家长了解病情的转归，取得家长的配合。

（2）指导家长合理喂养，注意患儿口腔、皮肤及家庭卫生等。

第十八节　新生儿弥散性血管内凝血

弥散性血管内凝血（DIC）是多种病因引起的一种获得性出血综合征。主要特征是凝血系统被激活，纤维蛋白和血小板在微血管内聚集，形成广泛的微血栓（早期高凝状态）；随后大量凝血因子和血小板被消耗，纤维蛋白溶解系统被激活（后期低凝及纤溶亢进状态），从而产生出血、循环障碍或休克、栓塞、溶血及器官功能不全或衰竭等一系列临床表现。

【临床表现】

（1）出血

最常见，常为首发症状。高凝状态时一般无出血，转入低凝状态时出血明显且逐渐加重，在继发性纤溶亢进时出血更严重。表现为皮肤出血点及淤斑、牙龈及鼻出血、消化道出血，严重者出现泌尿道出血或颅内出血，穿刺部位或伤口渗血不止。

（2）出现用原发病解释不通的微循环衰竭或休克

患儿可表现为面色苍白或青灰、发绀、精神萎靡、肢端凉、尿少等。

（3）血管栓塞症状

各器官可因微血管栓塞发生功能障碍,以肝、肾、消化道症状多见,表现为恶心、呕吐、腹痛、消化道出血、肝功能受损、尿少、血尿甚至肾衰竭。肺栓塞时可出现胸痛、呼吸困难、发绀、咯血、呼吸衰竭等。脑栓塞时可出现昏迷、惊厥。

(4)微血管病性溶血性贫血

轻者除轻度贫血外可无明显症状,重者表现为发热、黄疸、腰背疼痛、血红蛋白尿、中重度贫血等。

【辅助检查】

(1)一般病例

同时有下列 3 项以上异常:

①血小板计数<$100×10^9$/L 或进行性下降,或有 2 项以上血小板活化分子标志物血浆水平升高,包括 β-血小板球蛋白(β-TG)、PF4、血栓烷 B_2(TXB$_2$)、GMP-140P-选择素。

②血浆纤维蛋白原含量<1.5g/L 或>4.0g/L 或呈进行性下降。

③3P 试验阳性,或血浆 FDP>20mg/L 或血浆 D-二聚体水平较正常升高 4 倍以上(阳性)。

④PT 延长或缩短 3 秒以上 APTT 延长或缩短 10 秒以上。

⑤AT-Ⅲ活性<60%或蛋白 C 活性降低。

⑥血浆纤溶酶原抗原(PLg:Ag)<200mg/L。

⑦因子Ⅷ:C 活性<50%(肝病必备)。

⑧血浆内皮素-1(ET-1)水平>80ng/L 或凝血酶调节蛋白(TM)较正常升高 2 倍以上。

(2)白血病 DIC 实验室诊断标准

①血小板计数<$50×10^9$/L 或进行性下降,或有 2 项以上血小板活化分子标志物血浆水平升高(β-TG、PF4、TXB、GMP-140)。

②纤维蛋白原<1.8g/L 或进行性下降。

③3P 试验阳性或血浆 FDP>20mg/L 或 D-二聚体水平升高(阳性)。

④PT 延长 3 秒以上或进行性延长,或 APTT 延长 10 秒以上。

⑤AT-Ⅲ活性<60%或 PC 活性降低;血浆 PLg:Ag<200mg/L。

⑥血浆凝血因子激活分子标志物（F1+2、TAT、FPA、SFM）水平升高。

（3）肝病 DIC 实验室诊断标准

①血小板计数<$50×10^9$/L 或进行性下降，或有 2 项以上血小板活化分子标志物升高（β-TG、PF4、TXB2、GMP-140）。

②纤维蛋白原<1.0g/L 或进行性下降。

③因子Ⅷ：C<50%（必备标准）。

④PT 延长 5 秒以上或 APTT 延长 10 秒以上。

⑤3P 试验阳性或血浆 FDP>60mg/L，D-二聚体水平升高（阳性）。

⑥血浆凝血因子激活分子标志物（F1+2、TAT、FPA、SFM）水平升高。

（4）新生儿期 DIC 诊断条件

①临床上有出血、微循环障碍及（或）休克表现。

②5 项主要实验室指标。血小板计数<$100×10^9$/L；出生 4 天内 PT≥20 秒，5 天以上≥15 秒；APTT>45 秒；纤维蛋白原<1.5g/L；D-二聚体阳性。3 项以上阳性者诊断成立，仅 2 项阳性时 TT>25 秒才能确诊。

【治疗原则】

DIC 的治疗原则是序贯性、及时性、个体性和动态性。主要包括：①去除产生 DIC 的基础疾病和诱因；②阻断血管内凝血过程；③恢复正常血小板和血浆凝血因子水平；④抗纤溶治疗；⑤溶栓治疗；⑥对症和支持治疗。

【护理评估】

了解患儿是否有出血、休克、栓塞及溶血的表现。

【护理诊断】

（1）组织完整性受损

与凝血功能障碍、血管栓塞、溶血有关。

（2）恐惧	（3）潜在并发症
与病情凶险有关。	脏器广泛出血、多脏器功能障碍综合征。

【护理措施】

（1）制订护理目标

患儿组织灌注或出血倾向改善，表现如下。

①神志清楚或神志好转。

②血压、脉搏、呼吸在正常范围内。

③外周灌注良好，如四肢温暖、红、干燥。

④每小时尿量>30ml。

⑤出血点减少。

⑥血小板、凝血酶时间在正常范围内。

（2）根据目标和病情变化调整护理措施

①严密观察血压、脉搏、呼吸、尿量，每小时1次。

②严密观察皮肤色泽、温度，每2小时1次。

③监测血小板、凝血酶原时间，若有异常，及时报告医师。

④置患儿于休克卧位，分别抬高头、腿30°，以利于回心血量及呼吸的改善。

⑤吸入氧气，每分钟6~8L，并予以湿化。

⑥尽快建立静脉通道，并保持输液途径通畅。

⑦遵医嘱使用止血药物如氨甲苯酸（止血芳酸）等。

⑧随时备好抢救仪器，如抢救车、吸痰器、呼吸机、心电监护仪等。

⑨肝素疗法的护理：肝素能阻止凝血活性和防止微血栓形成，但不能溶解已经形成的血栓，故 DIC 早期治疗首选肝素。剂量：每次25~50U/kg，每12小时1次，或10~15U/kg，4~8小时1次。

⑩出血的护理：尽量减少创伤性检查和治疗；静脉注射时，止血带不宜扎得过紧，力争一针见血，操作后用干棉球压迫穿刺部位5分钟；保持鼻腔湿润，防止鼻出血。

【健康教育】

（1）加强对患儿家长的健康教育，讲解脐带消毒、洗手及其他保护性隔离的重要性。避免患儿再次发病。

（2）教会家长观察患儿的发病表现，发现情况及时就医。

第十九节　新生儿低钙血症

新生儿低钙血症是新生儿惊厥的常见原因之一，主要与暂时的生理性甲状旁腺功能低下有关。血清总钙<1.8mmol/L 或游离钙<0.9mmol/L 即为低钙血症。

【临床表现】

症状可轻重不同，与血钙浓度不一定平行，多出现于生后 5~10 天。主要表现为烦躁不安、肌肉抽搐及震颤，手腕内屈，踝部伸直，可有惊跳及惊厥等，喉痉挛不常见。惊厥发作时常伴有呼吸暂停和发绀。早产儿生后 3 天内易出现血钙降低，通常无明显体征，可能与其发育不完善、血浆蛋白低和酸中毒时血清游离钙相对较高等有关。血钙和尿钙检查有助于诊断。

【辅助检查】

1. 血生化检查

血清总钙<1.8mmol/L，血清游离钙<0.9mmol/L，血清磷>2.6mmol/L，碱性磷酸酶多正常。必要时还应检测母血钙、磷和 PTH 水平。

2. 心电图检查

心电图 QT 间期延长（早产儿>0.2 秒，足月儿>0.19 秒）提示低钙血症。

【治疗原则】

静脉或口服补钙。晚期低血钙患儿应给予母乳或配方乳。甲状旁腺功能不全者除补钙外，加服维生素 D。

【护理评估】

（1）健康史

评估孕母有无低钙血症表现，孕母有无糖尿病或妊娠期高血压疾病；注意新生儿是否为早产儿、小胎龄儿；评估新生儿的喂养情况，特别注意人工喂养的新生儿。

（2）身体状况

评估患儿意识、抽搐情况，有无呼吸抑制、缺氧表现。

（3）心理-社会状况

评估家长对本病的认知程度，是否掌握婴儿喂养的正确方法。

【护理诊断】

（1）有窒息的危险

与低血钙造成喉痉挛有关。

（2）知识缺乏

与缺乏育儿知识有关。

【护理措施】

（1）10%葡萄糖酸钙静注或静滴时均要用5%～10%葡萄糖液稀释至少1倍，推注要缓慢，速度每分<1ml，并予心电监护，以免注入过快引起呕吐和心脏骤停等毒性反应。如心率<80次/分，应停用。

（2）静脉用药整个过程应确保输液通畅，以免药物外溢而造成局部组织坏死。一旦发现药液外溢，应立即拔针停止注射，局部用25%～50%硫酸镁湿敷。

（3）口服补钙时，应在两次喂奶间给药，禁忌与牛奶搅拌在一起，影响钙吸收。

（4）备好吸引器、氧气、气管插管、气管切开等急救物品，以便一旦发生喉痉挛等紧急情况，组织抢救。

【健康教育】

介绍育儿知识，鼓励母乳喂养，多晒太阳。在不允许母乳喂养的情况下，应给予母乳化配方奶喂养，保证钙的摄入。或牛奶喂养期间，加服钙剂和维生素D。

第二章 营养紊乱患儿的护理

第一节 蛋白质-能量营养不良

蛋白质-能量营养不良（PEM）是多种原因引起的能量和（或）蛋白质长期摄入不足，不能维持正常新陈代谢而导致自身组织消耗的营养缺乏性疾病。多见于 3 岁以下婴幼儿。主要表现为体重减轻、皮下脂肪减少和皮下水肿，常伴有各器官系统功能紊乱。临床上常见 3 种类型：以能量供应不足为主的消瘦型；以蛋白质供应不足为主的水肿型以及介于两者之间的消瘦-水肿型。

【临床表现】

（1）体重不增

体重不增是营养不良的最早表现，随着病情的加重出现生长发育停滞，体重下降。

（2）皮下脂肪减少

皮下脂肪减少的顺序是腹部-躯干-臀部-四肢-面颊部，同时出现消瘦，肌肉松弛，肌张力降低。腹部皮下脂肪的厚度是判断营养不良程度的重要指标之一。营养不良表现为皮肤干燥、无弹性。

（3）多系统功能紊乱

食欲下降，消化和吸收不良，常发生呕吐、腹泻；肌肉萎缩、松弛；循环系统功能低下，出现血压降低、心率减慢、四肢发凉。由于蛋白质等摄入及吸收不足常伴发营养不良性水肿，精神萎靡或烦躁交替出现。

（4）营养不良的分度（表2-1）

表 2-1　营养不良的分度

临床表现	Ⅰ度（轻度）	Ⅱ度（中度）	Ⅲ度（重度）
体重低于正常均值	15%~25%	25%~40%	40%以上
腹部皮下脂肪	0.8~0.4cm	<0.4cm	消失
消瘦	不明显	明显	老人貌
身长	可正常	低于正常	明显低于正常
肌张力、皮肤	正常、稍苍白	明显低下、苍白、干燥	肌肉萎缩、干燥、无弹性
消化功能	尚可	明显低下	极差
精神状态	尚可	萎靡	萎靡、烦躁

（5）并发症

①感染：继发各种感染，如上呼吸道感染、肺炎、鹅口疮、肺结核等。

②多种维生素缺乏症：以维生素 A 缺乏引起的角膜干燥、软化或溃疡多见，其次为口角炎、齿龈出血、佝偻病等。

③营养性缺铁性贫血：表现为小细胞低色素性贫血。

④自发性低血糖症：多在夜间或清晨出现，表现出汗、心悸、面色苍白、脉搏减慢、呼吸暂停、抽搐、昏迷甚至死亡。

【辅助检查】

（1）血清蛋白测定

血清清蛋白浓度降低是特征性改变，但其半衰期较长，19~21 天，故不够灵敏。视黄醇结合蛋白（半衰期 10 小时）、前清蛋白（半衰期 1.9 天）、甲状腺结合前清蛋白（半衰期 2 天）和转铁蛋白（半衰期 3 天）等代谢周期较短的血浆蛋白质具有早期诊断价值。胰岛素样生长因子 1（IGF1）不仅反应灵敏且受其他因素影响较小，是诊断蛋白质营养不良的较好指标。

（2）酶活性测定

血清淀粉酶、脂肪酶、胆碱酯酶、转氨酶、碱性磷酸酶、胰酶和黄嘌呤氧化酶等活力下降，经治疗可迅速恢复正常。

(3) 其他

胆固醇、各种电解质及微量元素浓度皆可下降，生长激素水平升高。

【治疗原则】

本病应早发现、早治疗，采取综合治疗措施。病因治疗是关键。

(1) 调整饮食

根据患儿消化能力给予易消化、有营养、富含维生素的饮食。

(2) 促进消化

给予助消化药物，如胃蛋白酶、胰酶、多酶片等。

(3) 补充营养物质

病情重者可输入氨基酸、清蛋白、新鲜血浆、脂肪乳等。

(4) 促进蛋白质合成

在供给充分的热量和蛋白质的基础上，应用蛋白同化激素如苯丙酸诺龙，每次肌内注射 10~25mg，每周 1~2 次，连续 2~3 周。

【护理评估】

(1) 健康史

了解患儿的喂养史、患病史及生长发育史。注意是否存在母乳不足，喂养不当以及不良的饮食习惯；是否有消化道解剖或功能上的异常；是否为早产或双胎等。

(2) 身体状况

测量患儿身高（长）、体重并与同年龄、同性别健康儿童正常标准相比较，判断有无营养不良及其程度；测量皮下脂肪厚度；检查有无精神改变、水肿、肌张力下降等情况。

分析血清总蛋白、清蛋白、维生素及微量元素等浓度有无下降，有无血清酶活性、血浆胆固醇减低。

(3) 心理-社会状况

了解患儿的心理个性发育情况，家庭亲子关系，家庭经济状况及父母角色是否称职；了解父母的育儿知识水平以及对疾病的认识程度。

【护理诊断】

（1）营养失调：低于机体需要量

与营养物质长期摄入不足和（或）消耗增加有关。

（2）有感染的危险

与机体免疫功能下降有关。

（3）生长发育迟缓

与营养物质缺乏，不能满足生长发育的需要有关。

（4）潜在并发症

自发性低血糖、营养性缺铁性贫血等。

（5）知识缺乏

与患儿家长缺乏儿童营养与喂养的知识有关。

【护理措施】

（1）适度休息与活动

环境应清洁、舒适，合理安排生活；室内空气清新，温度适宜；保证充足的睡眠，使其心情愉快。恢复期可到户外活动，接受新鲜空气及阳光。根据患儿具体情况逐渐增加活动量。

（2）饮食护理

保证营养素的摄入是促进生长发育的物质基础。鼓励患儿进食高能量、高蛋白、高维生素、低脂肪、易消化的饮食。由于患儿消化功能差，特别是重度营养不良患儿对食物耐受性极差。因此，要根据病情轻重和消化功能调整饮食的量及种类。其原则如下：由少到多，由稀到稠，循序渐进，逐渐增加。能量的供应标准应由低至正常，超过正常再恢复到正常。

①Ⅰ度营养不良：在原有膳食的基础上，增加热量，蛋白质每日3.0~4.5g/kg，体重达到正常后，再逐渐恢复到正常生理需要量。

②Ⅱ、Ⅲ度营养不良：逐渐进行，热量供应从每日167~250kJ/kg开始，逐渐增加到502~628kJ/kg，蛋白质从每日2g/kg开始，增加到3~4g/kg。

(3) 观察病情

定期监测患儿体重、身高（长）、皮下脂肪厚度。评估患儿的病情变化，有无发热、咳嗽、腹泻等感染的表现。重度 PEM 患儿摄入及储存能量少，有时可突然发生低血糖（尤其在清晨）。若患儿出现面色苍白、饥饿、出冷汗、心率减慢、呼吸暂停、抽搐、神志不清等，应考虑出现低血糖，立即通知医生并注射 25%～50% 葡萄糖溶液进行抢救。

(4) 对症护理

①预防感染发生：保持皮肤清洁，勤洗澡，勤换尿布、内衣，勤晒被褥。伴有水肿者，应防止皮肤破损继发感染。由于长期卧床局部皮肤受压，血液循环差，弹性降低及长期受潮湿、摩擦等刺激，易发生压疮，应经常保持皮肤清洁、干燥。床铺要平整、无碎屑，衣被要柔软，常协助患儿翻身，防止压疮发生。水肿患儿肌内注射药物，进针宜深，拔针后用干棉签局部压迫数分钟，防止药液外渗。保持口腔清洁，做好口腔护理。气温变化时，要及时增减衣物，调节室温，以防上呼吸道感染。

②其他：注意观察有无营养性贫血表现，及时补充铁剂；对维生素 A 缺乏引起的眼干燥症患儿，可用生理盐水湿润角膜及涂抗生素眼膏，同时口服或注射维生素 A 制剂。

(5) 用药护理

按医嘱给予静脉营养疗法。苯丙酸诺龙为油剂，应粗针头深部注射。输液量不宜多，速度宜慢以防发生心力衰竭。

(6) 心理护理

患儿多年幼，心理活动简单，出现精神萎靡等；重度者反应迟钝、表情淡漠、对周围事物不感兴趣，性格内向，不能很好适应环境。患儿父母常感焦虑或无能为力。应体贴关心患儿，建立良好的护患关系，取得患儿及家长的信任，鼓励患儿进行适当的游戏与活动；有针对性地向家长介绍疾病的治疗、护理及预后，使患儿及家长克服焦虑、紧张、恐惧等，使其树立治愈的信心。

【健康教育】

(1) 向患儿家长介绍科学育儿知识，纠正患儿不良的饮食习惯。

(2) 保证充足睡眠，坚持户外活动。

（3）预防感染。

（4）病情好转后可进行预防接种。

（5）先天畸形患儿应及时手术治疗。

（6）作好发育监测。

第二节　儿童单纯性肥胖

儿童单纯性肥胖是指由于能量摄入长期超过人体的消耗，使体内脂肪过度积聚、体重超过一定范围的一种营养障碍性疾病。儿童体重超过同性别、同身高正常儿均值 20% 以上者便可诊断为儿童肥胖症，超过均值 20%~29% 范围者为轻度肥胖；30%~49% 范围者为中度肥胖；超过 50% 者为重度肥胖；超过 60% 者为极度肥胖。儿童肥胖症呈增多的趋势，在我国占 5%~8%。肥胖不仅影响儿童的健康，还将发展为成年期高血压病、糖尿病、冠心病、胆石症、痛风等疾病和猝死的诱因。

【临床表现】

肥胖可发生于任何年龄，但最常见于婴儿期、5~6 岁和青春期。

（1）症状：患儿食欲旺盛且喜吃甜食和高脂肪食物，不爱活动。

（2）明显肥胖的儿童常有疲劳感，活动时气短或腿痛。严重肥胖者，由于脂肪的过度堆积限制了胸部扩展和膈肌运动，使肺换气量减少，造成缺氧、气急、发绀、红细胞增多、心脏扩大或充血性心力衰竭，甚至死亡，称为肥胖-换氧不良综合征。

（3）体征：体格检查皮下脂肪丰满，但分布均匀，腹部膨隆下垂，重度肥胖者可因皮下脂肪过多，使胸腹、臀部及股部皮肤出现白纹或紫纹；因体重过重，走路时两下肢负荷过度可致膝外翻和扁平足。女童胸部脂肪过多应与乳房发育相鉴别，后者可触到乳腺组织的硬结。男童因股内侧和会阴部脂肪过多，阴茎可隐匿在脂肪组织中而被误诊为阴茎发育不良。

【辅助检查】

三酰甘油、胆固醇大多升高，常有高胰岛素血症。血清生长激素刺激试验低于正常儿。

【治疗原则】

采取控制饮食，加强运动，消除心理障碍，配合药物治疗的综合措施。继发性肥胖的患儿应进行原发病的治疗。

【护理评估】

（1）健康史

评估患儿的饮食、运动习惯，了解患儿的出生体重，有无肥胖遗传因素，有无引起肥胖的内分泌疾病等。

（2）身体状况

评估患儿的体重、心肺功能及生长发育是否正常。

（3）心理-社会状况

评估患儿有无自卑心理，患儿家长对肥胖症的认知程度。

【护理诊断】

（1）营养失调：高于机体需要量

与摄入过多高能量食物、运动量过少、遗传、体内激素调节紊乱有关。

（2）自我形象紊乱

与肥胖引起形象改变有关。

【护理措施】

（1）一般护理

在家长的配合下，指导患者正确对待存在的问题，制订计划，改进膳食习惯。注意进食方式和环境，如增加咀嚼次数、减慢进食速度，避免进食时边看电视或边听广播，定期检查执行计划的效果。

（2）饮食护理

提倡平衡膳食，防止中餐西化。在限制热能的基础上使蛋白质、脂肪、糖类配比适宜，无机盐、维生素供给充分。减肥并不是简单地减轻体重，而是去除体内过多的脂肪，并防止其再积聚。应根据患儿的代谢率，计算出 24 小时所需能量，再适当减少每日食物供能的总量。有强烈饥饿感时可供给低热量的蔬菜，如芹菜、冬瓜、黄瓜、南瓜等，以增加饱腹感；避免油煎食物、方便食品、快餐、零食、巧克力等食物。

（3）指导体育锻炼	（4）心理护理
选择适合患儿具体情况的运动方式进行活动，需兼顾运动的有效性、可行性及趣味性，并注意循序渐进、长期坚持，否则体重不易下降或下降后又复升。	引导患儿正确对待存在的问题，改进进食行为；鼓励患儿说出害怕及担忧的心理感受，帮助患儿接受自身形象，消除患儿因肥胖而带来的自卑；鼓励家长向患儿表达不嫌弃和关心的情感。指导患儿进行自我调节，使其维持良好的心理状态，参加正常的社交活动，以缓解胆怯、孤独等心理问题。

【健康教育】

宣传单纯性肥胖的预防知识及危害性，从幼年开始，树立现代健康观。家长应作表率，带领儿童参加运动和坚持锻炼。合理安排饮食，自觉执行饮食计划。儿童减肥不宜采用药物、手术去脂、禁食或饥饿疗法，以免危害健康。

第三节 维生素 D 缺乏性佝偻病

维生素 D 缺乏性佝偻病是由于婴幼儿体内维生素 D 不足导致钙和磷代谢紊乱，造成以骨骼病变为特征的全身慢性营养性疾病，是婴幼儿常见的慢性营养缺乏症，是我国儿童保健重点防治的"四病"之一。主要见于 2 岁以下的婴幼儿，我国的佝偻病发病率北方高于南方。

【临床表现】

本病多见于 3 个月至 2 岁的婴幼儿，临床上将其病程分为 4 期，即初期、激期、恢复期、后遗症期。

（1）活动早期（初期）

多自 2~3 个月开始发病，以神经精神症状为主，易激惹、烦躁不安、夜惊、夜啼、多汗。因汗液刺激头部，常摇头擦枕致枕后脱发，形成"枕秃"或"脱发圈"。

（2）活动期（激期）

除明显的神经、精神症状外，主要表现为骨骼改变。骨骼改变最先发生在生长速度快的部位，而不同部位骨骼的生长速度随年龄而不同，所以不同年龄有不同的骨骼改变。

（3）恢复期

患儿经治疗及日光照射后，神经精神症状消失，体征逐渐减轻。

（4）后遗症期

多见于 2 岁以后的患儿。除留有不同程度的骨骼畸形外，其他无异常。

【辅助检查】

（1）钙、磷乘积

活动期小于正常，碱性磷酸酶升高，维生素 D 降低。

（2）X 线检查

可见长骨干骺端增宽，临时钙化带模糊，边缘不齐呈毛刷状，骨干密度降低。

【治疗原则】

（1）治疗目的

控制活动期，防止骨骼畸形。

①口服维生素 D 制剂：活动期每日 2000~4000 U，治疗量 1 个月后症状开始消失时，改预防量每日 400 U，恢复期用预防量。

②突击疗法：维生素 D_2 1 次（30~60）万 U 或维生素 D_3 一次 30 万 U 肌内注射，视病情 2~4 周后可再注射 1 次。注射 2~3 个月后用预防量口服。

（2）后遗症期的治疗

严重的骨骼畸形 4 岁以后可给予外科手术矫正。

【护理评估】

（1）健康史

了解患儿出生季节、生活居住地区，有无日光照射不足（如室外活动少）。

（2）身体状况

了解患儿是否有易激惹、烦躁、枕秃等症状和体征；根据患儿年龄，重点检查易发生的骨骼改变，患儿是否有运动迟缓；了解血生化及骨骼 X 线检查情况。

（3）心理-社会状况

患儿多 3 岁以下，可有烦躁、睡眠不安等变化，激期出现感知觉发育滞后。有骨骼畸形的重症患儿，随着年龄增长，对自我形象的感知及运动能力与他人的差异，可产生自卑心理，影响心理健康和社会交往。了解患儿家长对喂养、户外活动的认识程度，对病情进展的焦虑。

【护理诊断】

（1）营养失调：低于机体需要量

与日光照射少和摄入维生素 D 不足有关。

（2）有感染的危险

与免疫功能低下有关。

（3）知识缺乏

与家长缺乏对佝偻病的预防及护理知识有关。

（4）潜在并发症

骨骼畸形，维生素 D 中毒。

【护理措施】

（1）增加阳光照射与休息

居室应安静、整洁，通风、光照好。患儿衣着应柔软、宽松，床铺要松软，以免影响骨骼发育。每日接受日光照射应选择在背风处，在不影响保暖的情况下尽量暴露皮肤。每日接受光照由 10 分钟开始渐延长到 1~2 小时。因患儿出汗多，要保持皮肤清洁，勤换内衣、被褥、枕套，减少汗液刺激引起的不适。少带患儿到公共场所，减少呼吸道感染的机会。

（2）饮食护理

提倡母乳喂养，增加富含维生素 D 的食物，如动物肝、蛋、植物油、蘑菇、酵母等。

（3）病情观察

观察患儿烦躁、夜啼、多汗、枕秃有无好转。应用维生素 D 制剂期间如出现食欲减退、烦躁不安、呕吐、腹泻或顽固性便秘、体重下降、表情淡漠等表现时，应考虑出现维生素 D 中毒。可暂停维生素 D 使用，必要时遵医嘱给予拮抗剂，减少肠黏膜对钙的吸收，并加速其排泄。

（4）对症护理

①预防骨骼畸形：患病期间可定时户外活动，但坐、站、走时间不能过长，以免发生骨骼变形。若已有畸形发生，如鸡胸可取俯卧位，做抬头挺胸运动；"O"形腿按摩外侧肌群；"X"形腿按摩内侧肌群；增强肌张力促使畸形矫正。

②防止骨折：护理操作时动作要轻柔，换尿布时动作要轻要慢，在协助做治疗和检查过程中不能用力过猛、过大，以防发生骨折。

（5）用药护理

①口服维生素 D：可将浓缩鱼肝油（维生素 AD 制剂）直接滴于婴儿口内、母亲乳头上、饼干上或少量奶中喂服以保证用量。服用维生素 AD 制剂如用量过大有发生中毒的可能，要注意观察。

②注射维生素 D：注射前应先补钙，以防发生低钙惊厥。注射部位要深，并要更换注射部位以利于吸收。

（6）心理护理

医护人员要有爱心、有耐心，态度和蔼，对入睡困难、哭闹的患儿要耐心护理，必要时给予爱抚、搂抱，使患儿平静入睡。

【健康教育】

（1）介绍佝偻病的预防及护理知识。给患儿父母讲述佝偻病病因、预防及护理方法，示教日光浴、喂服维生素 D 及按摩肌肉纠正畸形的方法。

（2）从胎儿期即开始预防，孕妇及哺乳母亲应接受日光照射，每日应在 1 小时以上。饮食中应含有丰富的维生素 D、钙、磷。冬春季妊娠末期 3 个月每日服维生素 D 400U。

（3）婴儿要多晒太阳，提倡母乳喂养，及时添加富含维生素 D 和钙的辅食；婴儿生后 2 周起，给预防量的维生素 D 制剂，每日常规补充维生素 D 400U，入夏后接受日光照射增多，可间断补充。以上预防措施应持续至 2 岁。早产、多胎及北方冬季日光照射短者可适当增加预防量。

第四节　维生素 D 缺乏性手足搐搦症

维生素 D 缺乏性手足搐搦症是指因维生素 D 缺乏引起血中钙离子减少，导致神经-肌肉兴奋性增强而出现以惊厥、手足搐搦或喉痉挛为主要症状的疾病，多见于 6 个月以下的小婴儿。

【临床表现】

（1）典型症状

可表现为手足抽搐、喉痉挛和惊厥三者之一或共存。以惊厥最常见，以手足抽搐最具特征，单独以喉痉挛出现的最少，但最具危险性。部分患儿有程度不等的佝偻病活动期的表现。

①惊厥：突然发生四肢抽搐，眼球上翻、面肌痉挛、神志不清。惊厥持续数秒、数分钟或更长；发作可 1 日数次，甚至数十次；发作停止后，意识恢复，醒后活泼如常。轻者仅表现为短暂的两眼上翻、面肌抽动，而意识正常，一般不发热。

②手足搐搦：多见于 2 岁以上儿童。表现为腕部屈曲，手指伸直，拇指贴近掌心，呈"助产士手"；踝关节伸直、足趾向下伸直，似"芭蕾舞足"。

③喉痉挛：主要表现为呼吸困难、吸气时喉鸣，可突然发生窒息而猝死。

（2）隐性体征

无发作时可查出神经-肌肉兴奋性增高的体征。

①面神经征：叩击耳前面神经穿出处（颧弓与口角间的面颊部），可使面肌收缩。

②腓反射：叩击膝下外侧腓骨头上方腓神经处，可见足向外侧收缩。

③陶瑟征：用血压计袖带包裹上臂，打气使血压维持在收缩压与舒张压之间，5 分钟内可见手抽搐。

【辅助检查】

患儿血清总钙浓度 1.75~1.88mmol/L 或离子钙<1.0mmol/L。

【治疗原则】

（1）急救处理

惊厥及喉痉挛者，立即用抗惊厥药。喉痉挛可进行人工呼吸或加压给氧，并将舌拉出口外，必要时行气管插管或气管切开。

（2）补充钙剂

静脉注射或口服钙剂，直至症状缓解。

（3）补充维生素 D

惊厥控制后补充维生素 D，剂量按佝偻病方法进行补充。

【护理评估】

（1）健康史

了解患儿出生史，是否为早产儿、多胞胎儿，孕母可有维生素 D 缺乏史；了解喂养史，是否为人工喂养，有无接受日光照射、补充维生素 D；询问近期有无发热、感染、腹泻或接受大剂量维生素 D 等。

（2）身体状况

询问患儿是否有惊厥、呼吸困难等症状，血生化检查。

（3）心理-社会状况

惊厥发作有碍患儿自身形象，严重挫伤年长患儿的自尊心。此外，惊厥反复发作可导致生命危险，患儿紧张、害怕、焦虑，对生活缺乏自信。

【护理诊断】

（1）窒息的危险

与喉痉挛、呼吸道分泌物增多有关。

（2）受伤的危险

与惊厥和静脉注射钙剂有关。

（3）营养失调：低于机体需要量

与维生素 D 缺乏有关。

(4) 知识缺乏

与家长缺乏惊厥和喉痉挛的护理知识有关。

【护理措施】

(1) 一般护理

保持病室环境安静，避免外界的各种刺激，应尽量减少对患儿的刺激。将患儿的头放低，偏向一侧，使唾液和呼吸道分泌物由口角流出，并及时吸出。不可强行喂食、喂水以防止窒息。备好各种抢救器材、药物准备抢救。

(2) 急救护理

①惊厥发作：应迅速将患儿就地平放，松开衣领，颈部伸直，头向后仰，偏向一侧，以保持呼吸道通畅。移去患儿身边的危险物品以免受伤；可针刺人中穴、合谷穴使惊厥停止。

②防止受伤：可在患儿上下牙齿之间放置用纱布包裹的压舌板，在手心放置纱布卷，防止皮肤损伤及舌咬伤。应有专人看护，防止坠床。惊厥发作时，切忌用力按压肢体，以免造成骨折、肌肉撕裂及关节脱位。

③防止缺氧：惊厥期缺氧者应立即吸氧，喉痉挛者须立即将舌拉出口外，并进行口对口人工呼吸或加压给氧，必要时做气管插管以保证呼吸道通畅。

(3) 病情观察

密切关注惊厥发作的表现，注意保持呼吸道通畅，观察有无缺氧症状。用药过程中应加强巡视，密切观察患儿呼吸、心律、血压的变化。

(4) 用药护理

①抗惊厥药物：惊厥使机体耗氧增加，喉痉挛可引起窒息，二者均需立即处理。苯巴比妥每次 3~5mg/kg 肌内注射；10%水合氯醛保留灌肠，每次 40~50mg/kg；地西泮（安定）肌内注射或静脉注射，每次 0.1~0.3mg/kg，静脉注射时速度要慢，每分钟不超过 1mg，以免抑制呼吸。

②补充钙剂：10%葡萄糖酸钙 5~10ml，加双倍量 10%葡萄糖溶液静

脉注射，时间不少于 10 分钟，必要时每日可重复 2~3 次。注射钙剂不能渗出血管外，以防引起组织坏死。一旦渗出可用 0.25% 普鲁卡因局部封闭，25%~50% 硫酸镁湿敷。第 2 日补钙，给 10% 氯化钙口服，每次 5~10ml，每日 3 次，一般用一周后改用其他钙剂，以防中毒，为避免影响钙剂吸收，勿与乳类同服。

③补充维生素 D：症状控制后按医嘱补充维生素 D。

（5）心理护理

消除患儿紧张、焦虑和害怕的心理，给予同情和理解。解除患儿家属恐惧、不安的心理状态，配合医护人员进行抢救。

【健康教育】

教会患儿家长对惊厥、喉痉挛发作时的处理。新生儿生后 2 周应每日给予预防量维生素 D（每日 400U），处于生长发育高峰的婴幼儿更应采取综合性预防措施，即保证一定时间的户外活动，给予预防量的维生素 D 和钙剂并及时添加辅食。饮食应含丰富的维生素 D、钙、磷和蛋白质等营养物质。

第三章　消化系统疾病患儿的护理

第一节　口　腔　炎

口腔炎是指口腔黏膜的炎症，若病变限于局部如舌、齿龈、口角，可称为舌炎、齿龈炎或口角炎等，婴幼儿多见。大多由细菌、病毒、真菌等感染及局部理化刺激引起，亦可继发于急性感染、腹泻、营养不良、久病体弱和维生素 B、C 缺乏等全身性疾病。临床常见小儿口腔炎有疱疹性口腔炎、溃疡性口腔炎和鹅口疮 3 种。

【临床表现】

（1）疱疹性口腔炎

①口腔黏膜出现疱疹，溃破后形成溃疡，表面有黄白色渗出物覆盖；②疼痛、哭闹、拒食、流涎；③发热，体温 38~40℃，局部淋巴结肿大。

（2）溃疡性口腔炎

①口腔黏膜充血水肿，继而发生糜烂或溃疡，可融合成片，表面石灰白色或黄色假膜覆盖，易拭去而遗留渗血创面；②疼痛、哭闹、拒食、流涎；③发热，体温 38~40℃，局部淋巴结肿大。

（3）鹅口疮

①口腔黏膜出现白色乳凝块状物，可融合成片，不易拭去，强拭之可见局部潮红、渗血；②无疼痛、哭闹、拒食、流涎；③无发热及局部淋巴结肿大。

【辅助检查】

（1）疱疹性口腔炎

白细胞计数正常或下降。

（2）溃疡性口腔炎

白细胞总数及中性粒细胞均增多。

（3）鹅口疮

取患儿白膜涂片，加10%氢氧化钠1滴镜检可见白色念珠菌芽生细胞和假菌丝。

【治疗原则】

（1）疱疹性口腔炎

①保持口腔清洁：多饮水，用3%过氧化氢溶液清洗溃疡面，避免进食刺激性食物。

②局部用药：局部可涂碘苷（疱疹净）抑制病毒，也可喷西瓜霜、锡类散等。为预防继发感染可涂2.5%~5%金霉素鱼肝油。

③对症处理：发热者给予物理降温或药物降温，补充足够的营养和水分；疼痛影响进食者，可按医嘱在进食前涂2%利多卡因；有继发感染时按医嘱使用抗生素治疗。

（2）溃疡性口腔炎

①保持口腔清洁：用3%过氧化氢溶液或0.1%依沙吖啶（利凡诺）溶液清洗口腔。

②局部用药：溃疡面涂5%金霉素鱼肝油、锡类散等。

③控制感染：选用有效抗生素。

④注意补充营养和水分。

（3）鹅口疮

①保持口腔清洁：用2%的碳酸氢钠溶液清洗口腔，每日2~4次。

②局部用药：局部涂抹（10~20）万U/ml制霉菌素鱼肝油混悬溶液，每日2~3次。

【护理评估】

（1）健康史

询问有无急性感染、腹泻、营养不良等病史，了解奶瓶、奶头清洗及消毒情况。

（2）身体状况

评估患儿口腔黏膜局部表现，如口腔黏膜有无溃疡、溃疡的部位、溃疡表面的假膜是否容易擦去，有无疼痛、烦躁、拒食及颌下淋巴结肿大，有无发热等全身症状表现。

（3）心理-社会状况

评估患儿疼痛、烦躁、哭闹及家长的焦虑程度。

【护理诊断】

（1）口腔黏膜改变

与护理不当、口腔黏膜受损或感染等有关。

（2）疼痛

与口腔黏膜炎症有关。

（3）体温过高

与感染有关。

（4）营养失调：低于机体需要量

与疼痛引起拒食有关。

（5）知识缺乏

与家长缺乏口腔炎的预防和护理知识有关。

【护理措施】

（1）饮食护理

供给高热量、高蛋白、富含维生素的温凉流质或半流质食物，避免摄入刺激性食物。对不能进食者，可静脉补充营养，以确保能量与液体的供给。

（2）保持口腔清洁

根据病因选择不同的溶液清洗口腔，年长儿可用含漱剂。鼓励患儿多饮水，进食后漱口，保持口腔黏膜湿润和清洁。

（3）发热护理

体温超过 38.5℃ 时，给予松解衣服，头部置冷毛巾、冰袋等物理降温，必要时给予药物降温。

（4）按医嘱正确涂药

为确保局部用药效果，涂药前应先清洁口腔，然后将纱布或干棉球放在颊黏膜腮腺管口处或舌系带两侧，以隔断唾液；然后再用干棉球将病变部位表面吸干后再涂药；涂药后嘱患儿闭口 10 分钟后取出纱布或棉球，并嘱患儿不可立即漱口、饮水或进食。

（5）防止继发感染及交叉感染

护理患儿前后要洗手，患儿用过的食具、玩具、毛巾等要及时消毒；鹅口疮患儿使用过的奶瓶、奶嘴应放于5%碳酸氢钠溶液中浸泡30分钟后洗净，再煮沸消毒；疱疹性口腔炎具有较强的传染性，应注意与健康儿隔离，以防传染。

【健康教育】

（1）向家长介绍口腔炎发生的原因、症状、治疗和护理要点。

（2）给家长示教清洁口腔及局部涂药的方法。

（3）指导家长做好清洁、消毒工作，食具专用。

（4）培养儿童养成良好的卫生习惯，学会正确刷牙，进食后漱口，纠正不良习惯。

（5）宣传均衡膳食对提高机体抵抗力的重要性，培养良好的饮食习惯，避免偏食、挑食。

第二节 急性胃炎

急性胃炎是指不同病因引起的急性胃黏膜炎症。可见于小儿任何年龄，其主要病理变化为胃黏膜充血、水肿、糜烂和出血，是常见的消化道疾病之一。病因主要有感染、药物刺激、急性应激等，病因如能去除，一般预后良好。

【临床表现】

（1）腹痛

大多为急性起病，腹痛突然发生，位于上腹部，疼痛明显。

（2）消化道不适症状

上腹饱胀、嗳气、恶心、呕吐。

（3）消化道出血

严重者可有消化道出血，呕吐物呈咖啡样，出血多时可呕新鲜血及黑便。有的胃炎首发表现就是呕血及黑便，如应激性胃炎、阿司匹林引起的胃炎。

（4）其他

有的患儿可伴发热等感染中毒症状。呕吐严重可引起脱水、代谢性酸中毒。

【辅助检查】

（1）粪便检查

大便潜血试验阳性。

（2）胃镜检查

胃黏膜充血、水肿，黏膜表面覆盖厚的黏稠炎性渗出物，糜烂性胃炎在上述病变基础上可以见到点、圆、片、线状或不规则形糜烂，中心为红色新鲜出血或棕红色陈旧性出血，伴白苔或黄苔，常为多发亦可为单个。

（3）幽门螺杆菌检测

在内镜检查时，可以同时取胃黏膜作幽门螺杆菌检测，多数患儿出现阳性改变。

（4）X线检查

不能用于急性或活动性出血患者。胃肠钡餐检查病变黏膜粗糙。

【治疗原则】

祛除病因，卧床休息，给予清淡易消化流食，呕吐严重者禁食；呕吐严重或脱水者应给予静脉补液纠正水、电解质紊乱；抗菌治疗；对症治疗：腹痛明显者可用解痉剂，呕吐患者可用胃黏膜保护剂或胃动力药物纠正。

【护理评估】

（1）健康史

评估患儿有无摄入污染的食物、刺激性药物、腐蚀物等病史；有无休克、颅内损伤等造成应激性溃疡的危重病病史。

（2）身体状况

评估患儿有无消化道出血，有无腹痛、恶心呕吐等消化道不适症状，有无伴发的发热、脱水等症状。

（3）心理-社会状况

评估患儿及家长对本病的认知程度。

【护理诊断】

（1）舒适的改变

与胃炎引起的疼痛有关。

（2）营养缺乏：低于机体需要量

与腹痛进食减少及呕吐有关。

（3）潜在并发症

消化道大出血、电解质及酸碱平衡紊乱、休克。

（4）恐惧

与病情急重有关。

【护理措施】

（1）一般护理

①保证患儿休息。

②饮食：暂停原饮食，给予清淡、易消化流质或半流质饮食，少量多餐，必要时可停食1~2餐。停服刺激性药物。

（2）重点护理

①呕吐后做好口腔清洁护理。腹痛时给予心理支持，手握患儿手，轻轻按摩腹部或给患儿放音乐，以分散注意力，减轻疼痛。有脱水者纠正水、电解质失衡。出血严重时按上消化道出血护理。

②根据不同病因给予相应的护理，如应激性胃炎所致的休克按休克护理。

（3）治疗过程中可能出现的情况及应急措施

①注意观察腹痛程度、部位，有无呕血、便血，有消化道出血者应严密监测血压、脉搏、呼吸、末梢循环，注意观察出血量，警惕失血性休克的发生。

②心理护理：剧烈腹痛和呕血使患儿和家长紧张，耐心解释症状与疾病的关系，减轻患儿和家长的恐慌，同时给予心理支持。

【健康教育】

（1）指导家长按时逐步添加饮食，防止过食、偏食及饮食结构突然变动。

（2）指导患儿家长，注意饮食卫生，避免暴饮暴食，禁忌刺激性及生冷食物。幽门螺杆菌性胃炎要按时按疗程服药，保证治疗效果。

（3）告知家长注意食物要新鲜、清洁和食具消毒，避免肠道内感染。

（4）教育儿童饭前便后洗手，勤剪指甲。

（5）气候变化时注意给患儿增减衣物防止受寒或过热。

第三节　急性阑尾炎

急性阑尾炎主要是由于阑尾腔梗阻和细菌入侵引起的一种儿童常见的急腹症，临床上分为单纯性、化脓性及坏疽性阑尾炎3类。

【临床表现】

（1）症状

①转移性右下腹疼痛：持续数小时以上的腹痛，阵发性加剧，从上腹部转移至右下腹。不同类型阑尾炎的腹痛性质不同。单纯性阑尾炎仅轻微疼痛，化脓性阑尾炎表现为胀痛和剧痛，坏疽性阑尾炎为持续性剧烈腹痛，穿孔性阑尾炎因阑尾腔压力骤减，腹痛可暂时减轻，出现腹膜炎后腹痛又加剧。不同位置的阑尾炎腹痛部位也有差异。盲肠后阑尾炎表现为右侧腰部痛，盆腔位阑尾炎疼痛在耻骨上区，肝下区阑尾炎可引起右上腹痛，极少数内脏反位者的阑尾炎呈左下腹痛。

②胃肠道反应：厌食、恶心、呕吐。盆腔位阑尾炎可发生腹泻和便秘。炎症刺激直肠和膀胱时可引起排便次数增多，里急后重等症状。

③全身表现：乏力、脉速、发热。阑尾穿孔形成腹膜炎者寒战、体温明显升高。若发生门脉炎则可出现寒战、高热、轻度黄疸。

（2）体征

①右下腹固定压痛：麦氏点压痛、反跳痛。

②腹膜刺激征：腹肌紧张、压痛反跳痛。

③右下腹包块：边界不清、固定。

【辅助检查】

（1）实验室检查

周围血白细胞计数增多，中性粒细胞比例升高。

（2）影像学检查

①腹部 X 线平片可见盲肠扩张和气液平面。

②B 超检查有时可发现肿大的阑尾或脓肿。

③CT 扫描可获得与 B 超检查相似的结果。

（3）便常规和尿常规基本正常。

【治疗原则】

（1）非手术治疗

症状、体征不明显者，可进行非手术治疗观察。

（2）手术治疗

如有手术指征，可行阑尾切除术、阑尾脓肿引流术。

【护理评估】

（1）健康史

了解疾病发生的诱因，有无急性肠炎、慢性炎性肠病、蛔虫病等，以便作好预防指导和病因分析。

（2）身体状况

评估患儿体温、呼吸、胃肠道反应、意识及对刺激反应的情况；了解腹痛性质和部位、疼痛持续时间、有无转移性右下腹压痛、反跳痛及腹肌紧张。

（3）心理-社会支持情况

评估患儿的心理状态，对疾病、麻醉和手术方式的认知程度和心理承受能力，对术前准备的配合和术后康复知识的了解和掌握程度，以及家庭的经济状况、对手术治疗的经济承受能力。

【护理诊断】

（1）疼痛

与炎症刺激腹膜及术后切口未愈合有关。

（2）恐惧

与病情急重及手术、麻醉风险有关。

（3）潜在并发症

阑尾穿孔、腹膜炎、切口感染、肠粘连等可能。

【护理措施】

（1）非手术治疗及术前护理

①按小儿外科疾病术前护理常规。

②全面评估患者：包括健康史及其相关因素、身体状况、生命体征，以及神志、精神状态、行动能力等。

③观察血常规的变化，如白细胞、C 反应蛋白。

④观察腹部体征变化：部位、性质、程度，有无压痛、反跳痛和腹肌紧张。

⑤观察呕吐和大便情况。

⑥禁食、禁服泻药及灌肠。

⑦晚期阑尾穿孔、腹膜炎应及时补液、积极抗炎。

（2）术后护理

①按小儿外科一般护理常规及全麻手术后护理常规护理。

②严密观察患者生命体征的变化，检查患儿神志、瞳孔，如神志未完全清醒，应去枕平卧，头偏向一侧，防止误吸。给予低流量吸氧，监测体温、脉搏、呼吸、血压，有异常及时处理。禁食水期间准确记录出入量。

③输液管的各连接处紧密衔接，并注意保护补液肢体，避免患儿完全清醒时躁动不安，拔脱留置针管。

④观察切口有无渗血、渗液，如有潮湿及时更换。

⑤观察肠蠕动恢复情况，排气、排便及腹部体征。

⑥肠蠕动恢复后遵医嘱给予流食到半流食及普食。

⑦如阑尾穿孔后行腹腔引流，做好引流管的护理。

⑧鼓励患儿早期起床活动，促进肠蠕动恢复。

⑨阑尾穿孔患儿术后 6 小时后给予头高位。

【健康教育】

（1）嘱患儿保持伤口敷料清洁干燥，勿碰撞伤口。

（2）嘱患儿饮食要有规律，要进食易消化、少刺激、富含纤维素的食物，少量多餐。

（3）告知家长患儿如有呕吐、腹痛等肠梗阻、肠粘连症状及时就诊。

（4）预防感冒。

（5）告知家长及患儿注意伤口卫生，半月内禁泡浴，加强营养，3 个月内禁剧烈活动，有不适随时就诊。

第四节　婴幼儿腹泻

婴幼儿腹泻又称腹泻病，是多种因素引起的，以排便次数增多和粪便性状改变为特点的一组消化道综合征，严重者可引起水、电解质紊乱和酸碱平衡失调，是婴幼儿时期的常见病，多发生于 6 个月至 2 岁的婴幼儿，夏秋季发病率最高，为我国儿科重点防治的"四病"之一。

【临床表现】

（1）轻型腹泻

多为饮食因素或肠道外感染引起，表现为食欲缺乏，腹泻，偶有恶心、呕吐，每天排便 10 余次，每次量少，呈黄色或黄绿色，常见白色奶瓣和泡沫及少量黏液，粪便镜检可见大量脂滴和少量白细胞。

（2）重型腹泻

多为肠道内感染，起病急，胃肠道症状重，表现为呕吐、腹泻，每日10余次，粪便呈黄绿色水样便或蛋花汤样，量多，经常伴有脱水、电解质紊乱及发热等全身中毒症状。

【辅助检查】

（1）粪便检查

轮状病毒肠炎镜检偶有少量白细胞，染色后可发现典型轮状病毒；细菌性感染可培养出大肠埃希菌、空肠弯曲菌、小肠结肠炎耶尔森菌、金黄色葡萄球菌以及难辨梭状芽胞杆菌。

（2）抗体检查法

补体结合反应以轮状病毒阳性粪便作为抗原，阳性率较高；酶联免疫吸附试验（ELISA）能检出血清中IgM抗体，较补体结合法更为敏感。

【治疗原则】

调整饮食，控制感染，预防和纠正水、电解质紊乱和酸碱平衡失调。

（1）调整饮食

腹泻时进食和吸收减少，而营养需要量增加，强调继续进食，以满足生理需要，补充疾病消耗，缩短腹泻后的康复时间。

（2）预防和纠正水、电解质紊乱及酸碱平衡失调

（3）药物治疗

①控制感染：病毒性肠炎以饮食疗法和支持疗法为主，一般不用抗生素。其他肠炎应根据粪便检查结果选药，如大肠埃希菌肠炎可选用抗革兰阴性杆菌抗生素；真菌性肠炎应停用原用的抗生素，可选用万古霉素、抗真菌药物等。

②肠道微生态疗法：有助于恢复肠道正常菌群的生态平衡，抵御病原菌侵袭，控制腹泻，常用双歧杆菌、嗜酸乳杆菌等制剂。

③肠黏膜保护剂：具有吸附病原体和毒素、保护肠黏膜的作用，常用蒙脱石散（思密达）。

【护理评估】

（1）健康史

评估患儿喂养史，有无饮食不当、饮食不洁及对牛奶过敏史；了解患儿有无腹部受凉及上呼吸道感染、肺炎等肠道外感染病史；评估患儿有无其他疾病及长期使用抗生素或激素史等。

（2）身体状况

了解患儿腹泻次数、性质和量；评估患儿精神、神志、体温、呼吸、心率、血压等生命体征，了解有无水、电解质紊乱和酸碱平衡失调等情况。

（3）心理-社会状况

评估家长对疾病的心理反应及认识程度、文化程度、喂养及护理知识等；评估患儿家庭的居住环境、经济状况、卫生习惯等。了解患儿对陌生的医院环境、侵入性的治疗等产生的恐惧程度。

【护理诊断】

（1）体液不足

与呕吐、腹泻体液丢失过多和摄入不足有关。

（2）营养失调：低于机体需要量

与呕吐、腹泻丢失过多和摄入不足有关。

（3）体温过高

与肠道感染有关。

（4）有皮肤完整性受损的危险

与排便次数增多，刺激臀部皮肤有关。

（5）知识缺乏

与家长缺乏喂养知识及与腹泻相关的护理知识有关。

【护理措施】

（1）休息与环境

重症患儿卧床休息，病房要通风，温、湿度适宜；严格执行消毒隔离制度，感染性与非感染性腹泻患儿应分室居住。护理患儿前后认真洗手，腹泻患儿用过的尿布、便盆应分类消毒，以防交叉感染。

（2）饮食护理

根据个体情况调整饮食，一般不禁食，呕吐严重者可暂禁食4~6小时（不禁水），待好转后继续喂食；母乳喂养儿继续哺乳，暂停辅食；人工喂养儿可喂稀释的牛奶、米汤、脱脂奶等，待腹泻次数减少后给予流质或半流质饮食，逐步过渡到正常饮食；病毒性肠炎多有双糖酶（主要是乳糖酶）缺乏，暂停乳类喂养，改用豆浆、去乳糖配方奶粉等，以减轻腹泻，缩短病程。

（3）病情观察

①监测生命体征：如患儿神志、反应、体温、脉搏、呼吸、血压等。

②观察粪便情况：观察并记录排便次数及粪便性状、量及颜色、气味等，为治疗和输液方案提供可靠依据。

③观察全身中毒症状：如发热、精神萎靡、烦躁、嗜睡等。

④观察水、电解质紊乱和酸碱平衡失调症状：如脱水情况及其程度、代谢性酸中毒表现、低钾血症表现等。

（4）对症护理

①腹泻：一般不宜用止泻剂，因止泻会增加毒素的吸收。

②呕吐：严重者予禁食，必要时可肌内注射氯丙嗪或针刺足三里穴等。

③腹胀：腹胀明显者可肌内注射新斯的明或肛管排气。

④臀红护理：应选用吸水性强的柔软布类尿布，避免使用不透气塑料布或橡胶单，尿布要勤换、勤洗。每次便后用温水洗净臀部并拭干，局部皮肤发红者可涂5%鞣酸软膏或40%氧化锌油；如局部皮肤已破损，可将臀部皮肤暴露于空气中，也可用红外线或鹅颈灯照射，每次照射时间为15~20分钟，每日2~3次。照射时严格掌握灯与臀部的距离，一般为30~40cm，要有专人照护，严格交接班，防止烫伤。

（5）用药护理

微生态制剂是活菌制剂，服用时应用冷开水送服，与口服抗生素间隔至少1小时。

（6）心理护理

向患儿及家长介绍病房环境及医务工作人员，减少陌生感；为患儿创造安静、舒适的休息环境；用患儿能理解的语言向其解释治疗目的，鼓励患儿配合；多与家长交谈，增强患儿战胜疾病的信心，克服焦虑、紧张心理。

【健康教育】

（1）指导护理

向家长讲解腹泻的病因、病程、预后以及相关的治疗措施；指导家长正确洗手并做好污染尿布及衣物的处理、出入量的监测以及脱水等表现的观察；说明调整饮食的重要性；指导家长配制和使用口服补盐液，强调应少量多次饮用，呕吐不是禁忌证。

（2）做好预防

①提倡母乳喂养，按时添加辅食，指导家长科学断乳；②注意饮食卫生，食物要新鲜，食具要消毒，教育小儿饭前便后洗手，勤剪指甲，培养良好的卫生习惯；③加强体格锻炼，适当户外活动；注意气候变化，防止受凉或过热；④避免长期滥用广谱抗生素等。

第五节　肠　套　叠

肠套叠是指部分肠管及其肠系膜套入邻近肠腔所致的一种肠梗阻，是婴幼儿时期常见的急腹症之一，是3个月至6岁期间引起肠梗阻的最常见原因。常伴发于胃肠炎和上呼吸道感染。本病60%的患儿年龄在1岁以内，但新生儿罕见。80%的患儿年龄在2岁以内，男性发病率多于女性，约为4:1。肥胖儿多见，发病季节与胃肠道病毒感染流行相一致，以春季多见。

【临床表现】

（1）急性肠套叠

①腹痛：为阵发性规律性发作，表现为突然发作剧烈的阵发性绞痛，患儿哭闹不安、屈膝缩腹、面色苍白，持续数分钟或更长时间后腹痛缓解，安静或入睡，间歇10~20分钟后伴随肠蠕动出现又反复发作。

②呕吐：为早期症状，初为反射性，含乳块和食物残渣，后可含胆汁，晚期可吐粪便样液体，说明有肠管梗阻。

③血便：为重要症状。出现症状的最初几小时排便可正常，以后粪便少或无便。约85%的病例在发病后6~12小时排出果酱样黏液血便，或直肠指检时发现血便。

④腹部包块：多数病例在右上腹季肋下可触及有轻微触痛的套叠肿块，呈腊肠样，光滑，稍软，稍可移动。晚期病例发生肠坏死或腹膜炎时，出现腹胀、腹腔积液、腹肌紧张和压痛，不易扪及肿块，有时腹部扪诊和直肠指检双合检查可触及肿块。

⑤全身情况：患儿在早期一般情况尚好，体温正常，无全身中毒症状。随着病程延长，病情加重，并发肠坏死或腹膜炎时，全身情况恶化，常有严重脱水、高热、嗜睡、昏迷及休克等中毒症状。

（2）慢性肠套叠

年龄越大，发病过程越缓慢。主要表现为阵发性腹痛，腹痛时上腹或脐周可触及肿块，不痛时腹部平坦、柔软、无包块，病程有时长达十余日。由于年长儿肠腔较宽阔，可无梗阻现象，肠管亦不易坏死。呕吐少见，便血发生也较晚。

【辅助检查】

（1）腹部B超检查

在套叠部位横断扫描可见"同心圆"或"靶环状"肿块图像，纵断扫描可见"套筒征"。

（2）B超监视下水压灌肠

经肛门插入Foley管并将气囊充气20~40ml。将"T"形管一端接Foley管，侧管接血压计监测注水压力，另一端为注水口，注入39~40℃等渗盐水匀速推入肠内，可见靶环状块影退至回盲部，"半岛征"由大到小，最后消失，B超下可见"同心圆"或"套筒征"消失，回盲瓣呈"蟹爪样"运动，小肠进水，呈"蜂窝状"扩张，诊断治疗同时完成。

（3）空气灌肠

由肛门注入气体，在X线透视下可见杯口阴影，能清楚看见套叠头的块影，并可同时进行复位治疗。

（4）钡剂灌肠

可见套叠部位充盈缺损和钡剂前端的杯口影，以及钡剂进入鞘部与套入部之间呈现的线条状或弹簧状阴影。只用于慢性肠套叠疑难病例。

【治疗原则】

（1）灌肠疗法

急性肠套叠是一种危及生命的急症，复位是紧急的治疗措施，一旦确诊需立即进行。

1）适应证：肠套叠在48小时内，全身情况良好，腹部不胀，无明显脱水及电解质紊乱。

2）禁忌证：①病程已超过48小时，全身情况差，如有脱水、精神萎靡、高热、休克等症状者，对3个月以下婴儿尤应注意；②高度腹胀、腹膜刺激征明显，X线腹部平片可见多数液平面者；③套叠头部已达脾曲，肿物硬而且张力大者；④多次复发疑有器质性病变者；⑤小肠型肠套叠。

3）方法包括：①B超监视下水压灌肠；②空气灌肠；③钡剂灌肠复位。

4）灌肠复位成功的表现：①拔出肛管后排出大量带臭味的黏液血便和黄色粪水；②患儿很快入睡，不再哭闹及呕吐；③腹部平软，触不到原有的包块；④灌肠复位后给予0.5~1g活性炭口服，6~8小时应有炭末排出，表示复位成功。

（2）手术疗法

肠套叠48~72小时，或虽时间不长但病情严重疑有肠坏死或穿孔者，以及小肠型肠套叠均需手术治疗。根据患儿全身情况及套叠肠管的病理变化选择进行肠套叠复位、肠切除吻合术或肠造瘘术等。5%~8%的患儿可有肠套叠复发。灌肠复位比手术复位的复发率高。

【护理评估】

（1）术前护理评估

1）健康史：了解妊娠史，有无羊水过多等。患儿出生情况，Apgar评分。发现畸形、症状及进展情况等。注意询问有无相关遗传史。

2）身体状况

①局部：患儿有无消化道症状和体征，如呕吐、腹胀、便秘、果酱样粪便和急腹症等。

②全身：患儿的生命体征，如有无发热、体温不升、呼吸困难、面色苍白和脱水等表现。

③辅助检查：包括特殊检查和能否耐受麻醉、手术的相关结果。

3）心理-社会支持情况

①家长对急性疾病、手术方式、麻醉与手术的危险性、手术后可能发生的并发症及预后的认知程度和心理承受能力。

②家庭对手术治疗的经济承受能力。

（2）术后护理评估

1）康复情况：患儿生命体征是否稳定，术中放置的各种引流管是否妥当，引流量、颜色，切口愈合情况等。

2）消化道功能状况：术前症状和体征是否缓解或消失，消化道连续性是否恢复，消化功能，如吞咽、吸收、排便情况是否正常。

【护理诊断】

（1）疼痛

与肠系膜受牵拉和肠管强烈收缩有关。

（2）知识缺乏

与患儿家长缺乏有关疾病护理的相关知识有关。

【护理措施】

（1）复位治疗与术前护理

1）按小儿外科疾病术前护理常规护理。

2）病情观察及护理

①空气灌肠复位者应遵医嘱给予苯巴比妥镇静，阿托品缓解患儿肠痉挛。

②观察患儿腹痛的情况，查体注意患儿腹部有无腊肠样包块，注意有无肠穿孔的表现。

③观察患儿呕吐的情况，观察患儿有无脱水及电解质紊乱，应及时补充水分及营养。

④观察患儿便血的性状、颜色及量。

⑤监测患儿生命体征变化。

3）饮食与营养：禁食水，必要时给予胃肠减压，及时纠正患儿脱水、电解质紊乱。

（2）术后护理

1）按小儿外科疾病术后护理常规护理。

2）病情观察及护理

①空气（或钡剂）灌肠复位治疗后，X线表现判定已复位。患儿被送入病房后，应仔细观察。

②观察切口敷料有无渗血、渗液，保持患儿切口敷料干燥。

③观察腹部体征及肠功能恢复情况。

④禁食期间严格记录出入量。

3）饮食与营养

①患儿禁食期间应遵医嘱给予静脉补液，准确记录出入量，保证出入平衡。

②肠蠕动恢复后拔除胃管，可进流食，逐步过渡到半流质饮食、普食。

③营养不良患儿输血或给予人血白蛋白，以促进切口愈合。

4）体位与活动：鼓励患儿早期活动，以防肠粘连，手术后当天轻症患儿即可活动，重症患儿也要在床上多活动，多做翻身运动，病情稳定后，及早下床活动。

5）管道的护理：防止胃管过早拔出，做好患儿的约束护理，保持有效引流，从而缓解和解除梗阻所致的胃肠道症状，减轻肠胀气，防止呕吐窒息，减少术后并发症。

【健康教育】

（1）告知家长病因未明确之前，不可轻易用镇痛药，以免误诊。

（2）告知家长注意患儿饮食卫生，进食要定时定量有规律，勿过食生冷、寒凉食品。选择易消化、少刺激、含纤维高的食物，少量多餐，婴幼儿先暂缓添加辅食。

（3）注意保暖，保护腹部勿受寒。

（4）教会家长平时可以经常按摩患儿腹部。嘱患儿仰卧，家长将手心搓热，置于患儿腹部，顺时针方向揉摩2~5分钟，然后掌心对准脐部作腹部震颤按摩1分钟。经常按摩可促进消化，促进患儿的肠胃功能。

（5）保持排便通畅。有便秘者应及时给予缓泻剂，必要时应进行灌肠，促进排便。避免腹泻、肠炎、高热等诱发肠套叠因素。

（6）教会家长注意观察患儿有无呕吐、腹痛、便血等肠套叠再次发生的症状，如患儿有腹痛等不适，应及时就诊。

第六节　粘连性肠梗阻

粘连性肠梗阻是由于肠粘连或腹腔粘连索带引起的急性或慢性肠梗阻。近年来由于麻醉水平的提高和手术操作技术的改进，临床上粘连性肠梗阻在所有小儿肠梗阻中所占比例有所下降，但此症在小儿仍较常见。它与腹部手术和腹腔感染有密切关系，是较常见的肠梗阻，占各类肠梗阻的 20%～40%。

【临床表现】

腹痛、呕吐、腹胀、无排便和无肛门排气。这些症状的出现与梗阻发生的急缓、部位的高低、肠腔堵塞的程度有密切关系。

（1）腹痛

单纯性机械性肠梗阻一般为阵发性剧烈绞痛，是梗阻以上部位的肠管强烈蠕动所致。绞窄性肠梗阻由于有肠管缺血和肠系膜的嵌闭，腹痛往往为持续性腹痛伴阵发性加剧。肠系膜发生严重绞窄，可引起持续性剧烈腹痛。麻痹性肠梗阻腹痛往往不明显，结肠梗阻一般为胀痛。

（2）呕吐

梗阻后很快发生呕吐，早期为反射性的呕吐物，多为食物或胃液。然后进入一段静止期，再发呕吐时间视梗阻部位而定，高位小肠梗阻呕吐较频繁，呕吐为胃液、十二指肠液和胆汁。如为低位梗阻，静止期可维持 1～2 天，呕吐物为带臭味的粪样物。如为绞窄性梗阻，呕吐物可呈棕褐色或血性。结肠梗阻时呕吐少见。

（3）腹胀

与梗阻部位有关，高位梗阻时不明显，低位梗阻时明显，表现为全腹膨胀，常伴有肠型。

（4）排便、排气停止

完全梗阻发生后出现。早期由于肠蠕动增加，梗阻以下部位残留的气体和粪便仍可排出。某些绞窄性肠梗阻，如肠套叠可自肛门排出血性液或果酱样便。

【辅助检查】

X 线检查可见肠管积气、扩张或液平面。

【治疗原则】

（1）非手术治疗

适用于单纯性、不完全性肠梗阻。治疗包括胃肠减压，纠正水、电解质、酸碱平衡失调和防治感染。

（2）手术治疗

粘连性肠梗阻频繁发作或经非手术治疗未见好转甚至加重，或怀疑为绞窄性肠梗阻时，需行手术治疗。手术方法包括粘连带切断和分离术、小肠折叠排列术和肠梗阻吻合术等。

【护理评估】

（1）术前评估

①健康史：患儿有无感染、饮食不当等诱因，既往有无腹部手术史、外伤史、肿瘤病史。

②身体状况：局部：腹痛、腹胀、呕吐、停止排气排便等症状出现的时间及动态变化：呕吐物、肛门排出物、胃肠减压抽出液的性状和量；腹部体征的动态变化：有无腹膜刺激征出现。全身：生命体征的变化；有无眼窝内陷、皮肤弹性差、尿少等明显的脱水征象，脱水的性质与程度；有无脉搏细弱、血压下降、面色苍白、四肢湿冷等休克的表现。

③心理-社会支持情况：肠梗阻的急性发生是否引起患儿和家属的焦虑或恐惧，患儿及家属对疾病的了解程度。

（2）术后评估

①手术情况：麻醉方式、手术方式、术中输血和输液情况。

②生命体征：血压、脉搏、呼吸的变化。

③腹部有无腹痛、腹胀、恶心、呕吐等不适。

④术后恢复情况：有无切口感染、腹腔内感染或肠瘘等并发症发生。腹腔引流管是否通畅，引流液的颜色、性状和量。

【护理诊断】

（1）疼痛	（2）体液不足
与肠系膜嵌闭、肠壁缺血有关。	与反复呕吐、肠腔内大量积液有关。
（3）恐惧	（4）潜在并发症
与病情急重有关。	腹腔感染、切口感染、肠粘连等。

【护理措施】

（1）非手术治疗的护理

①饮食护理：肠梗阻患儿应禁食，若梗阻缓解，如患儿排气、排便，腹痛、腹胀消失后可进流质饮食，禁食产气的甜食和牛奶等。

②胃肠减压护理：胃肠减压期间应观察和记录引流液的颜色、性状和量，若发现有血性液，应考虑有绞窄性肠梗阻的可能。

③体位：生命体征稳定者可取半卧位，可使膈肌下降，减轻腹胀对呼吸、循环系统的影响。

④缓解腹痛和腹胀：若无肠绞窄或肠麻痹，可应用阿托品类抗胆碱药物解除胃肠道平滑肌痉挛，使腹痛、腹胀得以缓解。但不可随意应用吗啡类镇痛药，以免掩盖病情。

⑤呕吐的护理：呕吐时嘱患儿坐起或头偏向一侧，以免误吸，引起吸入性肺炎或窒息；及时清除口腔内的呕吐物，给予漱口，保持口腔清洁，并观察记录呕吐物的颜色、性状和量。

⑥记录出入量：观察和记录呕吐量、尿量、胃液等，结合生化和血气分析结果，遵医嘱合理输液。

⑦防治感染：正确应用抗生素，有效防治细菌感染，同时观察用药效果和不良反应。

⑧密切观察病情：定时监测生命体征，严密观察腹痛、腹胀、呕吐及腹部体征情况；若症状与体征不见好转或反而加重，应考虑有肠绞窄的可能。绞窄性肠梗阻的临床特征：腹痛发作急骤，起始即为持续性剧烈疼痛，或在阵发性加重期间仍有持续性疼痛。肠鸣音不亢进。呕吐出现早，剧烈而频繁；病情发展迅速，早期出现休克，抗休克治疗后症状改善不显著；有明显腹膜刺激征，体温升高，脉搏增快，白细胞计数和中性粒细胞比例增高；不对称性腹胀，腹部有局部隆起或触及有压痛的肿块；呕吐物、胃肠减压抽出液、肛门排出物为血性，或腹腔穿刺抽出血性液体；经积极非手术治疗后症状、体征无明显改善；腹部 X 线检查可见符合绞窄性肠梗阻的特点。此类患儿病情危重，多处于休克状态，需紧急手术治疗，应积极做好术前准备。

（2）术后护理要点及措施

①按小儿外科术后护理常规护理。

②病情观察：观察患儿的生命体征、腹部症状和体征的变化。观察腹痛、腹胀的改善程度，呕吐及肛门排气、排便情况等。留置胃肠减压和腹腔引流管时，观察和记录引流液的颜色、性状和量。

③体位：血压平稳后给予半卧位。

④饮食：禁食，禁食期间给予补液。肠蠕动恢复，肛门排气后遵医嘱给予流食。

⑤胃肠减压和腹腔引流管的护理：妥善固定引流管，保持引流通畅，避免受压、扭曲。

⑥并发症的观察与护理：术后，尤其是绞窄性肠梗阻术后，若出现腹部胀痛、持续发热、白细胞计数增多，腹壁切口处红肿，或腹腔引流管周围流出较多带有粪臭味的液体时，应警惕腹腔内或切口感染及肠瘘的可能，及时报告医师协助处理。

⑦活动：如病情允许，鼓励患儿早期下床活动，促进肠蠕动恢复，防止肠粘连。

【健康教育】

（1）告知患儿及家长注意饮食卫生，不吃不洁的食物，避免暴饮暴食。

（2）嘱患儿及家长出院后进易消化食物，少食刺激性食物；避免腹部受寒和饭后剧烈活动；保持排便通畅。

（3）便秘的患儿应及时服用缓泻剂，以保持排便通畅。

（4）出院后若有腹痛、腹胀、停止排气、排便等不适，及时就诊。

第七节　先天性巨结肠

先天性巨结肠又称先天性无神经节细胞症或赫什朋病（HD），是直肠或结肠远端肠管持续痉挛，粪便淤滞在近端结肠而使该段肠管肥厚、扩张。本病是较常见的先天性肠道发育畸形，发病率为 1/5000~1/2000，男女比为（3~4):1，有遗传倾向。

【临床表现】

（1）胎粪排出延迟、顽固性便秘和腹胀

患儿生后 24~48 小时多无胎便或仅有少量胎便排出，生后 2~3 天出现腹胀、拒食、呕吐等急性低位性肠梗阻表现，以后逐渐出现顽固性便秘。患儿数日甚至 1~2 周以上排便 1 次，腹胀明显，可见肠型和蠕动波，经灌肠排出奇臭粪便和气体后症状好转，后又反复，严重者必须依赖灌肠才能排便。

（2）呕吐、营养不良、发育迟缓

由于功能性肠梗阻，可出现呕吐，量不多，呕吐物含少量胆汁，严重者可见粪液。由于腹胀、呕吐、便秘使患儿食欲下降，影响营养吸收致营养不良、发育迟缓。

（3）并发症

患儿常并发小肠结肠炎、肠穿孔及继发感染。

【辅助检查】

（1）X线检查

腹部平片多提示低位结肠梗阻，近端结肠扩张，盆腔无气体；钡剂灌肠检查可显示痉挛段及其上方的扩张肠管，排钡功能差。

（2）活体组织检查

取直肠黏膜或直肠壁肌层组织检查，多提示无神经节细胞。

（3）肌电图检查

可见低矮波形，频率低，不规则，峰波消失。

【治疗原则】

少部分慢性以及轻症患儿可选用灌肠等保守治疗；对于体重>3kg、全身情况较好者，尽早施行根治术，即切除无神经节细胞肠段和部分扩张结肠；对于新生儿，年龄稍大但全身情况较差，或并发小肠结肠炎的患儿，先行结肠造瘘术，待全身情况、肠梗阻及小肠结肠炎症状缓解后再行根治手术。施行根治术前应清洁灌肠，纠正脱水、电解质紊乱及酸碱平衡失调，加强支持疗法，改善全身状况。

【护理评估】

（1）术前评估

1）健康史：评估患儿的排便次数、性状等情况，第一次排胎粪时间；有无腹胀、拒乳、呕吐，及其发生的时间、程度；有无发生过腹泻或伴有发热、脱水，发生的时间和程度，促进排便常用的方法；喂养情况；生长发育情况。

2）身心情况

①身体方面：病情评估：检查患儿有无腹胀及其程度，有无肠型和蠕动波；测量患儿身长、体重、皮下脂肪厚度；评估患儿营养及体格发育情况。手术条件评估：评估患儿是否为手术的最佳年龄；评估患儿全身状况和营养情况，以确定患儿的手术风险；评估患儿是否存在手术禁忌的疾病。

②心理及社会方面：评估患儿有无因长时间不能排便、腹胀或排便困难而烦躁不安；有无因每次排便都需要帮助而产生不舒服的感觉。评估家长有无因患儿没有想象中的完美而失望；是否具备照顾患儿的知识和能力；家庭成员间的相互支持程度；家庭经济承受能力。

③体格检查：直肠指诊明确病变肠段的范围，直肠狭窄段的高度，方便结肠灌洗时肛管插入的方向及长度的选择。

（2）术后评估

1）术后监测患儿的生命体征，因患儿年龄小，容易引起心功能不全、呼吸困难、体温调节紊乱等。

2）评估患儿营养状况，术后营养不良可导致术后感染及伤口迟迟不能愈合。

3）评估术后排便及肛周皮肤情况，术后频繁排便处理不及时容易引起肛周皮肤破溃、伤口感染，影响疾病的恢复。

4）根治术后较易发生并发症，如小肠结肠炎、腹部切口裂开、继发感染等，严重的并发症可影响手术效果甚至导致病情恶化或死亡。

【护理诊断】

（1）便秘

与远端肠段痉挛、低位性肠梗阻有关。

（2）营养失调：低于机体需要量

与便秘、腹胀引起食欲减退有关。

（3）生长发育迟缓

与腹胀、呕吐、便秘使患儿食欲减退，影响营养物质吸收有关。

（4）知识缺乏

与家长缺乏疾病治疗及护理的相关知识有关。

【护理措施】

（1）术前护理

①清洁肠道、解除便秘：口服缓泻剂、润滑剂，帮助排便；使用开塞露、扩肛等刺激括约肌，诱发排便；部分患儿需用生理盐水进行清洁灌肠，每日1次，肛管插入深度要超过狭窄段肠管，忌用清水灌肠，以免发生水中毒。

②改善营养状况：对存在营养不良、低蛋白血症者应加强支持疗法。

③观察病情：特别注意有无小肠结肠炎的征象，如高热、腹泻、排出奇臭粪液，伴腹胀、脱水、电解质紊乱等，并作好术前准备。

④作好术前准备：清洁肠道；术前2天按医嘱口服抗生素，检查脏器功能并作相应处理。

（2）术后护理

①常规护理：禁食至肠蠕动功能恢复；胃肠减压防止腹胀；记尿量；更换伤口敷料以防感染；按医嘱应用抗生素。

②观察病情：观察体温、排便情况，如体温升高、排便次数增多，肛门处有脓液流出，直肠指检可扪及吻合口裂隙，表示盆腔感染；如术后仍有腹胀，并且无排气、排便，可能与病变肠段切除不彻底，或吻合口狭窄有关，均应及时报告医师进行处理。

【健康教育】

（1）术前	**（2）术后**
向家长说明选择治疗方法的目的，消除其心理负担，争取对治疗和护理的支持与配合。	指导家长术后 2 周左右开始每天扩肛 1 次，坚持 3~6 个月，同时训练排便习惯，以改善排便功能，如不能奏效，应进一步检查和处理；定期随诊，确定是否有吻合口狭窄。

第八节　先天性胆道闭锁

先天性胆道闭锁是先天性胆道发育障碍导致胆道梗阻，使黄疸进行性加重的一种新生儿疾病。也是以肝内外胆管闭锁和梗阻性黄疸为特点的小儿外科常见畸形，其发病率为 1/18000~1/5000。

【临床表现】

（1）黄疸

黄疸为本病特征性表现。一般出生时无黄疸，1~2 周出现，呈进行性加重，巩膜、皮肤由黄转为暗绿色，皮肤瘙痒严重，粪便逐渐成白色陶土样，尿色随黄疸加深而呈浓茶样。

（2）肝脾肿大

腹部逐渐膨隆，肝随病情发展而呈进行性肿大，质地由软变硬，2～3个月即可发展为胆汁性肝硬化及门静脉高压症。

（3）发育迟缓

未及时治疗者3个月后发育渐显迟缓，可维持8～12个月，终因营养不良、感染、门静脉高压、出血、肝衰竭、肝性脑病而死亡。

【辅助检查】

（1）实验室检查

肝功能不正常，黄疸指数通常高达50～200U，甚至更高，直接胆红素明显升高；碱性磷酸酶、γ-谷氨酰转肽酶亦可升高；凝血功能障碍。

（2）十二指肠插管引流不能收集到胆汁。

（3）影像学检查：胆管不能显影。

【治疗原则】

手术治疗是唯一有效方法。争取在出生后2个月进行，以避免发展为不可逆性肝硬化。

手术类型包括3型：Ⅰ型实行胆管重建术，Ⅱ型可行总肝管或胆总管与空肠Roux-en-Y吻合术，Ⅲ型争取行Kasai肝门空肠吻合术。肝移植适用于肝内肝外胆道完全闭锁、已发生肝硬化和施行Kasai手术后无效的患儿。

【护理评估】

（1）术前评估

1）健康史：了解妊娠史，有无羊水过多等。病儿出生情况，Apgar评分。发现畸形、症状及进展情况等。注意询问有无相关遗传史。

2）身体状况：①局部：患儿有无消化道症状和体征，如呕吐、腹胀、便秘、白陶土样大便等；②全身：患儿的生命体征，如有无发热、黄疸等表现；③辅助检查，包括特殊检查和能否耐受麻醉、手术的相关检查结果。

的危险性、手术后可能发生的并发症及预后的认知程度和心理承受能力；②家庭对手术治疗的经济承受能力。

（2）术后评估

1）康复情况：患儿生命体征是否稳定，术中放置的各种引流管引流是否正常，引流液量、颜色，切口愈合情况等。

2）消化道功能状况：术前症状和体征是否缓解和消失，排便情况是否正常。

3）心理和认知状况：家长对此病、康复知识的掌握程度和心理状况。

4）预后：根据患儿的全身状况、术中发现、手术方法、病理检验等，评估预后、并发症及康复程度和可能的再度手术等。

【护理诊断】

（1）营养失调：低于机体需要量

与肝功能受损有关。

（2）生长发育迟缓

与肝功能受损致消化吸收功能障碍有关。

（3）疼痛	**（4）有感染的危险**
与胆管扩张胰胆液反流有关。	与肝功能受损致机体抵抗力下降有关。

【护理措施】

（1）术前护理

1）改善营养状况：由于肝功能受损，术前应积极纠正贫血、低蛋白血症、电解质及酸碱平衡紊乱。按医嘱静脉输注清蛋白、全血、血浆、脂肪乳或氨基酸以改善患儿营养状况及贫血。

2）做好肠道术前准备。

3）心理护理：向家长介绍预后及手术的必要性，使其对患儿的疾病及病情有所了解，增强对手术的信心，并能积极配合疾病的治疗和病情的观察。

（2）术后护理

1）常规护理：监测生命体征，麻醉清醒后即取头高位或半卧位。

2）保持引流通畅：①适当约束患儿，妥善固定导管，严防脱出；②妥善连接导管与各型引流收集器具，维持其重力引流或负压引流状态；③观察并记录引流液量和性状，若有异常，应立即联系医师；④保持导管通畅，必要时按无菌原则疏通管腔；⑤如果发生导管脱出，应立即报告医师，不可试行重新置入，防止损伤吻合口或脏器，导致出血、感染或吻合口瘘；⑥加强导管周围皮肤护理，可涂氧化锌软膏，及时更换敷料；⑦拔除导管时间须待组织愈合，或在体腔内导管周围形成纤维包绕，或经造影检查确定。

3）饮食护理：术后应尽早恢复母乳喂养。指导产妇定时哺乳或挤出奶汁喂养婴儿，是保证母婴健康的最佳选择。对贫血、低蛋白血症或术后并发胆瘘、肠瘘等患儿，应给予静脉补液，或短期内实施胃肠外营养支持。

4）并发症护理：胆瘘及腹部切口裂开是术后主要的并发症，术后腹胀导致腹内压过高是切口裂开的直接原因，多发生在术后3~7天。患儿突然哭闹不安，腹肌紧张并有压痛，切口有胃肠液、胆汁样液溢出，应警惕胆瘘、肠瘘，并立即报告医师。持续胃管、肛管减压，能促进肠蠕动尽早恢复；腹带保护等是减轻腹胀，防止切口裂开的有效方法。

5）心理护理：给家长以心理上支持，鼓励家长参与护理过程。治疗和护理按计划按时集中进行，保证患儿充分的睡眠。

【健康教育】

（1）加强对家长的卫生知识宣教，使新生儿消化道畸形能在哺乳期尽早发现，获早期诊治。

（2）教会家长对术后患儿的生活护理，包括体位、哺乳方法、保温及异常征象如精神萎靡、食欲缺乏等的判断，掌握健康育婴知识。

（3）继续给家长以心理支持，定期家访或复诊，患儿若有异常能随时就诊。

（4）嘱家长除了注意食物的选择外，还应坚持护肝治疗和随诊。让家长掌握服药的方法，让患儿按时按量坚持服用护肝药；要求家长定时带患儿回医院复诊，跟踪治疗。如患儿出现腹痛、呕吐出血性物、排黑粪，甚至脸色苍白、四肢湿冷等，应尽快到医院就诊。

第九节 先天性胆管扩张症

先天性胆管扩张症（CBD）又称胆总管囊肿，是小儿较常见的胆道畸形，婴幼儿胆总管扩张超过 5mm 即可诊断此病。此病分为囊肿型和梭状型两种，是胆总管和胰管连接部发育异常导致的先天畸形，胆总管以直角进入胰管，距乏特壶腹乳头 20~35mm。胰管内压力高于胆总管压力时，胰液可反流入胆总管破坏管壁的弹性纤维，使管壁失去弹性而发生扩张，本病癌变率随年龄增长而增加，故本病应早期诊断，早期治疗为宜，男女比例为 1:（3~4）。

【临床表现】

典型临床表现为腹痛、黄疸和腹部肿块 3 个基本症状，呈间歇性发作。

（1）腹痛

以右上腹多见，多为钝痛，严重者出现绞痛，间歇性发作，患儿常屈膝俯卧位。

（2）黄疸

轻者临床上可无黄疸，重者腹痛、发热后出现黄疸，多呈间歇性发生，严重者粪便变灰白，尿色赤黄。

（3）腹部肿块

约 80% 年长患儿的右上腹可触及表面光滑的囊性肿块。腹痛发作并发感染、黄疸时，肿块可增大且有压痛；症状缓解后肿块可缩小。

（4）其他

合并急性感染时可有畏寒、发热等表现。晚期可出现胆汁性肝硬化和门脉高压的临床表现。

【辅助检查】

（1）生化检查及血淀粉酶测定

在腹痛发作时应将其列为常规检查，有助于诊断。可提示本症有伴发胰腺炎的可能。或提示有胰胆管异常合流，反流入胆管的高浓度胰淀粉酶经毛细胆管直接进入血液而致高胰淀粉酶血症。同时测定总胆红素、5-核苷酸酶、碱性磷酸酶、转氨酶等值均升高，缓解期都恢复正常。长期病程者则有肝细胞损害，无症状者上述指标大多正常。

（2）B 型超声检查

显像具有直视、追踪及动态观察等优点。如胆道梗阻而扩张时，能正确地查出液性内容的所在部位和范围，胆管扩张的程度和长度，其诊断正确率可达 94% 以上。应作为常规检查的诊断方法。

（3）其他影像检查

经皮肝穿刺胆道造影（PTC）、经内镜逆行胰胆管造影（ERCP）、术中胆道造影对 CBD 的诊断和治疗有一定价值。

【治疗原则】

本病一经确诊应及早手术，完全囊肿切除术和胆肠 Roux-en-Y 吻合术是主要手术方法。对于并发严重感染或穿孔等病情危重者，可先行囊肿造瘘外引流术，待感染控制、全身情况改善后再行胆道重建术。如肝内胆管扩张病变累及全肝或已并发肝硬化，考虑施行肝移植手术。

【护理评估】

（1）健康史

评估患儿皮肤黄染程度，粪便及尿的颜色和性状；评估患儿有无中、上腹痛，发热，恶心，呕吐等。

（2）身体状况

评估全身营养，进食，精神情况以及腹痛性质、部位和持续时间。

（3）心理-社会支持情况

多与患儿交谈，抚摸患儿，分散其注意力，增加其对疼痛的耐受力。

【护理诊断】

（1）营养失调：低于机体需要量

与肝功能受损有关。

(2) 生长发育迟缓

与肝功能受损致消化吸收功能障碍有关。

(3) 疼痛

与胆管扩张胰胆液反流有关。

(4) 有感染的危险

与肝功能受损致机体抵抗力下降有关。

【护理措施】

(1) 术前护理

①按小儿外科疾病术前护理常规护理。

②全面评估患者：包括健康史及其相关因素、身体状况、生命体征，以及神志、精神状态、行动能力等。

③心理护理：与患儿进行必要的交流和沟通，争取较好地配合手术及护理。家长对患儿手术、麻醉安全性、术后并发症及康复期盼值较高，表现出较患儿更为突出的焦虑、不安甚至恐惧，因此同时应做好家长的心理护理。

④嘱患儿休息，避免患儿剧烈哭闹。遵医嘱合理使用抗生素，预防呼吸道及其他部位的感染。

⑤预防患儿感冒和咳嗽。

⑥饮食护理：加强营养，给予高糖、高蛋白、高维生素、低脂肪饮食。

(2) 术后护理

①按小儿外科一般护理常规及全麻手术后护理常规护理。

②严密观察患者生命体征的变化，麻醉未完全清醒的患儿，采取平卧位，头偏向一侧，肩部垫薄枕，防止呕吐物误吸，给予吸氧和心电监护。

③对症处理：如出现腹痛，应报告医师给予热水袋热敷或解痉镇痛药。有严重肝损害者禁用吗啡或巴比妥类药物。注意观察体温变化，高热者应注意有无上行胆道感染。

④引流管、引流液的观察和护理：麻醉未清醒前约束患儿四肢，以

免将引流管拔出。保持管道通畅，妥善固定，勿打折、扭曲，密切观察引流液的量、颜色、性状，并详细记录。每日更换引流袋，并严格无菌操作，翻身及下床活动时注意引流袋不可高于管口，防止逆流。

⑤术后基础护理：保持口腔清洁，鼓励患儿进行有效的咳嗽排痰，定时翻身，拍背、温水擦身，并更换被套、床单、衣裤，加强病区空气消毒。

⑥伤口护理：保持伤口清洁干燥，观察有无渗血、渗液，敷料污染及时更换。

【健康教育】

（1）嘱家长给予患儿合理膳食，饮食应低脂、高蛋白、高维生素、易消化，忌油炸、油腻饮食，术后3个月内少量多餐。

（2）嘱患儿出院后1个月避免大量活动。

（3）术后1个月定时门诊随访，行B超、肝功能检查。

（4）如有腹痛、发热、黄疸、呕吐等不适症状及时就医。

（5）对行囊肿外引流术带管出院者，教会家长更换和固定引流袋的方法和注意事项；讲解口服引流出的胆汁的重要性及方法；告知家长若出现引流管堵塞、伤口局部红肿热痛、腹痛和黄疸加重、发热等症状应及时就诊；告知家长引流术后3~6个月，肝功能恢复正常后再行囊肿切除术。

第十节　先天性肥厚性幽门狭窄

先天性肥厚性幽门狭窄是由于新生儿幽门环肌肥厚增生，幽门管狭窄导致的机械性梗阻。为新生儿期常见的消化道疾病，位居消化道畸形的第3位。其特点为无胆汁性喷射状呕吐、胃蠕动波及右上腹肿块。本病第1胎多见，男性多见，男女发病率之比约为5:1，患儿多为足月儿，未成熟儿较少见。

【临床表现】

（1）呕吐

呕吐系早期突出症状，多在出生后 2~3 周出现，逐渐加重，于喂奶后数分钟发生，呈喷射状，内含奶块，但无胆汁。少数患儿因呕吐频繁使胃黏膜毛细血管破裂出血，呕吐物可含有咖啡样物或带血液。呕吐严重者则发生水和电解质紊乱、营养不良等。

（2）胃蠕动波

在进食后不久即出现，从左上腹肋缘下向右上腹移动，呕吐后消失。

（3）腹部包块

多数病例在右上腹肋缘下与右腹直肌之间可触诊枣核或橄榄大小肿物。

（4）高间接胆红素血症

葡萄糖醛酸转移酶受抑制或胆红素肠肝循环增多所致。

（5）脱水及电解质、酸碱平衡紊乱

（6）营养不良

【辅助检查】

（1）X 线检查

腹部平片立位时可见胃扩张，钡餐通过幽门障碍，幽门管细长狭窄，胃排空延迟。

（2）超声波检查

幽门环肌肥厚≥4mm，幽门管长≥17mm，幽门直径≥13mm。

（3）内镜检查

可见幽门管呈菜花样狭窄，内镜不能通过幽门管，有胃潴留，确诊率97%。

【治疗原则】

（1）一般治疗

对呕吐严重者应及早补液，防止水与电解质紊乱。防治感染，使用稠厚乳液或试用鼻十二指肠管喂养补充营养。抗痉治疗，在喂奶前30分钟口服1:1000阿托品溶液，每剂自1滴递加至2~6滴，直至皮肤发红为止，应注意不良反应的发生。

（2）手术治疗

一经确诊应及早手术，疗效较佳。小儿外科至今仍采用开腹幽门环肌切开术为标准术式。

【护理评估】

评估是否有家族史，营养状况，呕吐的程度，了解患儿的尿便情况等。

【护理诊断】

（1）营养失调：低于机体需要量

与呕吐、摄入不足有关。

（2）潜在并发症

腐蚀性皮炎、吸入性肺炎、窒息等。

（3）焦虑（家长）

与家长对手术效果不确定、担忧患儿健康状况有关。

【护理措施】

（1）生活护理

患儿为新生儿或小婴儿，无自理能力，呕吐时易造成误吸，所以取头高足低位，头偏向一侧，以免发生误吸和窒息。呕吐发生后要及时清洁患儿的床单及患儿皮肤，以免呕吐物刺激引起皮肤炎症。观察呕吐并记录呕吐物、尿便的数量及性状，准确记录每天的体重变化。

（2）心理护理

首先创造一个愉悦、优美、安全的住院环境，向患儿家长询问患儿的心理状态及生活习惯，准备喜欢的玩具，态度亲切、表情可爱并进行适当的抚触治疗。

（3）治疗配合

术前禁食、胃肠减压，减少呕吐的发生，避免误吸和窒息的发生。术后监测生命体征，术后8小时可以试喂少量糖水，如无呕吐，次日开始喂奶，无呕吐发生可以逐渐增加奶量。喂奶时应抱起患儿或抬高床头，右侧卧位，喂奶后要轻拍背部排气。治疗和护理操作应集中在喂奶前进行。术后若有呕吐，可能为幽门黏膜水肿所致，适当控制饮食，采用少量多次喂奶，待患儿恢复正常后增加喂奶量和次数。保持伤口干燥。

【健康教育】

（1）告知家长，患儿手术痊愈后一般活动量及运动形式与同龄儿童相同。

（2）向家长说明初期喂奶后可有少量呕吐，数日后逐渐停止。如术后1周仍有频繁呕吐，应除外术后胃扭转，可先试行抬高上半身右侧卧位，如无好转应进一步检查。

（3）告知家长小儿每次喂奶后、呕吐时应注意保持右侧卧位，及时清除口腔内呕吐物，清理被污染的衣物、被褥等，保持舒适。

第十一节　急性胰腺炎

小儿急性胰腺炎是各种病因导致胰腺消化酶在胰腺内被激活，产生胰腺组织自身消化、水肿、出血甚至坏死的炎症反应。大多数小儿急性胰腺炎病程较短，有自限性，症状很快会缓解，没有成人严重，转为慢性胰腺炎者少见，但仍有少数病例病势凶险，迅速发展为胰腺坏死，甚至导致多器官功能障碍综合征，临床上应引起重视。

【临床表现】

（1）腹痛

腹痛是本病最主要的表现。多突然发作，程度轻重不一，呈持续性阵发性加剧。腹痛位于中上腹。可向背部放射。急性坏死性胰腺炎由于渗液扩散到腹腔，腹痛可弥漫至全腹。

（2）恶心、呕吐

常在进食后发生。呕吐频繁，呕吐物常为胃内容物，严重者含胆汁或血样物。

（3）其他症状

可有发热，重症者可出现休克。
①腹胀：上腹部胀痛明显，腹膜炎导致肠麻痹时可出现全腹膨隆。
②黄疸：最易发生于胆源性胰腺炎之后，但在小儿较少见。

【辅助检查】

（1）淀粉酶测定

血清淀粉酶在发病3小时后即可升高并逐渐上升，24~48小时达高峰后逐渐下降，尿淀粉酶上升、下降均较血清淀粉酶迟缓。

（2）影像学检查

水肿型胰腺炎 B 超、CT 显示胰腺明显增大。

（3）腹腔穿刺

可抽到血性或混有脂肪的液体。

【治疗原则】

尽量通过禁食、胃肠减压及应用酶的抑制剂等减少胰腺酶的分泌，从而停止胰腺的自身消化。同时防止继发感染；缓解疼痛；纠正水、电解质紊乱；维持主要脏器功能。

【护理评估】

（1）术前评估

1）健康史和相关因素：评估患儿的饮食习惯，有无嗜油腻饮食习惯。发病前有无暴饮暴食，既往有无胆道疾病和慢性胰腺炎史。

2）身体状况：①局部：腹痛的性质、程度、时间及部位。呕吐次数、呕吐物性状及数量；腹胀程度，有无腹膜刺激征、移动性浊音。②全身：评估患儿的生命体征，注意有无呼吸增快、呼吸音减弱、发绀等急性呼吸窘迫综合征（ARDS）征象；通过评估意识状态，皮肤黏膜色泽，皮肤温度、尿量，判断有无休克发生。

（2）术后评估

1）身体状况：评估腹部症状和体征，有无伤口渗血、渗液。各种引流是否有效，引流液是否正常。全身营养状况是否得以维持。辅助检查结果是否恢复正常。是否继发感染、出血，有无多器官功能障碍；后期有无胰瘘、肠瘘等并发症。

2）心理和社会支持情况：患儿及家属对长期接受治疗的心理反应，对有关胰腺炎复发饮食及出院康复知识的掌握程度。

【护理诊断】

（1）疼痛

与胰腺炎性反应有关。

（2）营养失调：低于机体需要量

与呕吐、禁食有关。

（3）潜在并发症

急性呼吸窘迫综合征、感染、出血、胰瘘、肠瘘等。

（4）知识缺乏

与家长缺乏疾病防治及康复相关知识有关。

（5）焦虑（家长）

与病情重、住院时间长有关。

【护理措施】

（1）一般护理

①饮食护理：严格禁食禁饮是治疗小儿急性胰腺炎的必要措施之一，禁食期间做好口腔护理。待血、尿淀粉酶降至正常、腹痛消失后开始进食少量以碳水化合物为主的流食如米汤、藕粉等；若患儿无恶心、呕吐则逐渐过渡到含蛋白质较高的食物如豆浆、脱脂奶。

②心理护理：胰腺炎患儿住院时间相对较长，护士应鼓励患儿表达内心的感受，了解其心理活动。鼓励家长多守候在患儿身旁，爱抚关心患儿，同时多与家长沟通，做好解释工作，使家长情绪稳定。

（2）重点护理

①患儿剧烈疼痛辗转不安时，应注意安全，必要时加用床档，防止坠床。

②禁食和胃肠减压使胰腺分泌减少到最低限度，避免和改善胃肠胀气并保持管道通畅。

③使用静脉留置针，保证静脉输液通畅。按医嘱准确及时应用抗生素，按一定顺序、比例、速度输入静脉营养液。应用施他宁时及时检查输液泵性能，经常巡视输液情况，确保 24 小时持续用药。

④及时了解血糖、血钙、淀粉酶、肝肾功能、血气分析及电解质动态变化。记录出入液量，为治疗提供依据。

（3）治疗过程中可能出现的情况及应急措施

①密切观察病情变化，及时发现异常并积极处理。监测血压、心率、血氧饱和度变化，观察患儿意识、面色、体温、皮肤温湿度情况，及时发现早期休克症状和体征。

②观察腹痛的性质、范围、持续时间，应用镇痛解痉药后的疗效。

③观察全身症状是否好转如反应、体温等。

④观察引流情况及有无并发症：使用胃肠减压时应观察引流液的颜色、性状及量。注意观察患者有无出血倾向如脉速、出冷汗、血压下降等休克表现及患者有无腹胀。肠麻痹、脱水等症状，发现异常及时报告医师。

【健康教育】

（1）向家长介绍本病的基础知识及护理知识。

（2）饮食管理：责任护士应反复向患儿及家长宣教禁食、禁饮的重要性，取得患儿及家长的配合。请家长配合清理床头柜的食物，不要在患儿面前进餐或谈论有关美食的话题，以免小儿偷吃食物引起反射性的消化液分泌而加重病情，延长病程。

（3）指导患儿缓解疼痛的方法，腹痛时予屈膝侧卧位或半卧位，分散患儿注意力，多与患儿交谈、讲故事等。

第十二节 脾 损 伤

脾是一个含血丰富并最容易受损伤的腹腔内实质性脏器。脾膜张力高，脾被膜薄，组织脆弱，而且小儿腹壁薄弱，抵御能力差，因此轻度外力就能引起脾损伤。根据脾破裂部位及范围可分为：中央型破裂（脾实质深部）、被膜下破裂（脾实质周边部）和真性破裂（破损累及被膜）。以真性破裂多见。

【临床表现】

主要表现为腹腔内出血和出血性休克。脾损伤后先有腹痛，继之腹胀、全腹压痛、反跳痛。若继续大量出血，很快发生出血性休克，临床表现为口渴、面色苍白、烦躁不安，脉快细弱、血压下降，甚至出现昏厥。

【辅助检查】

(1) 实验室检查

①血常规检查会出现白细胞计数增多，血红蛋白含量下降。

②血清胰淀粉酶测定，如果损伤胰腺，血清淀粉酶会升高。

③腹腔穿刺液送涂片检查，可抽出不凝红色液体。

(2) B超检查显示脾不完整

(3) 腹腔诊断性穿刺抽出不凝血

【治疗原则】

(1) 非手术治疗

应卧床休息，行镇静、禁食、补液、止血、抗炎等综合处理，密切观察病情变化，做好术前准备。生命体征稳定又无空腔脏器破裂者，可先行非手术治疗，如腹腔内有大量出血或经输血不能维持生命体征者，应在积极抗休克治疗的同时进行手术止血。

(2) 手术治疗

抢救生命第一，保留脾第二，年龄越小越倾向于保脾手术，保留的脾必须具备功能，防止内出血、防止腹腔感染和修复损伤脏器。

【护理评估】

(1) 健康史

包括受伤的时间、地点、致伤源及致伤条件、伤情、受伤至就诊之间的病情变化及就诊前的急救措施等。

(2) 身体状况

①局部：腹痛的程度与性质，有无恶心、呕吐；腹部压痛、反跳痛和肌紧张的程度和范围；腹部有无移动性浊音，肝浊音界有无缩小或消失；肠蠕动有无减弱或消失。

②全身：生命体征的变化，有无面色苍白、出冷汗、脉搏细弱、血压不稳等休克的征象；通过全面的体格检查判断有无合并胸部、颅脑、四肢及其他部位损伤。

（3）心理-社会支持情况

脾破裂大多在意外情况下突然发生腹部损伤所致，加之伤口、出血以及对预后的担忧，患儿及家长多表现为紧张、焦虑和恐惧。评估患儿和家长对损伤后治疗和可能发生的并发症的了解程度和心理、经济承受能力。

【护理诊断】

（1）急性疼痛	（2）组织灌流量减少
与脾损伤出血有关。	与脾破裂大出血有关。
（3）潜在并发症	（4）恐惧、焦虑
低血容量性休克、腹腔感染。	与病情凶险、担心预后有关。

【护理措施】

（1）术前护理

①按小儿外科疾病术前护理常规。

②严密观察和评估患儿生命体征及神志、精神状态，遵医嘱给予多功能心电监护。

③注意保暖，迅速建立双通道静脉补液，遵医嘱及时输液，必要时输血以纠正血容量不足，合理使用抗生素及止血药。

④非手术治疗期间避免使用吗啡等强镇痛药，以免掩盖病情，延误治疗时机。

⑤注意观察患儿腹部体征，疼痛范围是否扩大，监测血常规，复查B超。

⑥休息与体位：绝对卧床休息，避免过多搬运患儿，休克患儿应保持平卧位；若病情平稳，可取半卧位。

⑦饮食与营养：需急诊手术腹部压痛未减轻的患儿应禁食水、胃肠减压、静脉补充营养，肠蠕动恢复、无腹痛时，可遵医嘱进食。

⑧完善术前准备，卫生整理。

（2）术后护理

①按小儿外科一般护理常规及全麻手术后护理常规。

②严密观察患儿生命体征的变化：术后密切监测生命体征的变化，经常巡视患儿，倾听主诉，注意腹部体征的变化，观察有无膈下或盆腔脓肿的表现，及时发现异常，通知医师，配合处理。对危重患儿尤应注意循环、呼吸、肾功能的监测和维护。

③体位：患儿手术毕，回病房后，给予平卧位。全麻未清醒者头偏向一侧，注意呕吐情况，保持呼吸道通畅。

④禁食、胃肠减压：术后继续胃肠减压、禁食，肠蠕动恢复后，拔除胃管，逐步恢复经口饮食。禁食期间做好口腔护理。

⑤补液、给药和营养支持：根据医嘱，合理补充水、电解质和维生素，必要时输新鲜血、血浆，维持水、电解质、酸碱平衡。术后继续应用有效抗生素，进一步控制腹腔内感染。

⑥切口和引流管护理：观察切口敷料有无渗血、渗液。正确连接各引流装置，有多根腹腔引流管时，贴上标签标明各管位置，以免混淆。观察腹腔引流情况，对负压引流者及时调整负压。妥善固定引流管，防止脱出或受压；记录引流液的量、颜色、性状，经常挤捏引流管以防血块或脓痂堵塞，保持腹腔引流管通畅，预防腹腔内残余感染。

⑦做好大静脉插管的护理：严格执行无菌操作，定时更换大静脉贴膜，检查外露长度，输液前检查回血情况。

【健康教育】

（1）合理饮食少食多餐，进食易消化饮食。

（2）一旦发生腹部损伤，无论轻重，都应经专业医务人员检查，以免贻误诊治。

（3）注意适当休息，加强锻炼，增加营养，促进康复。若有腹胀、腹痛、肛门停止排气排便等不适，应及时到医院就医。

第四章　呼吸系统疾病患儿的护理

第一节　急性上呼吸道感染

急性上呼吸道感染（AURI）简称上感，俗称"感冒"，主要是指鼻、咽和喉部的急性感染，是儿童最常见的疾病。上呼吸道感染可发生很多并发症，其中最严重的是肺炎。本病一年四季均可发生，以冬春季节及气候骤变时多见。多为散发，偶见流行，主要由空气飞沫传播。多为病毒感染，病后免疫力不足，可反复患病。

【临床表现】

（1）症状	（2）体征
轻症主要是呼吸道的局部症状，表现为打喷嚏、流涕、鼻塞、咽部不适和咳嗽等，小婴儿鼻塞较重，引起烦躁、拒乳和张口呼吸。重症可有发热，持续1~2天或10余天，幼儿在起病后1~2天可因高热而惊厥。在高热时精神萎靡，烦躁不安，食欲减退，伴有腹痛、呕吐。儿童诉头痛、头晕、乏力等。	可见后枕部淋巴结稍大，睑结膜充血，咽部充血，扁桃体充血，肿大，有时有渗出物，常呈白色点状等。

【辅助检查】

血常规检查如白细胞及中性粒细胞不增多可能是病毒感染，白细胞增多可能是细菌感染。

【治疗原则】

（1）一般治疗

休息、多饮水；注意呼吸道隔离。

（2）病因治疗

抗病毒药物常用利巴韦林，也可使用板蓝根冲剂、大青叶等中药治疗。如病情严重，继发细菌感染或发生并发症者可选用抗菌药物（如青霉素等）。链球菌感染或既往有肾炎或风湿热病史者，应用青霉素或红霉素 7~14 天。

（3）对症治疗

高热者给予物理降温或药物降温；高热惊厥者给予镇静、止惊处理；咽痛者给含服润喉片。

【护理评估】

（1）健康史

询问患儿发病前有无受寒或当地有类似的疾病流行；是否有佝偻病、营养不良、先天性心脏病、贫血病史；有无反复上呼吸道感染史。

（2）身体状况

评估患儿是否有鼻塞、流涕、打喷嚏、流泪、咽部发痒不适、咽痛、轻咳、声音嘶哑等；婴幼儿有无高热或低热及消化道症状；是否伴有中耳炎、喉炎、支气管炎、肺炎等并发症。

（3）心理-社会状况

家长在患儿起病初多不重视，当患儿出现高热等严重表现后，因担心病情恶化而产生焦虑、抱怨情况。另外，有些上呼吸道感染与当地空气污染及被动吸烟有关，还应做好社区卫生状况的评估。

【护理诊断】

（1）舒适度的改变

与咽痛、鼻塞等有关。

（2）体温过高

与上呼吸道感染有关。

（3）潜在并发症

中耳炎、心肌炎、肾炎。

【护理措施】

（1）生活护理

发热期应卧床休息，室内空气清新流通（避免患儿直接吹风），保持室内温度 18~22℃，相对湿度 50%~60%，鼓励患儿少量多次饮水或喝果汁，给予高热量、高蛋白、高维生素、易消化的清淡饮食。婴幼儿鼻塞影响吃奶和睡眠者，可在喂哺前 15 分钟或睡前清理鼻腔分泌物，之后用 0.5% 麻黄碱滴鼻。

（2）发热护理

定时测量温度，当体温超过 38.5℃时，给予温水擦浴、用冰枕或冷毛巾湿敷前额，亦可执行医嘱给予解热镇痛药，同时注意手足的保暖；及时更换汗湿的衣服，保持皮肤清洁。

（3）监测病情

密切观察病情，如发现患儿出现兴奋、极度烦躁、易激怒、惊跳等惊厥先兆时，应紧急处理；应让患儿平卧，保持呼吸道通畅，减少刺激，发作停止后给予降温处理。严密监测病情变化，如出现高热持续不退或退而复升、耳痛或外耳流脓、颈淋巴结肿大、吞咽困难、咳嗽加重、呼吸困难等，常提示可能出现并发症。

（4）心理护理

向家长解释发热是机体的一种保护性反应，短时间的发热不会对患儿造成伤害，但应及时采取降温措施以防高热惊厥，尤其是曾经发生过高热惊厥的患儿。多数高热惊厥常发生在急性上呼吸道感染的初期，一次病程一般只发生一次，且不会影响患儿的神经系统功能，以消除家长的焦虑和担忧。

（5）用药护理

应用麻黄碱滴鼻时患儿头部稍仰并稍偏向一侧，维持头低位 1~2 分钟，以免药物直接流入咽喉而被吞下。麻黄碱不能使用过频，时间不宜超过 3~4 天，以免引起快速耐受使药物作用减弱或造成黏膜损伤。

【健康教育】

（1）指导家长加强患儿体格锻炼，增强抵抗力。

（2）合理喂养，积极防治佝偻病、贫血、营养不良等疾病。

（3）根据气温变化及时增减衣被，避免受寒。

（4）告知家长在上感高发期内避免患儿到人多的公共场合。

（5）指导家长，在患儿上感期间，加强通风换气，可给小儿口服清开灵制剂、双黄连口服液等，以提高其机体抵抗力。

（6）若小儿已患上感，应与其他儿童隔离，以免传染他人。

第二节 急性感染性喉炎

急性感染性喉炎是病毒或细菌等引起的喉部黏膜的急性炎症，多见于 5 岁以下儿童，冬、春季发病较多。由于小儿喉腔狭小，黏膜下血管淋巴组织丰富，声门下组织疏松等解剖特点，患儿易出现犬吠样咳嗽、声音嘶哑、吸气性喉鸣伴呼吸困难，严重时出现喉梗阻症状，若处理不及时，可危及生命。

【临床表现】

（1）发热

患儿可有不同程度的发热，严重时体温可高达 40℃ 以上并伴有中毒症状。

（2）咳嗽

轻者为刺激性咳嗽，伴有声音嘶哑，较重的有犬吠样咳嗽。

（3）喉梗阻症状

呈吸气性喉鸣、三凹征，重者迅速出现烦躁不安、吸气性呼吸困难、颜面青紫、心率加快等缺氧症状。

（4）咽部充血，肺部无湿性啰音

直接喉镜检查可见黏膜充血肿胀，声门下黏膜呈梭状肿胀，黏膜表面有时附有黏稠性分泌物。

【辅助检查】

间接喉镜检查可见喉黏膜充血、肿胀，声带亦充血呈红色，上有扩张血管，声门常附有黏脓性分泌物，声门下黏膜肿胀，向中间突出而成一狭窄腔。

【治疗原则】

（1）保持呼吸道通畅

糖皮质激素雾化吸入，消除黏膜水肿。最重要的治疗措施是让声带休息，由于发音造成的双侧声带运动、互相摩擦引起的声带水肿，应尽量减少发声次数及发声强度。

（2）控制感染

细菌感染性炎症给予敏感抗生素。

（3）糖皮质激素

可减轻喉头水肿，缓解症状。轻者口服泼尼松，严重者可用地塞米松或氢化可的松。

（4）对症治疗

缺氧者予以吸氧；烦躁不安者可用异丙嗪镇静，异丙嗪除镇静外还有减轻喉头水肿的作用；痰多者可选用祛痰剂。

（5）气管切开术

经上述处理后仍有Ⅲ度以上喉梗阻者，应立即进行气管切开术。

【护理评估】

（1）健康史

询问患儿近几日有无受寒、上呼吸道感染，有无喉炎病史，评估患儿有无营养不良。

（2）身体状况

评估患儿有无呼吸困难，有无面色、意识状态的改变，注意患儿咳嗽的声调。

（3）心理-社会状况

患儿及家长因病情发展快、呼吸困难而焦虑、恐惧，应告知其治疗方法以及预后。

【护理诊断】

（1）低效性呼吸型态

与喉头水肿有关。

（2）有窒息的危险

与喉梗阻有关。

（3）体温过高

与感染有关。

【护理措施】

（1）休息

保持室内空气新鲜，温湿度适宜，置患儿于舒适体位；保持安静，减少刺激。保证营养和水分，耐心喂养，避免呛咳，必要时行静脉补液。

（2）保持呼吸道通畅

改善呼吸功能，必要时及时吸氧，给予雾化吸入。

（3）观察病情变化	（4）用药护理
观察患儿的呼吸、心率、精神状态、呼吸困难的程度，做好气管切开的准备。	遵医嘱给予糖皮质激素和抗生素等观察用药效果及不良反应。

【健康教育】

（1）加强户外活动，增强体质，提高抗病能力。	（2）注意气候变化，及时增减衣服，避免受凉。在上呼吸道感染流行期间，尽量减少外出，以防感染。适当吃水果、干果。

第三节　急性支气管炎

急性支气管炎是上感蔓延到支气管黏膜的炎症。其病原体除与上感相同外，常有继发性细菌感染，或为流感、百日咳、麻疹等急性传染病的并发症。年龄小、体质差的儿童容易患病。病原体为各种病毒、细菌或病毒及细菌的混合感染。凡能引起上呼吸道感染的病原体皆可引起支气管炎。特异性体质、免疫功能失调、营养失调、佝偻病、慢性鼻窦炎等患儿易反复发生支气管炎。气候变化、空气污染、化学因素的刺激也为本病的发病因素。

【临床表现】

可有发热，咳嗽为主要症状，婴幼儿如患哮喘性支气管炎，可见哮喘、呼气性呼吸困难、鼻翼扇动、口唇发绀、烦躁、睡眠不安等，听诊时发现呼气延长、呼吸音减弱以及大量哮鸣音等。

【辅助检查】

（1）胸片X线检查	（2）血常规检查
可见肺纹理增粗。	白细胞计数正常或轻度升高，合并细菌感染时，可明显升高。

【治疗原则】

（1）祛痰、止咳

可口服止咳糖浆、祛痰药，一般不用镇咳药，以免抑制其自然排痰。

（2）止喘

有哮喘症状者可口服氨茶碱止喘，有烦躁不安时可与镇静药合用。

（3）控制感染

患儿有发热、痰多而黄，考虑为细菌感染时，应使用抗生素，如青霉素类、大环内酯类等。

【护理评估】

（1）健康史

评估患儿是否有上呼吸道感染病史，是否有营养不良、佝偻病、鼻窦炎等病史，是否反复发生支气管炎。

（2）身体状况

评估患儿有无发热、咳嗽、咳痰情况，注意肺部呼吸音变化，有无干湿啰音。

（3）心理-社会状况

评估家长对患儿疾病的重视程度及当地的环境卫生、空气污染情况，家长有无焦急、抱怨的心理。

【护理诊断】

（1）体温过高

与病毒或细菌感染有关。

（2）清理呼吸道无效

与痰液黏稠不易咳出有关。

【护理措施】

（1）环境与休息

保持室内空气新鲜，温度适宜。维持室内相对湿度在60%左右，以湿化空气，稀释分泌物，有利于痰液咳出。患儿应减少活动，注意休息，避免剧烈的活动，防止咳嗽加重。

（2）饮食护理

给予营养丰富、易消化的饮食，少量多餐，以免因咳嗽引起呕吐。鼓励患儿多饮水，使痰液稀释易于咳出。

（3）病情观察

观察生命体征的变化，观察咳嗽、咳痰情况。

患儿若出现呼吸困难、发绀，应给予氧气吸入。

（4）对症护理

①发热护理：低热不需特殊处理，体温在 38.5℃ 以上时应采取物理降温或药物降温措施，防止发生惊厥。遵医嘱给予抗生素或抗病毒药。

②保持呼吸道通畅：指导并鼓励患儿有效咳嗽；对咳嗽无力的患儿，宜经常更换体位，拍背，促使呼吸道分泌物的排出，促进炎症消散；也可采用超声雾化吸入或蒸气吸入；如果分泌物多影响呼吸时，可用吸引器及时吸出痰液。

③保持口腔卫生，以增加舒适感，增进食欲。

【健康教育】

（1）加强营养，增强体质。积极开展户外活动，进行体格锻炼，增强机体对气温变化适应能力。

（2）积极预防营养不良、佝偻病、贫血和各种传染病，按时预防接种，增强机体的免疫力。

第四节　支气管肺炎

支气管肺炎是婴幼儿的常见病，最常见于 1 岁以下的婴儿，特别是患有营养不良、佝偻病和先天性心脏病时发病率高，病情严重且易迁延，病死率也较高。多为细菌感染，常见细菌为肺炎链球菌，其次为链球菌、流感杆菌、金黄色葡萄球菌及大肠埃希菌等。病毒感染引起的支气管肺炎也常见，常见病毒有腺病毒、呼吸道合胞病毒、流感和副流感病毒等。婴幼儿由于机体免疫机制不够成熟，对病原体不易局限于某一叶，因此多发生支气管肺炎。

【临床表现】

发热、咳嗽、喘憋为肺炎的 3 大症状，可伴有精神萎靡、食欲缺乏、呕吐或腹泻以及烦躁不安，口唇发炎、鼻翼扇动和三凹征等。

【辅助检查】

（1）胸片 X 线检查

早期肺纹理增粗，以后双肺可出现点片状阴影。

（2）血常规检查

细菌性肺炎时白细胞计数大多增多，中性粒细胞比例升高，病毒性肺炎时，白细胞计数多正常或降低。

【治疗原则】

采取综合措施，积极控制炎症，改善通气功能，防止并发症。

【护理评估】

（1）健康史

了解有无反复呼吸道感染史，发病前是否有麻疹、百日咳等呼吸道传染病；询问出生时是否足月顺产，有无窒息史；生后是否按时接种疫苗，患儿生长发育是否正常。家庭成员是否有呼吸道感染。

（2）身体状况

评估患儿有无发热、咳嗽、咳痰及性质，体温升高的程度、热型；了解呼吸、心率、肺部啰音；有无呼吸困难及口周发绀等症状和体征；有无循环系统、神经系统、消化系统受累的临床表现。

（3）心理-社会状况

评估患儿是否有因发热、缺氧等不适及环境陌生、与父母分离产生焦虑和恐惧，是否有哭闹、易激惹。患儿家长是否有因患儿住院时间长、知识缺乏等产生的焦虑。

【护理诊断】

（1）清理呼吸道无效

与呼吸道分泌物过多、痰液黏稠、体弱无力排痰有关。

（2）气体交换受损

与肺部炎症导致的通气和换气障碍有关。

（3）体温过高	（4）潜在并发症
与肺部感染有关。	心力衰竭、中毒性脑病、中毒性肠麻痹、脓胸、脓气胸等。

【护理措施】

（1）一般护理

①环境与休息：保持室内空气清新，温湿度适宜，嘱患儿注意休息，避免剧烈活动，以防咳嗽加重，卧床时需经常更换体位，使呼吸道分泌物易于排出。

②保证充足的水分及营养：鼓励患儿多饮水，使痰液稀释易于咳出。给予营养丰富、易消化的食物，鼓励患儿进食，但应少量多餐，以免因咳嗽引起呕吐。

③保持口腔清洁：由于患儿发热、咳嗽、痰多且黏稠，咳嗽剧烈时常引起呕吐等，故要保持口腔卫生，以增加舒适感，增进食欲。婴幼儿可在进食后喂适量温开水，以清洁口腔。

（2）发热的护理

低热不需特殊处理，体温在 38.5℃以上时应采取物理降温或者药物降温措施，防止发生惊厥。

（3）保持呼吸道通畅

观察咳嗽、咳痰的性质，指导并鼓励患儿有效咳嗽。对咳嗽无力的患儿，需经常更换体位、拍背，以利呼吸道分泌物的排出，促使炎症消散。若痰液黏稠，可适当提高病室的湿度，使室内的湿度维持在60%左右，以湿化空气，湿润呼吸道，也可采用超声雾化吸入或蒸气吸入。如果分泌物多，影响呼吸时，可用吸引器吸痰，以及时清除痰液，保持呼吸道通畅。

（4）病情观察

注意观察呼吸变化，若有呼吸困难、发绀，应给予吸氧，并协助医师积极处理。

（5）用药护理

使用抗生素如青霉素、红霉素等时，注意观察药物的疗效及不良反应。嘱患儿口服止咳糖浆后不要立即饮水，以使药物更好地发挥疗效。告知家长不需要常规应用镇咳药，当咳嗽影响小儿的休息时方需给药。

【健康教育】

（1）指导家长参加患儿的生活护理，向家长示范给患儿更换体位及拍背的方法。

（2）指导家长协助病情观察，发现异常及时与医护人员联系。

（3）告知家长预防肺炎的有关措施，包括以下5个方面：①合理喂养；②多进行户外活动，加强体质锻炼；③注意保暖，避免受寒；④避免与呼吸道感染者接触；⑤积极预防佝偻病、贫血、先天性心脏病、营养不良等疾病。

第五节　支气管哮喘

支气管哮喘简称哮喘，是多种炎症细胞（如嗜酸性粒细胞、肥大细胞、T淋巴细胞、中性粒细胞、气道上皮细胞等）参与的气道慢性炎症性疾病。这种慢性炎症导致气道高反应性的增加，并引起反复发作性的喘息、气急、胸闷或咳嗽等症状，常在夜间和（或）清晨发作、加剧，通常出现广泛多变的可逆性气流受限，多数患儿可自行缓解或经治疗缓解。哮喘是当今世界威胁公共健康最常见的慢性呼吸道疾病。

【临床表现】

（1）起病较急，反复发作咳嗽和喘息，有过敏性鼻炎者发作前可先有鼻痒、打喷嚏、干咳，然后出现喘憋、气急、胸闷。

（2）根据临床表现哮喘可分为急性发作期、慢性持续期和临床缓解期。

①急性发作期：喘息、气促、咳嗽、胸闷等症状突然发生，或原有症状急剧加重，伴有呼吸困难，常因接触变应原、刺激物或呼吸道感染

诱发。其程度轻重不一，病情加重可在数小时或数天内出现，偶尔可在数分钟内即危及生命。

②慢性持续期：每周不同频率和（或）不同程度地出现喘息、气急、胸闷、咳嗽等症状。

③临床缓解期：症状、体征消失，肺功能恢复到急性发作前水平，并维持 3 个月以上。

（3）若哮喘急性严重发作，经合理应用拟交感神经药物 24 小时仍不能缓解，称做哮喘持续状态。

（4）患儿在呼吸极度困难时，喘息可以不存在。年幼儿常伴有腹痛。

【辅助检查】

（1）肺功能测定

适用于 5 岁以上的患儿。1 秒用力呼气容积占用力肺活量（FEV_1/FVC）比值及呼气峰流速（PEF）值均降低。FEV_1/FVC 在 70%～75% 提示气流受限，比值越低受限程度越重。吸入支气管扩张剂 15～20 分钟后 FEV/FVC 增加 12% 或更多，表明是可逆性气流受限，是诊断支气管哮喘的有利依据。

（2）胸部 X 线检查

急性期胸片可正常或呈间质性改变，可有肺气肿或肺不张征。

（3）变态反应状态测试

用变应原做皮肤试验有助于明确变应原，是诊断哮喘是否是变态反应引起的主要手段。血清特异性 IgE 测定可了解患儿过敏状态。痰或鼻分泌物查找嗜酸性粒细胞可作为哮喘气道炎症指标。

【治疗原则】

包括去除病因、控制发作和预防复发。可使用支气管扩张剂、肾上腺皮质激素类、抗生素等解痉和抗炎治疗，达到控制哮喘发作的目的。吸入治疗是首选的药物治疗方法。应根据病情轻重、病程阶段因人而异地选择适当的防治方案。

【护理评估】

（1）健康史

了解患儿近期有无呼吸道感染史，有无接触可疑变应原、剧烈运动、强烈的情绪变化等诱因；有无家庭哮喘病史；近期有无哮喘发作以及药物治疗情况。

（2）身体状况

评估患儿有无呼吸道感染症状，咳嗽、喘息、胸闷的程度及发作规律；评估患儿有无呼吸困难、三凹征、端坐呼吸等通气不足、乏氧表现。

（3）心理-社会状况

了解患儿及家长对支气管哮喘的认知程度，能否配合规范化治疗，能否坚持正确护理以减少发作。

【护理诊断】

（1）低效形呼吸型态

与支气管痉挛、气道阻力增加有关。

（2）清理呼吸道无效

与呼吸道分泌物黏稠、体弱无力排痰有关。

（3）焦虑

与哮喘反复发作有关。

（4）知识缺乏

缺乏有关哮喘的相关知识。

【护理措施】

慢性持续期主要是教育患儿及家长掌握哮喘的基本防治知识，提高用药的依从性，避免各种诱发因素，巩固治疗效果。急性期的护理措施如下：

（1）环境与休息

保持室内空气清新，温湿度适宜，室内不要摆放花草避免有害气味及强光的刺激。给患儿提供一个安静、舒适的环境以利于休息，护理操作应尽可能集中进行。

（2）维持气道通畅，缓解呼吸困难

①让患儿采取坐位或半卧位，以利于呼吸；给予鼻导管或面罩吸氧，

定时进行血气分析，及时调整氧流量，保持 PaO_2 在 70~90mmHg。

②遵医嘱给予支气管扩张剂和糖皮质激素，观察其效果和副作用。

③给予雾化吸入，以促进分泌物的排出；对痰液多而无力咳出者，及时吸痰。

④保证患儿摄入足够的水分，以降低分泌物的黏稠度，防止痰栓形成。

⑤有感染者，遵医嘱给予抗生素。

⑥教会并鼓励患儿作深而慢的呼吸运动。

（3）密切观察病情变化

监测生命体征，注意呼吸困难的表现及病情变化。若出现意识障碍、呼吸衰竭等及时给予机械通气；若患儿出现发绀、大汗、心率增快、血压下降、呼吸音减弱等表现，应及时报告医师并共同抢救。

（4）作好心理护理

哮喘发作时，守护并安抚患儿，鼓励患儿将不适及时告诉医护人员，尽量满足患儿合理的要求。允许患儿及家长表达感情；向患儿家长解释哮喘的诱因、治疗过程及预后，指导他们以正确的态度对待患儿，并发挥患儿的主观能动性。采取措施缓解患儿的恐惧心理。

【健康教育】

（1）指导呼吸运动，以加强呼吸肌的功能

有效呼吸包括以下3种。①腹部呼吸运动：平躺，双手平放在身体两侧，膝弯曲，脚平放；用鼻连续吸气并放松上腹部，保持胸部不动；缩紧双唇，慢慢吐气直到吐完；重复以上动作10次；②向前弯曲运动：坐在椅上，背伸直，头向前向下低至膝部，使腹肌收缩；慢慢上升躯干并由鼻吸气，扩张上腹部；胸部保持直立不动，经口将气慢慢吹出；③胸部扩张运动：坐在椅上，将手掌放在左右两侧的最下肋骨上；吸气，扩张下肋弓，然后经口吐气，收缩上胸部和下胸部；用手掌下压肋骨，可将肺底部的空气排出；重复以上动作10次。

（2）介绍用药方法及预防知识

指导家长给患儿增加营养，多进行户外活动，多晒太阳，增强体

质，预防呼吸道感染；指导患儿及家长确认哮喘发作的诱因，避免接触可能的变应原，去除各种诱发因素（如避免寒冷刺激、避免食入鱼虾等易致过敏的蛋白质等）；教会患儿及家长对病情进行监测，辨认哮喘发作的早期征象、发作表现及掌握适当的处理方法；教会患儿及家长选用长期预防快速缓解的药物，正确、安全用药（特别是吸入技术），掌握不良反应的预防和处理对策；在适当的时候及时就医，以控制哮喘严重发作。

第五章　循环系统疾病患儿的护理

第一节　先天性心脏病

先天性心脏病简称"先心病"，是胎儿时期心脏血管发育异常所致畸形，是小儿时期最常见的心脏病。根据左右心腔或大血管间有无直接分流和临床有无青紫，可将先心病分为 3 大类：

①左向右分流型（潜伏青紫型）：常见有室间隔缺损、房间隔缺损、动脉导管未闭。

②右向左分流型（青紫型）：常见有法洛四联症和大动脉错位。

③无分流型（无青紫型）：常见有主动脉缩窄和肺动脉狭窄。

小儿先天性心脏病中最常见的是室间隔缺损、房间隔缺损、动脉导管未闭、肺动脉狭窄、法洛四联症和大动脉错位。

【临床表现】

（1）室间隔缺损	（2）房间隔缺损
可于生后 1~3 个月发生充血性心力衰竭，平时反复发生呼吸道感染、肺炎；哭声嘶哑、喂养困难、乏力、多汗等，生长发育迟缓。	生后及婴儿期大多无症状，偶有暂时性青紫。年龄稍大，症状渐渐明显，患儿发育迟缓，体格瘦小，易反复发生呼吸道感染，活动耐力降低，有劳累后气促、咳嗽等症状。左胸部常隆起，一般无青紫或杵状指（趾）。

（3）动脉导管未闭
导管较细时，临床无症状。导管较粗时临床表现为反复发生呼吸道感染、肺炎，发育迟缓，早期即可发生心力衰竭。重症病例常有呼吸急促、心悸。临床无青紫，但若合并肺动脉高压，即出现青紫。

（4）法洛四联症

发绀是主要症状，它出现的时间早晚和程度与肺动脉狭窄程度有关，多见于毛细血管丰富的浅表部位，如唇、指（趾）甲床、球结膜等。患儿活动后有气促、易疲劳、蹲踞等；并常有缺氧发作，表现为呼吸加快、加深，烦躁不安，发绀加重，持续数分钟至数小时，严重者可表现为神志不清、惊厥或偏瘫、死亡，发作多在清晨、哭闹、吸乳或用力后出现，发绀严重者常有鼻出血和咯血。

【辅助检查】

（1）室间隔缺损

①X 线检查：肺充血，心脏左室或左右室大；肺动脉段突出，主动脉结缩小。

②心电图：小型室间隔缺损者心电图多数正常；中等大小室间隔缺损显示左心室扩大或左右心室扩大；大型室间隔缺损或有肺动脉高压时，心电图显示左右心室扩大。

③超声心动图：室间隔回声中断征象，左右心室扩大。

（2）房间隔缺损

①X 线检查：右心房、右心室扩大，主动脉结缩小，肺动脉段突出，肺血管纹理增多，肺门舞蹈。

②心电图：电轴右偏，完全性或不完全性右束支传导阻滞，右心房、右心室扩大；原发孔房间隔缺损常见电轴左偏及心室肥大。

③超声心动图：右心房右心室扩大，右心室流出道增宽，室间隔与左心室后壁呈同向运动。二维切面可显示房间隔缺损的位置及大小。

（3）动脉导管未闭

①X 线检查：分流量小者心影正常；分流量大者多见左心房、左心室扩大，主动脉结增宽，可有漏斗征，肺动脉段突出，肺血流增多，重症病例左右心室均肥大。

②心电图：左心房、左心室扩大或双心室肥大。

③超声心动图：左心房、左心室大，肺动脉与降主动脉之间有交通。

（4）法洛四联症

①X 线检查：心影呈靴形，上纵隔增宽，肺动脉段凹陷，心尖上翘，肺纹理减少，右心房、右心室肥厚。

②心电图：电轴右偏，右心房、右心室肥大。

③超声心动图：显示主动脉骑跨及室间隔缺损，右心室流出道、肺动脉狭窄，右心室内径增大，左心室内径缩小。

④血常规：红细胞增多，一般在（5.0~9.0）×10^{12}/L，血红蛋白170~200g/L，红细胞比容60%~80%。当有相对性贫血时，血红蛋白<150g/L。

【治疗原则】

（1）室间隔缺损

①内科治疗：防止感染性心内膜炎、呼吸道感染和充血性心力衰竭；出现临床症状时进行强心、利尿、抗感染、扩张血管及对症治疗。

②外科治疗：室间隔小型缺损有自然闭合的可能，心电图、X线检查正常者暂不需手术治疗。大中型缺损可行介入或手术治疗。显著肺动脉高压，有双向或右至左分流为主者，不宜手术。艾森门格综合征为手术禁忌。较大室间隔缺损伴有大量左向右分流者，确定诊断后即应手术治疗，以防因延迟手术而导致肺血管病变。

（2）房间隔缺损

①内科治疗：对症治疗，预防呼吸道感染，防止发生心力衰竭等并发症。

②外科治疗：直径<3mm的房间隔缺损多在生后3个月内自然闭合，直径>8mm的房间隔缺损一般不会自然闭合，可在3~5岁进行介入治疗或手术治疗。患儿反复发生呼吸道感染、心力衰竭或合并肺动脉高压者应当尽早手术治疗。

（3）动脉导管未闭

动脉导管未闭患儿可于1周内口服吲哚美辛（消炎痛）或阿司匹林，以抑制前列腺素合成，促使导管平滑肌收缩而关闭导管。近年来，介入治疗已成为动脉导管未闭的首选治疗方法，可采用微型弹簧圈、蘑菇伞等堵塞动脉导管。

（4）法洛四联症

1）内科治疗：预防感染，防治脱水和并发症。如缺氧发作：立即予以胸膝体位，轻者即刻缓解；吸氧、保持安静；皮下注射吗啡；普萘洛尔缓慢静脉注射，减慢心率，缓解发作，必要时 15 分钟后再重复 1 次；口服普萘洛尔可预防再次缺氧发作；纠正代谢性酸中毒，给予碳酸氢钠缓慢静脉注射，10~15 分钟可重复应用，严重意识丧失，血压不稳定者，尽早行气管插管、人工呼吸。

2）外科治疗：绝大多数患儿可行根治术。轻症患儿，手术年龄以 4~6 岁为宜。临床症状明显者，应在 6 个月到 1 岁行根治术。根治有困难可做姑息手术，即体肺分流术。待年长后一般情况改善时再做根治术。

【护理评估】

（1）健康史

了解产妇妊娠史，尤其妊娠最初两个月内有无感染史、接触放射线和用药、饮酒史，产妇是否患有代谢性疾病，家族中有无先天性心脏病患者。患儿发现心脏病的时间，既往患儿生长发育情况、喂养及体重增加情况。有无反复的呼吸道感染病史，是否喜欢蹲踞，有无阵发性呼吸困难或突然晕厥发作史。

（2）身体状况

观察患儿精神状态、生长发育情况。皮肤黏膜有无发绀及其程度，有无杵状指（趾）、胸廓畸形。心脏杂音位置、性质和强度，是否有心音分裂、亢进，特别是肺动脉瓣区第二音有无异常。有无呼吸急促、鼻翼扇动，以及肺部啰音、肝大、颈静脉怒张等心力衰竭的表现。

（3）心理-社会状况

了解家长对疾病以及治疗、防护知识的了解程度，家庭经济状况，评估家长和患儿目前的心理状况。

【护理诊断】

（1）活动无耐力

与先天性心脏病体循环血量减少或血氧饱和度下降有关。

（2）有感染的危险

与肺瘀血有关。

（3）营养失调：低于机体需要量

与心力衰竭致胃肠道瘀血有关。

（4）生长发育迟缓

与体循环血量减少或血氧饱和度下降影响生长发育有关。

（5）潜在并发症

感染性心内膜炎、心力衰竭等。

【护理措施】

（1）一般护理

①休息：制定适合患儿的生活活动：轻症无症状者与正常儿童一样生活，但要避免剧烈活动；有症状患儿应限制活动，避免情绪激动和剧烈哭闹；重症患儿应卧床休息，给予妥善的生活照顾。

②饮食护理：给予高蛋白、高热量、高维生素饮食，适当限制食盐摄入，并给予适量的蔬菜类粗纤维食品，以保证大便通畅。重症患儿喂养困难，应有耐心，少量多餐，以免导致呛咳、气促、呼吸困难等，必要时从静脉补充营养。

③预防感染：病室空气清新，穿着衣服冷热要适中，防止受寒，应避免与感染性疾病患儿接触。

④做好心理护理：关心患儿，建立良好护患关系，充分理解家长及患儿对检查、治疗、预后的期望心理，介绍疾病的有关知识、诊疗计划、检查过程、病室环境，消除恐惧心理。

（2）重点护理

①注意心率、心律、呼吸、血压变化，必要时使用监护仪监测。

②防止法洛四联症患儿因哭闹、进食、活动、排便等引起缺氧发作，一旦发生可立即置于胸膝卧位，吸氧，遵医嘱应用普萘洛尔、吗啡和纠正酸中毒。

③青紫型先天性心脏病患儿由于血液黏稠度高，暑天、发热、呕吐腹泻时体液量减少，加重血液浓缩，易形成血栓，有造成重要器官栓塞的危险，因此应注意多饮水，必要时静脉输液。

④合并贫血者可加重缺氧，导致心力衰竭，须及时纠正。

⑤合并心力衰竭者按心力衰竭护理。

（3）病情观察

①症状体征的观察：监测体温，观察面色、甲床等情况。注意当诱因出现如吃奶、哭闹、情绪激动、贫血、感染时应警惕阵发性缺氧发作的发生，应采取胸膝位或给予吸氧减轻症状。

②并发症的观察：经常饮水，及时补液，预防感染，当出现脱水和代谢性酸中毒时，应及早与医生联系，积极处理。

【健康教育】

（1）向家长讲述疾病的相关护理知识和各种检查的必要性，以取得配合。

（2）指导患儿及家长掌握活动种类和强度。

（3）告知家长如何观察病情变化，一旦发现异常（婴儿哭声无力，呕吐，拒食，手脚发软，皮肤出现花纹，较大患儿自诉头晕等），应立即呼叫并及时送医院。

（4）向家长讲述重要药物如地高辛的作用及注意事项。

第二节　心　律　失　常

正常心脏激动起源于窦房结，经心房肌内的结间束传到房室结、房室束、左右束支及普肯耶纤维，最后到达心室肌使之除极。若心脏激动的起源、频率或传导途径发生异常都可发生各种心律失常。

【临床表现】

（1）期前收缩

1）多数轻症患儿无症状，多在体检时偶尔发现，年长儿可诉心前区不适、心悸、胸闷、腹痛、乏力。

2）心电图变化

①房性期前收缩：提前发生的房性异位 P 波，P-R 间期在正常范围，QRS 波形态与窦性 QRS 波相同，代偿间歇多为不完全性。

②房室连接区性期前收缩：提前出现 QRS 波，其形态与窦性 QRS 波相同，异位 P 波可在 QRS 波之前、之后或与 QRS 波重叠，代偿间歇多为完全性。

③室性期前收缩：提前出现的 QRS 波宽大畸形，有异于窦性 QRS 波，QRS 波之前无异位 P 波，代偿间歇为完全性。

（2）阵发性室上性心动过速

1）常无器质性心脏病，突然发作、突然终止和反复发作为其特点。可见于任何年龄，婴儿较多见。发作时面色苍白、烦躁不安、皮肤湿冷、拒食、呕吐、气急、出汗、发绀等心源性休克的表现。年长儿可诉胸闷、心悸、头晕、乏力等症状。发作 24 小时以上者可引起心力衰竭，其症状和体征分别为呼吸困难、心脏扩大、肝脏肿大、肺部出现喘鸣音等。

2）心电图变化

①R-R 间隔绝对规则，心室率婴儿达 200～325 次/分，儿童 160～220 次/分。

②QRS 波形态正常。若伴有室内差异性传导者，QRS 波增宽，呈右束支阻滞型。

③P 波多与 QRS 波重叠而不能分辨。

④ST-T 波可呈缺血型改变，发作终止后仍可持续 1~2 周。

（3）心房扑动和心房颤动

1）症状

与原发病及心室率快慢有关，当心室率快而不规则时，大儿童常诉头晕、胸闷、心悸，婴儿则有哭闹、拒奶。

2）心电图变化

①房扑：P 波消失，代之以规则锯齿状扑动波（F 波），频率 300～450 次/分，以 Ⅱ、Ⅲ、aVF 导联最明显；QRS 波呈室上型，室率多增快；房室多按比例传导，故室率多规则。

②房颤：P 波消失，代之以快速、纤细、零乱、形态不同的颤动波（F 波），房性心率 300~700 次/分，在 V_1、V_{3R} 中最明显；QRS 波为室上型；心室率达 100~150 次/分，且极不规则。

（4）房室传导阻滞（AVB）

1）症状与体征

①Ⅰ度 AVB 多无症状，也无血流动力学影响，听诊第一心音可略减弱。

②Ⅱ度 AVB 可有心悸、乏力、头晕、易疲倦等供血不足表现，听诊有逸搏。

③Ⅲ度 AVB 常有脏器供血不足表现，如头晕、乏力、胸闷、运动受限，甚至发生阿-斯综合征。听诊心率慢而规则，第一心音强弱不等。

2）心电图变化

①Ⅰ度 AVB：仅表现为 P-R 间期延长，大于年龄和心率的校正值，婴儿大于 0.14 秒，儿童大于 0.18 秒。

②Ⅱ度 AVB：莫氏Ⅰ型 P 波规则，P-R 间期逐渐延长，R-R 逐渐缩短，直至 QRS 波脱落。莫氏Ⅱ型 P-R 间期正常或延长，在几个 P 波之后发生心室 QRS 波脱落，房室传导的比例可为 2∶1、3∶2、4∶3 不等。

③Ⅲ度 AVB：P-P 间隔与 R-R 间隔各有其固定频率，房性心率大于室性心率，P 波与 QRS 波无关，无固定 P-R 间期。

（5）预激综合征

单纯预激综合征：多无症状和体征，但因常易并发阵发性室上性心动过速和快速房颤而产生相应症状。

典型预激综合征：P-R 间期缩短，婴儿小于 0.08 秒，儿童小于 0.10 秒。QRS 波增宽，婴儿大于 0.08 秒，儿童大于 0.10 秒。QRS 波起始部分粗钝、含糊，形成预激波，继发性 ST-T 波改变。

【辅助检查】

心电图是诊断心律失常最有意义的检查，详见"临床表现"所述。

【治疗原则】

（1）明确心律失常的性质。

（2）查明病因和诱因并及时纠正。

（3）对症治疗：给氧、纠正酸碱平衡、升压、控制心力衰竭及抗感染等。

（4）监测生命体征：对严重心律失常如完全性房室传导阻滞、室性心动过速、心室颤动等，病情重，变化快，应监测心电图，密切观察变化，并做好急救准备，如人工呼吸、胸外心脏按压、电击复律及人工心脏起搏器等。

【护理评估】

（1）健康史

评估患儿有无先天性心脏病、心肌炎、反复呼吸道感染、风湿热疾病史，有无使用可能产生心脏损害的药物及毒物毒素接触史。

（2）身体状况

评估患儿有无心悸、胸闷、气短、乏力、眩晕甚至晕厥症状，查体有无脉搏节律不齐、强弱不等，听诊有无心脏杂音，心电图检查有无提示心律失常及其分类。

（3）心理−社会状况

了解患儿及家长对心律失常的认知程度，是否掌握预防病情加重的护理措施，能否积极配合治疗。

【护理诊断】

（1）活动无耐力

与心排出量减少或心悸有关。

（2）有受伤的危险

与心律失常导致的头晕、晕厥有关。

（3）焦虑

与心律失常反复发作、难以根治有关。

（4）潜在并发症

猝死、心力衰竭等。

【护理措施】

（1）一般护理

1）休息：对于偶发、无器质性心脏病的心律失常，不需卧床休息，注意劳逸结合。对有血流动力学改变的轻度心律失常患儿应适当休息，避免劳累。严重心律失常者应卧床休息，保持安静。

2）饮食护理：宜给高维生素、易消化饮食，少量多餐，避免刺激性食物。

3）心理护理：关心、体贴、鼓励患儿，做好充分的解释、安慰工作，避免情绪激动，建立良好护患关系，充分理解家长及患儿对检查、治疗、预后的期望心理。

4）药疗护理：严密观察不同抗心律失常药物的疗效及不应反应，并给予相应的处理，如心律平易致恶心、口干、头痛等，宜饭后服用。

（2）重点护理

1）注意心率、心律、呼吸、血压变化，必要时使用监护仪监测。

2）防止先心病患儿因哭闹、进食、活动、排便等引起心律失常，一旦发生，给予及时治疗。

（3）应急护理

出现以下情况应紧急处理。

1）当心率<40次/分或>160次/分应及时报告医生并作出及时处理。

2）当心电监护出现以下任何一种心律失常时，应及时与医生联系，并准备急救处理：①频发室性期前收缩或室性期前收缩呈二联律；②连续出现2个以上多源性室早或反复发作的短阵室上性心动过速；③室性颤动或不同程度房室传导阻滞。

3）当患儿出现面色苍白、脉搏细速、出冷汗、四肢厥冷、血压下降等室上性心动过速的表现时，应立即通知医生并紧急处理：①用压舌板刺激咽后壁诱发恶心、呕吐；②面部浸入冷水或用塑料冰水袋放于患儿面部，每次10~15秒，引起潜水反射；③按压颈动脉窦：取仰卧位，头稍向后仰并转向一侧，用手指压于一侧颈动脉窦处（相当于甲状软骨水平的颈动脉处），一般先按右侧，无效再按左侧，每次5~10秒；④用上述方法无效或紧急情况下可与医生共同进行同步直流电击复律，0.5~1J/kg。

【健康教育】

（1）指导患儿选择清淡、低脂、富含维生素的饮食，少量多餐，忌油炸及辛辣食物。合并心力衰竭及利尿时应限制钠盐的摄入，多进含钾丰富的食物，以减轻心脏负荷，防止因低钾血症而诱发心律失常。

（2）快速型心律失常患儿应避免刺激性饮料，如咖啡、浓茶、可乐等，心动过缓者应避免屏气、用力排便等兴奋迷走神经的动作。

（3）休息：轻度心律失常者不需卧床，但应适当休息，劳逸结合，生活有规律，保持情绪稳定。

（4）帮助患儿及家长调整情绪，避免各种诱因如发热、疼痛、寒冷、饮食不当、睡眠不好。

第三节 新生儿持续肺动脉高压

新生儿持续肺动脉高压（PPHN）是指生后肺血管阻力持续性增高，肺动脉压超过体循环动脉压，使由胎儿型循环过渡至正常"成年人"型循环发生障碍，引起心房和（或）动脉导管水平血液的右向左分流，出现严重低氧血症等症状。PPHN多见于足月儿、近足月或过期产儿，但早产儿亦可出现肺血管阻力的异常增高，是新生儿期危重症之一。

【临床表现】

（1）病史

多见于足月儿或过期产儿，可有羊水被胎粪污染、围生期窒息、胎粪吸入等病史。

（2）症状及体征

出生后12小时内出现明显发绀，吸氧不能缓解。心脏听诊可在左或右下胸骨缘闻及三尖瓣反流所致的收缩期杂音。因肺动脉压力增高而出现第二心音增强。

【辅助检查】

（1）动脉导管开口前后血氧分压差

PPHN患者的右向左分流可出现在心房卵圆孔水平或动脉导管水平，或两者均有。当存在动脉导管水平的右向左分流时，动脉导管开口前的血氧分压高于开口后的血氧分压。可同时检查动脉导管开口前（常取右桡动脉）及动脉导管开口后的动脉（常为左桡动脉、脐动脉或下肢动脉）血氧分压，若两者差值在15~20mmHg或两处的经皮血氧饱和度差在5%~10%，又同时能排除先天性心脏病，提示存在动脉导管水平的右向左分流。当只存在心房水平的右向左分流时，上述试验的血氧差可不出现，但此时也不能排除PPHN可能。

（2）胸部 X 线片

常为正常或肺部原发疾病的表现，心脏有不同程度的扩大。

（3）心电图

无特异性，显示与年龄相符的特征，如右室略大、电轴右偏等。

（4）超声多普勒检查

该项检查已作为 PPHN 诊断和评估的主要手段。①证实心房或动脉导管水平右向左分流；②提供肺动脉高压程度的定性和定量证据；③可排除各种发绀型先天性心脏病。

【治疗原则】

近年来 PPHN 的治疗手段有很大进展，但基本的治疗是高通气、维持体循环、降低肺动脉压等。

（1）机械通气

①需要较高吸气压和较快呼吸频率，也可用高频通气，保持 pH 值呈偏碱状态，达到扩张肺动脉的目的。将 PaO_2 维持在>80mmHg，$PaCO_2$ 30~35mmHg。治疗 12~48 小时趋于稳定后，可将血氧饱和度维持在>90%，此时可允许 $PaCO_2$ 稍升高。

②如患者无明显肺实质性疾病，呼吸频率可设置于 60~80 次/分，吸气峰压 25cmH$_2$O 左右，呼气末正压 2~4cmH$_2$O，吸气时间 0.2~0.4 秒。当有肺实质性疾病，可用较低的呼吸机频率，较长的吸气时间，呼气末正压可设置为 4~6cmH$_2$O。若病情稳定，12~24 小时才能缓慢降低呼吸机参数，一般应用 4~5 天。

（2）纠正酸中毒及碱化血液

可通过高通气、改善外周血液循环及使用碳酸氢钠的方法，使血 pH 值增至 7.35~7.45。

（3）维持体循环压力

当有容量丢失或因应用血管扩张药血压降低时，可输注 5%清蛋白、血浆或全血及使用正性肌力药物如多巴胺 2~10μg/（kg·min）或多巴酚丁胺 2~10μg/（kg·min）等。

（4）扩血管药物降低肺动脉压

①一氧化氮吸入（iNO）：患儿在上述治疗措施后低氧血症仍明显，或需很高的呼吸机参数才能维持时，可采用 iNO 治疗。常用治疗 PPHN 的 iNO 剂量开始用 20ppm 浓度，可在 4 小时后降为 5~6ppm 维持，对于早产儿发生的 PPHN，考虑到有引起出血等潜在的不良反应，也可将开始的吸入浓度即设为 5ppm 或更低的 1~2ppm。iNO 持续 24 小时，也可以用数天或更长。

②磷酸二酯酶抑制剂（PDE）：PDE 抑制剂与 iNO 联合应用具有协同效应，可降低停用 iNO 后肺动脉压的反跳。西地那非或称万艾可被用于新生儿 PPHN，口服剂量为每次 0.3~1mg/kg，每 6~12 小时 1 次。

③其他扩张血管药物：如硫酸镁、妥拉苏林、前列环素（PGI_2）等，也可用于新生儿。

（5）镇静和镇痛

因儿茶酚胺释放能激活 α 肾上腺素能受体，使肺血管阻力增加，临床上对 PPHN 常使用镇静剂以减少应激反应。

（6）体外膜肺氧合（ECMO）

是新生儿低氧性呼吸衰竭和 PPHN 治疗的最后选择。

【护理评估】

（1）健康史

评估患儿是否有早产史，了解出生时有无皮肤温度、哭声、肤色、肌张力改变等病史。了解患儿出生时有无窒息史，是否出现呼吸困难、发绀、吸气性三凹征和呼吸衰竭等症状。

（2）身体状况

评估患儿的呼吸状况，是否出现进行性呼吸困难、青紫、呼气性呻吟、吸气性三凹征和呼吸衰竭等症状。

（3）心理-社会状况

评估患儿家长对本病的认知程度及配合救治的态度与能力。

【护理诊断】

（1）气体交换受损

与肺循环血量减少有关。

（2）低效型循环型态

与右向左分流致低氧血症有关。

（3）营养失调

与喂养困难有关。

（4）焦虑（家长）

与病情危重、治疗费用高、担心预后有关。

（5）潜在并发症

心力衰竭、呼吸衰竭等。

【护理措施】

（1）使用多功能监护仪监护，密切观察患儿生命体征（心率、心律、呼吸、血压）的变化。

（2）观察患儿口周及四肢末梢有无青紫，呼吸频率、节律有无异常。

（3）遵医嘱调节输液速度，使用微量泵严格控制。密切观察 24 小时出入量，保持出入量平衡。

（4）患儿喂奶后抬高床头，防止呛奶引起窒息或吸入性肺炎。

（5）准备好氧气及各种急救药品及器材，随时做好抢救准备。

（6）持续监测脉搏压力，积极预防肺动脉高压危象。

（7）减少吸痰次数，避免过度刺激引起的肺动脉高压危象。

（8）少量多次喂养患儿，避免增加心脏负荷。

（9）患儿哭闹及时给予安抚，避免加重缺氧症状，必要时给予低流量吸氧。

【健康教育】

（1）安慰家长，保持情绪稳定，尤其注意产妇的身心健康，鼓励尽可能母乳喂养。

（2）向家长交待本病发生的相关因素，促进再次生育能优生优育。

第四节　小儿门静脉高压症

门静脉高压症是因门静脉系统的血流受阻、淤滞，压力增高，导致门静脉血不能顺利通过肝回流入下腔静脉，表现为门-体静脉间交通支开放，大量门静脉血在未进入肝前就直接经交通支进入体循环，从而出现腹壁和食管静脉扩张；脾肿大和脾功能亢进；肝功能失代偿和腹水等。其中最为严重的是食管胃底静脉曲张，一旦破裂就会引起严重的急性上消化道出血而危及生命。

【临床表现】

（1）首发症状可为消化道大出血，表现为呕血、便血，可反复发作，间歇长短不一，有出血逐渐频繁，出血量增加的趋势。2 岁前极少出血，少数患儿因反复小量出血而贫血。

（2）腹腔积液是肝功能损害的表现。大出血后，加剧腹腔积液的形成。有些"顽固性腹腔积液"很难消退。门静脉高压、肝内淋巴液回流受阻、血清清蛋白降低都是发生腹腔积液的原因。

（3）可伴有食欲缺乏、消化不良、腹胀、乏力、黄疸等。

（4）神经系统常受累，门静脉高压症晚期常出现意识障碍、行为失常和昏迷等肝性脑病的症状。

（5）脾大、脾功能亢进，其大小与功能亢进程度成正比。也是出血和贫血的原因。

【辅助检查】

（1）食管钡剂 X 线检查	
食管及胃底有虫蚀样改变，提示食管胃底静脉曲张。	
（2）超声检查	**（3）内镜**
门静脉呈海绵样变性，脾静脉增宽，脾大。	食管及胃底静脉迂曲扩张。

【治疗原则】

（1）急性出血时，首先采用非手术疗法，包括休息、禁食、补液、输新鲜血，应用止血药物、肾上腺素冰盐水洗胃、垂体后叶素静脉滴注，必要时采用三腔双囊管压迫止血，内镜下结扎止血，多能达到控制出血的目的。

（2）经正规手术治疗大出血仍不能控制时，应考虑手术结扎出血点，患儿情况好转时可同时行断流术或分流术。

【护理评估】

（1）术前护理评估

1）健康史：了解妊娠史，有无羊水过多等。患儿出生情况，Apgar评分。发现畸形症状及进展情况等。注意询问有无相关遗传史。

2）身体状况

①局部：腹围大小，有无腹壁静脉曲张、腹腔积液、下肢水肿；有无肝、脾肿大和移动性浊音等。

②全身：有无生命体征的变化和肝性脑病的征象；有无黄疸、肝掌、蜘蛛痣及皮下出血点；有无呕血和黑便，及呕吐物或排泄物的量、色泽。

3）心理-社会支持情况

①患儿对突然大量出血是否感到紧张、恐惧。

②家庭成员能否提供足够的心理和经济支持。

③患儿及家属对门静脉高压症的治疗、预防再出血的知识的了解程度。

（2）术后护理评估

1）手术情况：麻醉、手术方式，术中出血、输血、输液情况。

2）生命体征：包括神志、脉搏、血压和呼吸的变化，有无出血和肝性脑病的征象。

3）体液平衡情况：24小时输入液量与胃肠减压引流液、腹腔引流液和尿量是否平衡。

4）胃肠减压管、腹腔引流管是否通畅，引流液的颜色、性状和量有何变化。

【护理诊断】

（1）有体液不足的危险

与食管胃底曲张静脉破裂出血有关。

（2）体液过多：腹腔积液

与肝功能受损等因素有关。

（3）恐惧（家长）

与并发症急重、担心预后有关。

（4）潜在并发症

出血、肝性脑病、感染、静脉血栓等。

【护理措施】

（1）非手术治疗及术前护理

1）按儿科术前护理常规。

2）病情观察与护理

①患儿有急性出血时，应行 24 小时心电监护，遵医嘱使用止血药物，必要时应用肾上腺素冰盐水洗胃或安置三腔双囊管止血，注意不要擦破食管静脉。

②严密观察患儿的精神状况、面色、四肢循环、生命体征及腹部体征。

③嘱患儿严格卧床休息，避免剧烈活动，如咳嗽、用力排便等。

④观察患儿皮肤巩膜是否黄染，有瘙痒者，应防止其皮肤破损。

⑤观察患儿意识和行为状况，及早发现肝性脑病的出现。

⑥积极做好术前准备，如患儿出现生命体征不稳定，血细胞进行性下降，意识改变的休克表现，应快速输血补液治疗。

3）饮食与营养

①改善患儿的营养状况，根据病情给予高糖、高维生素、低脂、易消化软食，食物温度不宜过热。

②避免多刺、干硬、粗糙、尖硬食物，以免损伤食管黏膜，诱发再次出血。

③有肝性脑病的患儿应注意控制蛋白质的摄入量。

4）体位与活动：出血期间应卧床休息。

（2）术后护理

1）按儿科术后护理常规。

2）病情观察与护理

①术后监测患儿生命体征。严密观察患儿伤口有无渗血、渗液，必要时更换敷料。

②观察患儿腹部体征，有无腹痛、腹胀。

③观察并记录引流液的颜色、量、性状等。

④根据医嘱使用有效抗生素，并观察用药后患儿的反应，忌用损害肝细胞的药物。

⑤注意观察患儿意识，防止肝性脑病。

⑥术后应监测免疫球蛋白，IgG、IgM、IgA、T淋巴细胞计数等项目，检查肝功能及肾功能。

⑦脾切除术后应复查血常规，观察血小板计数，防止增长过快引起血栓。

3）饮食与营养：肠功能恢复后，应进食流质饮食，逐渐过渡至软食，进食原则同术前。积极给予营养不良患儿营养支持治疗，以促进伤口愈合，减少腹腔积液形成。

4）体位与活动：患儿病情稳定后可行半卧位，以利于患儿呼吸和引流。鼓励患儿早期下床活动，逐渐增加活动量，以促进肠功能恢复。贫血者下床活动时要防晕厥及跌倒。

5）管道护理：妥善固定各种管道，注意观察引流液的量、颜色及性状，如有异常及时报告医师。

【健康教育】

（1）向家长及患儿说明休息、饮食与门静脉高压症的症状有密切关系，避免剧烈活动、劳累及重体力活动。

（2）避免粗糙、干硬、过热、辛辣食物，以免损伤食管和胃黏膜，诱发出血。

（3）指导家长注意患儿的自我保护，让患儿用儿童软牙刷刷牙，避免牙龈出血；预防外伤。

（4）嘱家长及患儿按医嘱服用保肝药物，定期复查肝功能。

（5）嘱患儿保持心情舒畅，避免哭闹或情绪激动，以免诱发出血。

（6）告知家属定期门诊复查。

（7）如患儿服用阿司匹林等抗血小板聚集药物时，应告知家长观察药物的不良反应。

第五节　先天性颈静脉扩张症

先天性颈静脉扩张症是一种先天性血管畸变。颈静脉扩张症是指颈内静脉因先天性静脉瓣发育不良导致静脉血回流受阻引起的静脉明显扩张，少数患儿颈前静脉亦可扩张，扩张段静脉呈梭形或囊状。男性多见，可单侧或双侧发病。

【临床表现】

（1）当小儿大声喊叫、咳嗽或大声唱歌时，可于颈根部发现肿块，活动停止后，该处变平坦，平时也无任何不适感。

（2）肿块位于胸锁乳突肌前缘中下部或颈后三角区，也可位于颈中部。

（3）肿块触诊无震颤或搏动，听诊无杂音。

【辅助检查】

颈部彩超

显示颈静脉直径增大。

【治疗原则】

（1）保守治疗

先天性颈静脉扩张症是一种良性、自限性疾病，肿块不大不需治疗，但需定期随访检查。

（2）手术治疗

若肿块有逐渐增大趋势，且患儿4岁以上，考虑手术治疗。将扩张的静脉段的静脉切除，结扎扩张静脉的近、远端及其侧支即可。

【护理评估】

（1）术前评估

1）健康史：了解妊娠史，患儿出生情况，Apgar评分。注意询问有无相关遗传病史。

2）身体状况：①局部：患儿颈根部有无肿块；②全身：患儿的生命体征，如有无发热、咳嗽等现象；③辅助检查：包括术前检查和能否耐受麻醉、手术的相关结果。

3）心理和社会支持情况：家长对疾病、手术方式、麻醉与手术的危险性、手术后可能发生的并发症及预后的认知程度和心理承受能力；家庭对手术治疗的经济承受能力。

（2）术后评估

1）康复情况：患儿生命体征是否稳定，切口愈合情况等。

2）术前症状和体征是否缓解或消失。

【护理诊断】

（1）焦虑（家长）	**（2）潜在并发症**
与担心本病预后有关。	扩张段静脉破裂、术后感染。

【护理措施】

（1）术前护理	**（2）术后护理**
①按小儿外科术前护理常规。 ②观察包块大小、性质，避免在扩张段采血。 ③进食清淡易消化的饮食，注意饮食营养。 ④禁止患儿大声叫喊、用力屏气等增加颈静脉压力的行为，防止扩张的静脉破裂。	①按小儿外科术后护理常规。 ②观察患儿生命体征。 ③注意保持切口敷料清洁干燥，避免感染。 ④注意观察患儿呼吸情况。

【健康教育】

（1）嘱家长关注患儿，避免引起颈静脉压增高的因素，如情绪激动、大声哭闹或喊叫，剧烈咳嗽、打喷嚏等。

（2）告知家长预防患儿感冒。

（3）嘱家长给予患儿多食富含粗纤维食物，多饮水，保持大便通畅。

（4）定期复查。

第六节 病毒性心肌炎

病毒性心肌炎是各种病毒感染引起的局限性或弥漫性的非特异性心肌细胞变性、坏死和间质炎症，病毒性心肌炎包括无症状的心肌局灶性炎症和心肌弥漫性炎症所致的重症心肌炎。临床表现以心肌炎性病变为主，有的可伴心包炎和心内膜炎。

【临床表现】

（1）前驱症状

发病前数日或 1~3 周内，患儿多有轻重不等的呼吸道或消化道前驱症状，主要为发热、周身不适、咽痛、腹泻及皮疹等。

（2）心脏表现

轻型患儿一般无明显症状，心肌受累明显时，患儿常诉心前区不适、胸闷、心悸、头晕及乏力等。心脏有轻度扩大伴心动过速、心音低钝，奔马律。

【辅助检查】

（1）血清酶学检查

发病两周内肌酸磷酸激酶同工酶、乳酸脱氢酶同工酶升高。

（2）X 线检查

胸片示心影正常或扩大，合并大量心包积液时心影显著扩大。心功能不全时两肺呈淤血表现。

（3）心电图检查

呈持续性心动过速，多导联 ST 段下移和 T 波低平、双向或倒置，QT 间期延长，QRS 波群低电压。心律失常以期前收缩为多见，尚可见到部分性或完全性窦房、房室或室内传导阻滞。

【治疗原则】

（1）一般处理

急性期应卧床休息至体温正常后 3~4 周，有心脏扩大，心功能不全者应绝对卧床休息 3~6 个月，以后视病情逐渐增加活动量。

（2）改善心肌营养和代谢

应用维生素 C、1,6-二磷酸果糖、辅酶 Q_{10} 等改善心肌营养和代谢。

【护理评估】

（1）健康史

评估患儿近期有无病毒感染病史，如上呼吸道感染、病毒性肠炎、流行性腮腺炎等。

（2）身体状况

评估患儿有无乏力、心悸、胸闷等心肌损害的表现。

（3）心理-社会状况

评估患儿及家长对本病的认知程度，能否配合治疗，家长能否正确护理患儿。

【护理诊断】

（1）活动无耐力

与心肌收缩力下降，组织供氧不足有关。

（2）潜在并发症

心律失常、心力衰竭、心源性休克。

【护理措施】

（1）注意休息

根据不同病期安排休息与活动，为患儿提供安静舒适的环境。急性期应卧床休息，一般休息至体温稳定 3~4 周；有心力衰竭者，休息应不少于 6 个月，待心力衰竭控制、心脏恢复正常大小，再逐步增加活动量，以不出现心悸、气促为宜。评估患儿的活动能力，观察记录活动反应。

（2）调整饮食

摄入富含维生素、高蛋白质、高热量、易消化饮食，加强营养，避免过饱，忌食刺激性食物，有心力衰竭者应限制钠盐摄入。

(3) 病情观察

监测体温、脉搏、心律、血压的变化，了解患儿自觉症状的变化，及时发现心力衰竭、心源性休克等危重情况。

(4) 用药护理

对使用洋地黄类制剂的患儿，注意观察有无毒性反应；对使用利尿药的患儿，应记录24小时出入液体量，注意血压及电解质变化；对使用糖皮质激素的患儿，注意观察有无药物不良反应，如消化道出血、感染加重、高血压等。

(5) 心理护理

心悸、胸痛等不适可造成患儿紧张、焦虑等不良情绪，甚至剧烈哭闹，加重病情。向患儿家属讲清不良情绪对疾病的危害，生活上给予悉心关爱，缓解患儿不良情绪。

【健康教育】

(1) 休息与活动

告知家长患儿不宜作剧烈运动。急性期如症状明显，心脏已扩大者应绝对卧床休息。注意气候变化，及时增添衣服，防止感冒。

(2) 饮食指导

加强营养，选择易消化饮食，避免过饱。

(3) 避免诱因

嘱家长防止患儿过劳及呼吸道感染，纠正缺氧、营养不良等因素。

(4) 避免感染

嘱家长对患儿进行保护性隔离，积极预防各种感染，避免去人多的公共场所，防止各种感染的发生。

(5) 稳定情绪

告知家长应使患儿保持情绪稳定，避免情绪紧张及激动。

(6) 按医嘱用药

嘱家长照看患儿，坚持按医嘱进行药物治疗，定期复查，随诊。

第七节　心源性休克

心源性休克是由于某些原因使心排血量过少、血压下降，导致各重要器官和外周组织灌注不足而产生的休克综合征。儿科多见于急性重症病毒性心肌炎，严重的心律失常如室上性或室性心动过速和急性克山病等心肌病。

【临床表现】

症状因原发病不同而异，如病毒性心肌炎患儿往往在感染的急性期出现心源性休克，表现烦躁不安、面色灰白、四肢湿冷和末梢发绀；室上性阵发性心动过速患儿发作前可有心前区不适、胸闷、心悸、头晕、乏力，听诊时心律绝对规则，心音低钝，有奔马律，并有典型的心电图改变。

（1）休克早期（代偿期）

患儿的血压及重要器官的血液灌注尚能维持，患儿神志清楚，但烦躁不安、面色苍白、四肢湿冷、脉搏细弱、心动过速、血压正常或出现直立性低血压、脉压缩小、尿量正常或稍减少。

（2）休克期（失代偿期）

出现间断平卧位低血压，收缩压降至 80mmHg 以下，脉压 20mmHg 以下，神志尚清楚，但反应迟钝、意识模糊、皮肤湿冷及出现花纹、心率更快、脉搏细速、呼吸稍快、尿量减少或无尿［婴儿 <2ml/（kg·h），儿童＜1ml/（kg·h）］。

（3）休克晚期

重要生命器官严重受累，血液灌注不足，血压降低且固定不变或测不到，患儿出现昏迷、肢冷发绀、脉搏弱或触不到、呼吸急促或缓慢，尿量明显减少［<1ml/（kg·h）］，甚至无尿，出现弥散性血管内凝血和多脏器功能衰竭。

【辅助检查】

（1）血常规

大多白细胞计数增多并且中性粒细胞增多。并发弥散性血管内凝血（DIC）时血小板减少。

（2）尿常规

尿中可见红细胞、各种管型、尿蛋白阳性

（3）血生化检查

可有血糖、血钾、尿素氮和肌酐升高，心肌酶谱可升高，乳酸水平可升高。

（4）血气分析

早期为代谢性酸中毒和呼吸性碱中毒，中、晚期为代谢性酸中毒合并呼吸性酸中毒。氧分压及血氧饱和度降低。

（5）凝血功能

并发 DIC 时，可有凝血酶原时间延长，纤维蛋白原降低，凝血因子减少，FDP 和 D-二聚体升高。

（6）胸部 X 线检查

有肺淤血的征象，同时有胸腔积液及心包积液的表现。

（7）心电图

除原发病的改变外，还可出现 ST-T、传导阻滞和心律失常等。

（8）微循环灌注情况检查

皮温低于肛温 1℃ 以上表示休克严重。眼底检查可见小动脉痉挛和小静脉扩张、视网膜水肿。甲皱微血管的管襻数目显著减少，可有微血栓形成。

【治疗原则】

（1）应在严密的血流动力学监测下积极开展各项抢救治疗。
（2）纠正低血容量。
（3）合理应用多种血管活性药物和利尿剂。
（4）纠正水、电解质及酸碱平衡失调。
（5）建立有效的机械辅助通气。
（6）治疗原发心脏病。

【护理评估】

（1）健康史

评估患儿有无重症病毒性心肌炎、严重的心律失常等严重心脏病病史。

（2）身体状况

评估患儿有无烦躁不安、面色苍白、四肢湿冷、脉搏细速等休克早期表现。

（3）心理-社会状况

评估患儿家长对心源性休克及其预后有无了解，能否认识其严重性并积极正确配合救治。

【护理诊断】

（1）有效循环血量不足

与心功能受损、心脏搏出量减少有关。

（2）有外伤的危险

与突发头晕、乏力有关。

（3）低效型呼吸型态

与肺淤血有关。

（4）恐惧

与病情凶险有关。

（5）潜在并发症

酸碱平衡失调、感染、DIC、多器官功能衰竭。

【护理措施】

（1）一般护理

1）卧床休息：患儿采取平卧位或中凹位，头偏向一侧，保持安静，注意保暖，避免受寒而加重病情。一切治疗、护理集中进行，避免过多搬动。烦躁不安者遵医嘱给镇静剂。

2）保持呼吸道通畅，防止吸入性肺炎的发生，应暂禁食。

3）皮肤护理：根据病情适时翻身，预防压疮，骨骼突出部位可采用气圈。翻身活动后要观察血压、心率及中心静脉压的变化。

4）保护患儿的安全：休克时患儿往往烦躁不安、意识模糊，应给予适当的约束，以防患儿坠床或牵拉、拔脱仪器和各治疗管道。

5）心理护理：①医务人员在抢救过程中做到有条不紊，为患儿树立信任感，从而减少恐惧。②经常巡视病房，给予关心鼓励，让患儿最亲近的人陪伴，增加患儿的安全感。③及时跟患儿及家长进行沟通，使其对疾病有正确的认识，增加战胜疾病的信心。④适时给予听音乐、讲故事，以分散患儿注意力。

（2）重点护理

1）吸氧：根据病情选择适当的吸氧方式，保持呼吸道通畅，使氧分压维持在 70mmHg 以上。

2）建立两条以上静脉通路，保证扩容有效进行。遵医嘱补生理盐水、平衡盐液等晶体溶液和血浆、右旋糖酐等胶体溶液。

3）详细记录出入液量：注意保持出入液量平衡，有少尿或无尿者应立即报告医生。

4）维持正常的体温：注意保暖，但不宜体外加温，因为加温可使末梢血管扩张而影响到休克最初的代偿机制——末梢血管收缩，影响重要器官的血流灌注。同时还会加速新陈代谢，增加氧耗，加重心脏负担。

（3）治疗过程中可能出现的情况及应急措施

1）监测生命体征变化，注意患儿神志状态、皮肤色泽及末梢循环状况。

2）观察输液反应，因输液过快、过量可加重心脏负担，输液速度控制<5ml/（kg·h）。

3）观察药物的疗效及不良反应，应用血管活性药物时避免药液外渗引起组织坏死。

4）观察周围血管灌注：血管收缩首先表现在皮肤和皮下组织，良好的周围灌注表示周围血管阻力正常。皮肤红润且温暖时表示小动脉阻力降低；皮肤湿冷、苍白表示血管收缩，小动脉阻力升高。

【健康教育】

（1）向家长说明疾病的严重性，并要求配合抢救，不要在床旁大声哭泣和喧哗。

（2）要求家长协助做好保暖和安全护理，在患儿神志模糊时适当做好肢体约束和各种管道的固定。

（3）不要随意给患儿喂水喂食，以免窒息。

（4）教会家长给患儿肢体做被动按摩，以保证肢体功能。

第六章　泌尿系统疾病患儿的护理

第一节　急性肾小球肾炎

急性肾小球肾炎（AGN）是一组不同病因所致的感染后免疫反应引起的急性弥漫性肾小球炎性病变，以链球菌感染后急性肾炎最为常见。肾小球以毛细血管内皮细胞增生为主，病程多在1年内。本病一般预后良好，发展为慢性肾炎者罕见。少数严重病例起病2周内可出现高血压脑病、心力衰竭、急性肾功能不全的严重表现。

【临床表现】

（1）典型症状

①前驱症状：急性起病，多数病例病前1~2周有呼吸道或皮肤感染史。

②水肿、少尿：早期常有水肿，先见于眼睑，严重时迅速延及全身。水肿时尿量减少。

③血尿：常为起病的首发症状，多为镜下血尿，其中30%~50%患儿有肉眼血尿。

（2）体征

①水肿：程度不等，呈非凹陷性，严重病例可有少量胸腔积液或腹腔积液。

②高血压：约1/2患儿有高血压，学龄儿童>130/90mmHg，学龄前儿童>120/80mmHg。

（3）严重表现

①高血压脑病：多发生于急性肾炎病程早期，起病一般较急，表现为剧烈头痛、频繁恶心呕吐，继之视物模糊、复视、暂时性黑蒙，并有嗜睡或烦躁，如不及时治疗则发生惊厥、昏迷，少数暂时出现偏瘫、失语，严重时发生脑疝。

②心力衰竭：临床表现为气急、不能平卧，胸闷，咳嗽，咳粉红色泡沫痰，听诊肺底有湿性啰音，奔马律。肝脏大，危重者可因肺水肿于数小时死亡。

③急性肾功能不全：临床表现为少尿或无尿，血尿素氮、血肌酐升高，并出现双下肢水肿、高血钾、代谢性酸中毒。

【辅助检查】

（1）尿液检查

尿蛋白（+）~（+++），红细胞（++）~（++++）可以见到大量的白细胞以及透明管型、颗粒管型和红细胞管型等。

（2）血液检查

外周血红细胞计数及血红蛋白轻度降低，白细胞计数增多或正常；红细胞沉降率增快；抗链球菌溶血素"O"（ASO）往往增高；早期血清补体 CH50、C3 下降，多于病后 6~8 周恢复正常。部分患儿可有短暂的不同程度血尿素氮和肌酐升高，内生肌酐清除率降低。

【治疗原则】

（1）一般治疗

急性期卧床休息，肉眼血尿消失，水肿消退血压恢复正常后适当活动，低盐优质蛋白饮食。

（2）抗感染治疗

清除链球菌感染病灶应用青霉素 10~14 天，青霉素过敏者改用红霉素，避免使用肾毒性药物。

（3）对症治疗

①水肿：有明显水肿、少尿或有高血压及体循环充血者，应用利尿剂，常选用氢氯噻嗪、呋塞米（速尿）等。

②高血压：凡经休息、限盐、利尿而舒张压仍高于 90mmHg 者，给予降压药，如硝苯地平（心痛定）、卡托普利等。高血压脑病时，硝普钠加入葡萄糖液中缓慢静脉滴注。出现急性肾衰竭时采用透析治疗。

③严重循环充血：首先应用呋塞米脱水，如症状不缓解可加用硝普钠，可适当使用毛花苷 C。

④急性肾衰竭：及时处理水、电解质紊乱及酸碱平衡失调，必要时采用透析治疗，以渡过危险期。

【护理评估】

（1）健康史

询问患儿发病前1~4周有无上呼吸道感染史或皮肤感染史，目前有无发热、乏力、头痛、呕吐及食欲下降等全身症状；若主要症状为水肿或血尿，应了解水肿开始时间、持续时间、发生部位、发展顺序及程度。了解患儿24小时排尿次数及尿量、尿色。询问目前药物治疗情况，用药的种类、剂量、疗效及不良反应等。

（2）身体状况

评估患儿目前的症状和体征，包括一般状态，如神志、体位、呼吸、脉搏、血压及体重等。检查水肿的部位、程度及指压迹，有无颈静脉怒张及肝肿大，肺部有无啰音，心率是否增快及有无奔马律等。

分析实验室检查结果，注意有无血尿、蛋白尿；有无低补体血症及抗链球菌溶血素"O"升高；血浆尿素氮、肌酐升高等。

（3）心理-社会状况

患儿多为年长儿，常因中断了日常与同伴的玩耍或不能上学而担心学习成绩下降等，会产生紧张、忧虑、抱怨等心理，表现为情绪低落、烦躁易怒等。家长因缺乏本病的有关知识，担心转为慢性肾炎影响患儿将来的健康，可产生焦虑、绝望等心理，渴望寻求治疗方法，愿意接受健康指导与医务人员合作。

【护理诊断】

（1）体液过多

与肾小球滤过率下降、水钠潴留有关。

（2）活动无耐力

与水肿、高血压有关。

（3）营养失调：低于机体需要量

与蛋白质丢失、水肿导致消化功能下降及限盐饮食有关。

（4）焦虑

与病程长、医疗性限制及疾病治疗护理知识缺乏等有关。

（5）潜在并发症

高血压脑病、心力衰竭、急性肾衰竭、营养障碍、贫血等。

【护理措施】

(1) 一般护理

1）要求病室阳光充足，空气新鲜，室温保持在 18~20℃。减少探访人数及次数，以防交叉感染。

2）休息：起病 2 周内患儿应卧床休息，待水肿消退、血压降至正常、肉眼血尿消失，可下床轻微活动。

3）饮食：有水肿及高血压的患儿应限制钠盐摄入，钠盐量 60~120mg/（kg·d）；有氮质血症时限制蛋白的入量，0.5g/（kg·d）；供给高糖饮食以满足患儿热量需要；除非严重少尿或循环充血，一般不必严格限水。在尿量增加，水肿消退，血压正常后可恢复正常饮食，以保证患儿生长发育的需要。

4）皮肤护理：加强全身皮肤黏膜清洁工作，注意保护水肿部位的皮肤，以免损伤而引起感染。

(2) 重点护理

1）观察病情变化

①观察尿量、尿色，准确记录 24 小时出入液量，每日晨测体重 1 次。如患儿尿量增加，肉眼血尿消失，提示病情好转。如尿量持续减少，出现头痛、恶心、呕吐等，要警惕急性肾衰竭的发生。此时应嘱患儿绝对卧床休息，精确记录出入液量，严格控制液体量，给予无盐、优质蛋白、高碳水化合物饮食，并做好透析前的准备工作。

②每 8 小时一次监测血压，血压显著升高者，酌情增加测量次数。若出现血压突然升高，剧烈头痛、视物不清、呕吐等，提示高血压脑病的可能，立即绝对卧床休息，抬高头肩 15°~30°，吸氧，并遵医嘱予镇静、降压、利尿处理。

③密切观察患儿有无烦躁不安、不能平卧、胸闷、心率增快、尿少、肝脏肿大，发现上述症状立即予以吸氧、半卧位、严格控制液体摄入，并通知主管医生。

2）观察药物的治疗效果和不良反应：应用降压药后应定时测量血压，评价降压效果，并观察有无不良反应。如应用利血平后可有鼻塞、面红、嗜睡等不良反应；应用硝苯地平降压的患儿避免突然起立，以防直立性低血压的发生；应用硝普钠应现用现配，放置 4 小时后不可再用，整个输液系统需避光；应用利尿剂，尤其静脉注射呋塞米后，要注意有无利尿过度，导致脱水、电解质紊乱等。

（3）治疗过程中可能出现的情况及应急措施

1）症状体征的观察：监测体重、血压，观察水肿情况、尿量、尿的颜色、尿的性质等情况。出现异常情况应及早与医生联系，积极处理。

2）观察药物疗效和不良反应：应用利尿剂时应按时监测电解质情况。应用降压药应注意交替使用的降压效果。

【健康教育】

（1）告知患儿和家长急性肾小球肾炎是一种自限性疾病，目前尚无特异疗法，本病预后良好，发展成慢性肾炎者少见，使患儿及家长增强信心，更好地与医护人员合作。尤其配合医务人员观察和记录尿量、尿色及血压。

（2）指导患儿和家长制订食谱，强调限制患儿钠、水及蛋白质摄入的重要性。

（3）强调限制患儿活动是控制病情进展的重要措施，整个病程中应始终适当限制活动，尤以前2周最为关键尿中红细胞减少、血沉正常可上学，但要避免体育活动，Addis 计数正常后恢复正常生活。

（4）做好出院指导及预防宣教工作，强调锻炼身体、增强体质，避免或减少上呼吸道感染是预防本病的根本方法。一旦发生上呼吸道感染或皮肤感染，应及早应用青霉素或红霉素彻底治疗。

第二节　急进性肾小球肾炎

急进性肾小球肾炎（RPGN）是一种多病因引起的临床综合征，临床过程进展迅速，很快发展为肾衰竭。肾脏病理以广泛新月体形成为特点，如不能早期诊断和有效治疗，预后差，3~6 个月大多数患儿进入终末期肾衰竭。

【临床表现】

（1）前驱症状

急性起病，病前2~3周内可有疲乏、无力、发热、关节痛等症状。

1/3~1/2 患儿可有上呼吸道感染史。

（2）水肿、少尿

水肿呈全身性，非凹陷性，程度不等，严重病例可有胸腔积液或腹腔积液。尿量减少，体重呈进行性增加。

（3）血尿

多数患儿有血尿，约 1/3 患儿表现为肉眼血尿。

（4）面色

苍白，贫血貌。

（5）高血压

多数呈持续性。

【辅助检查】

（1）尿液检查

持续性血尿，可有肉眼血尿和红细胞管型，大量蛋白尿，白细胞也常增多，尿比重和尿渗透压降低且固定。

（2）血液检查

1）红细胞和血红蛋白降低，白细胞和血小板可升高。

2）血补体 C3 多正常，免疫复合物型可降低。

3）与分型有关的血液检查：①抗基底膜抗体：在Ⅰ型可阳性。②抗中性粒细胞胞浆抗体（ANCA）：3 型均可阳性，以Ⅲ型最敏感。③冷球蛋白试验：在Ⅱ型可阳性。

（3）肾脏 B 超

可发现肾脏肿大或正常大小，皮髓质分界不清。

【治疗原则】

本症治疗应包括针对肾脏病变及急性肾衰竭两部分。对继发性者还需对原发病给予治疗。

（1）甲泼尼龙冲击伴环磷酰胺治疗

每次以 15~30mg/kg（总量成人不超过 1000mg）溶于葡萄糖液100~200ml 内静脉输入。每日或隔日一次，3 次为一疗程。视病情 1~2 个疗程。辅以口服泼尼松及环磷酰胺治疗。不良反应：高血压、消化性溃疡、严重感染、心律失常、高凝状态等。

（2）常同时加以肝素、双嘧达莫治疗。

（3）替代治疗：有急性肾衰竭时行透析治疗。

【护理评估】

（1）健康史

评估患儿近期有无呼吸道感染病史；有无接触汽油、丙硫氧嘧啶、肼苯达嗪等可疑致病物。

（2）身体状况

评估患儿有无乏力、血尿、水肿、头晕等症状，是否血压升高、尿蛋白阳性。

（3）心理-社会状况

评估患儿及家长对本病的认知程度，能否积极配合治疗，能否掌握患儿的照护知识。

【护理诊断】

（1）有感染的危险

与大量蛋白丢失、应用激素及细胞毒性药物治疗有关。

（2）恐惧

与病情进展快、预后差有关。

（3）潜在并发症

高血压脑病、消化道溃疡等。

【护理措施】

（1）一般护理

患儿应绝对卧床休息至病情好转；保证营养，供给足够的热能，限制水、盐、蛋白质的摄入；积极预防感染，每日认真做好生活护理，如口腔护理、皮肤清洁卫生，经常擦身，勤换内衣，保持病室空气新鲜，减少探访。

（2）心理护理

RPGN 因病情重、发展快、预后差、死亡率高，易引起患儿及家长恐惧和绝望情绪。医护人员应以高度的同情心，热情帮助、关心患儿，多与患儿及家长交流，给予解释、安慰和鼓励，树立起战胜疾病的信心。

（3）重点护理

1）安排患儿于抢救病房，准备好氧气、吸引器及监护设备，及时采取对症护理。

2）密切观察病情变化

①密切观察患儿的生命体征及精神状态，特别要注意有无水、电解质紊乱和酸碱平衡失调；有无头痛、视物模糊、呕吐等高血压脑病的表现；有无烦躁不安、胸闷、心悸、肝脏肿大等心力衰竭症状；有无恶心、呕吐、厌食等，警惕急性肾衰竭的发生。

②准确记录24小时出入液量；每日晨定时测空腹体重以检查水肿进展情况；每8小时一次监测血压，血压显著升高者，酌情增加测量次数并及时报告医师及时处理。

③密切观察药物疗效和不良反应：应用利尿剂后要注意尿量，有无脱水；应用降压药后要定时测量血压，评估降压效果；应用肝素后要注意有无发生出血倾向；甲基泼尼松龙冲击期间应警惕血压升高而发生高血压脑病、消化道应激性溃疡或出血；环磷酰胺冲击治疗时要进行水化，鼓励患儿多饮水，以防发生出血性膀胱炎。

3）行腹膜透析治疗的患儿按腹膜透析护理。

（4）治疗过程中可能出现的情况及应急措施

密切观察病情，发现异常及时处理。

1）症状体征的观察：监测体重、血压，观察水肿情况、尿量、尿的颜色、尿的性质等情况。出现异常情况应及早与医生联系，积极处理。

2）观察药物疗效和不良反应：应用利尿剂时应按时监测电解质情况。应用降压药应注意交替使用的降压效果。

【健康教育】

（1）向患儿及家长讲解本病的有关护理、治疗计划以及对休息、饮食的要求，并告知各种药物的不良反应使家长配合治疗与护理。

（2）指导家长协助护理人员做好各项生活护理，记录出入液量。

（3）出院指导

①休息：出院后如血压仍高、尿常规改变明显者应卧床休息，待尿

化验好转、血压降至正常后可在室内适当活动。6个月至1年，如病情稳定，可逐渐恢复体力活动及上学。

②饮食：给予足够的热量以满足机体恢复的需要，多吃新鲜蔬菜、水果，进食蛋、奶等优质蛋白质，但应适当限制每日的摄入量，同时适当限制肉类、鱼类、海产品等含磷高食物的摄入，如无水肿、高血压，可不必忌食盐。

③预防感染：保持患儿卧室空气流通、阳光充足，限制亲友探视；加强生活护理，注意饮食卫生，防止各种感染。

④服药指导：严格按照医嘱，准确、及时服用药物，不得自行减量或停药；不使用肾毒性药物，以保护残肾功能。

⑤每周化验尿常规1次，尿检正常后每2~4周化验1次。定时监测血压，定期复查血常规、肾功能、肾脏B超。

第三节 乙型肝炎病毒相关肾炎

乙型肝炎病毒相关肾炎（HBV-MN）是乙型肝炎病毒感染后所致的肾小球疾病，以膜性肾炎为基本病理改变。本病好发于学龄儿童，临床类型多样，部分病例可自愈。

【临床表现】

（1）起病缓慢或隐匿。多数患儿可有程度不等的血尿、蛋白尿，少数患儿有少尿，部分患儿可有高血压。

（2）可有肝功能损害表现，如食欲缺乏、乏力等。肝脏肿大、有压痛。

（3）少数患儿有程度不等的水肿，呈凹陷性或非凹陷性。

【辅助检查】

HBV-MN患儿血清HBsAg和HBcAb几乎都是阳性，80%患儿HBeAg阳性，其余为HBeAb阳性，也有肾小球内HBsAg阳性而血清HBsAg阴性者，15%~64%患者有血清补体C3降低。

【治疗原则】

抗病毒治疗为主

（1）重组人类 α 干扰素（α-IFN）100 万~300 万 U 肌注，每周 3 次，6 个月为一疗程。不良反应为发热、流感样症状、嗜睡和乏力，少数患者发生多形红斑。	（2）阿糖腺苷（Ara-a）：抑制病毒复制。剂量 15mg/（kg·d）静脉滴注，2 周为一疗程，联合应用 α-IFN 效果较好。
（3）胸腺肽 α：具有免疫调节作用，与 α-IFN 合用效果更好。	（4）核苷（酸）类似物：可以直接抑制乙肝病毒的复制。低龄儿童慎用。

【护理评估】

（1）健康史

评估患儿乙型肝炎的病程、治疗情况；检测血清 HBsAg、HBcAb 是否阳性，有无肝功能损害、肾功能损害病史。

（2）身体状况	**（3）心理-社会状况**
评估患儿有无乏力、食欲下降等肝功能损害表现；了解有无血尿、蛋白尿、高血压等肾功能损害表现。	评估患儿及家长对本病的认知程度；家长能否积极配合治疗；家长是否掌握照护患儿知识。

【护理诊断】

（1）有感染的危险	**（2）焦虑**
与长时间应用抗病毒药物致机体抵抗力下降有关。	与病程长、影响患儿上学与生活有关。

【护理措施】

（1）一般护理

①休息：处于乙型肝炎急性期，有水肿、高血压者应卧床休息。待临床症状消失、尿检轻度异常，可逐渐增加活动量。

②饮食：给予高热量、高维生素、低蛋白、清淡易消化饮食，食欲减退的患儿应鼓励少量多次进餐，伴水肿、高血压者给予低盐饮食。

③隔离与消毒：按消化道及血液病患者隔离。患儿的食具、药杯、体温表用相应浓度的含氯消毒剂浸泡消毒。注射、采血、输液器械一次性应用，用后焚毁处理。

（2）重点护理

①预防感染：保持口腔及皮肤清洁，保护水肿部位皮肤，勤翻身，避免擦伤和压疮。注意饮食卫生，避免消化道感染。

②病情观察：观察生命体征的变化，观察尿量、尿色及水肿情况；观察精神状态及面色，有无皮肤黄染、乏力、食欲缺乏、腹胀、肝区压痛等；准确记录24小时尿量。

（3）治疗过程中可能出现的情况及应急措施

①症状体征的观察：监测血压，观察尿量、尿的颜色、尿的性质等情况。出现异常情况应及早与医生联系，积极处理。

②观察药物疗效和不良反应：应用利尿剂时应按时监测电解质情况。应用抗病毒药物应警惕不良反应如发热、流感症状、嗜睡和乏力等。

【健康教育】

（1）告知患儿及家长本病病程较长，多数病例经数年方可自然缓解，预后多良好，让患儿及家长树立长期治疗的信心。

（2）告知家长乙型肝炎的传播途径、症状，以及预防和消毒隔离知识，告之积极防治乙型肝炎的重要性，本病可随着乙型肝炎的有效控制而缓解。

（3）出院指导

①休息：出院后若肝功能正常，无水肿、高血压，可适当活动，待尿蛋白转阴、病情稳定，可回学校学习，但应避免剧烈运动和过度劳累。

②饮食：饮食应易消化、少油腻，多吃含碳水化合物和维生素高的食物，并给予优质蛋白（如瘦肉、蛋、奶类、豆制品等）饮食。

③培养良好的生活习惯，注意卫生，避免感染，以免病情反复。

④每周化验尿常规1次，正常后可每2~4周化验1次，6个月~1年复查肝功能和乙肝3项。同时需在专科门诊随访数年。

第四节　过敏性紫癜性肾炎

过敏性紫癜性肾炎是指由过敏性紫癜引起的肾损害。春秋季发病居多，多发生于儿童。是一组以变态反应所致的广泛性毛细血管炎为主要病理基础的临床综合征，包括特征性皮疹、腹部绞痛、关节痛及肾小球肾炎，有时还出现上消化道出血。其病因可为细菌、病毒及寄生虫等感染所引起的变态反应，或为某些药物、食物等过敏，或为植物花粉、虫咬、寒冷刺激等引起。

【临床表现】

除有皮肤紫癜、关节肿痛、腹痛、便血外，主要为血尿和蛋白尿，多发生于皮肤紫癜后1个月内，有的患儿可以同时出现皮肤紫癜、腹痛，有的仅是无症状性的蛋白尿。

【辅助检查】

（1）尿液检查

主要为血尿和（或）蛋白尿，多属低选择性，如有肾间质或肾小管损害，可出现小分子蛋白如RBP、β_2微球蛋白、溶菌酶等升高。

（2）血液检查

血常规、出血时间和凝血时间均正常，血小板计数和功能试验正常，红细胞沉降率增快；血生化及肾功能正常，或出现相应的异常改变。

（3）血液特殊检查

补体C3、C4均正常，早期IgA可升高，并可检测出IgA类风湿因子，其他如IgG、IgE均可升高或正常，部分患儿免疫复合物阳性。

（4）病理检查

常见局灶系膜增生病变，严重者可出现系膜弥漫增殖和新月体形成，免疫荧光检查表现为系膜区 IgA 颗粒样沉着，皮肤活检有助于同 IgA 肾病外的肾炎作鉴别。

（5）毛细血管脆性试验

约有半数呈阳性。

【治疗原则】

（1）针对诱因治疗，如应用抗生素等。
（2）抗过敏治疗。
（3）肾上腺皮质激素及细胞毒药物治疗。
（4）对症支持治疗。

【护理评估】

（1）健康史

了解患儿出现水肿有无诱因；起病方式；水肿及紫癜出现部位、程度、特点及消长情况。

（2）身体状况

了解有无生命体征的变化；有无感染表现等。

（3）心理-社会状况

评估患儿及家长对本病的认知程度，对治疗、护理的配合程度。

【护理诊断】

（1）皮肤完整性受损

与血管炎造成的紫癜及低蛋白血症造成的水肿有关。

（2）疼痛

与关节肿痛、肠道炎症有关。

（3）焦虑

与病程长、预后不确定有关。

（4）潜在并发症

消化道出血、颅内出血、感染、肾衰竭等。

【护理措施】

（1）一般护理

①饮食护理：一般不需特殊限制饮食，应供给高热量、高维生素、优质蛋白饮食，可根据肾功能调节蛋白质摄入量，伴水肿和高血压的患儿应限钠盐、水的摄入。有消化道出血的患儿，需给予无渣流食，出血量多的患儿，应禁食。尽量避免鱼、虾、蟹、牛奶、鸡蛋等可能诱发过敏的食物，以免复发。

②绝对卧床休息、意识不清、烦躁不安、抽搐、昏迷者，应安放床档，加强巡视，以防坠床。

（2）对症护理

①呕吐、腹泻频繁的患儿应注意水、电解质紊乱，出现有关症状时应及时通知医师。

②若出现脑部异常表现或因低钙而出现抽搐、烦躁时，应保护患儿，以免自我伤害，并立即通知医师。

③呼吸有氨味者，易并发口腔炎，应加强口腔护理。

④皮肤护理：由于代谢产物潴留致皮肤瘙痒时忌用力搔抓，以免感染，可用不含碱性物质的温水清洗；水肿重的患儿需经常更换体位，预防压疮的发生。床铺平整、干净无皱褶，以防皮肤压疮。患儿要保持皮肤清洁、干燥，及时更换内衣。

（3）病情观察

①严密观察病情变化，每日测体重、血压、记录出入量，观察体内有无液体潴留或不足。有无腹痛、恶心、呕吐及便血等，腹痛剧烈的患儿，应及时处理。

②注意观察高血压脑病、心力衰竭及心包炎等病的征象，有异常及时通知医师。

（4）心理护理

由于病程迁延，治疗过程相对较长，患儿和家长易产生恐惧、悲观及焦虑心理。首先要对家长表示理解和同情，鼓励家长对患儿的治疗树立信心。多和患儿谈心，以得到信任，通过语言、表情、行为来消除患儿的恐惧心理，改善患儿的情绪、提高依从性。

【健康教育】

（1）鼓励患儿及家长树立战胜疾病的信心。

（2）指导家长继续观察病情，合理调配饮食，合理安排患儿的生活起居，房间应保持空气清新，定时通风；每日擦拭清洁患儿可能接触到的物品；注意对患儿防寒保暖，预防感冒，少到公共场合活动；患儿应多卧床休息，并经常更换体位，以防止血栓等并发症的发生；患儿不能过劳，以免病情复发、加重。

第五节　肾病综合征

肾病综合征（NS）是一组由多种原因引起的肾小球基膜通透性增高，导致大量蛋白质从尿中丢失而引起一系列临床综合征。在儿童肾疾病中发病率仅次于急性肾小球肾炎（ANG），居第 2 位。

【临床表现】

（1）大量蛋白尿和低蛋白血症	（2）重度水肿
不同病理类型的肾病综合征，其肾小球毛细血管受损的部位和程度不一，各种蛋白质漏出的比例不一，致尿中蛋白质成分的含量各异。尿中丢失大量蛋白是低蛋白血症主要原因，多数以小分子量的清蛋白和 γ-球蛋白降低为主，并且是全身性的，患儿机体蛋白质储存量减少，利用也明显减少。	全身高度水肿，呈凹陷性，逐渐加重，随体位而变化，以颜面、下肢及阴囊水肿最为明显，严重者阴囊皮肤紧张薄而透明，甚至有液体渗出，有时不能睁眼，有胸腔积液、腹腔积液时，可引起呼吸困难。水肿症状可反复出现，迁延日久。

（3）高脂血症
血总胆固醇明显升高，多>5.7mmol/L。

（4）并发症
①感染：由于病程迁延，患儿机体抵抗力降低，易并发各种感染，以腹膜炎较多见，表现有高热、腹痛、呕吐等全身中毒症状，此外也可出现皮肤或上呼吸道感染，感染常加重症状或使之复发。

②血栓和栓塞：该疾病患儿纤维蛋白溶解酶原和纤溶酶（纤维蛋白溶解酶）均减少，血小板、血浆纤维蛋白原等增多，血液呈高凝状态，加之该病特点是易发生动脉血栓和静脉血栓，以肾静脉血栓最常见，临床易出现血尿、腰痛。

③急性肾衰竭：严重病例会出现急性肾衰竭。

【辅助检查】

（1）尿液检查

尿蛋白定性一般为（+++）～（++++），尿中可见红细胞、管型等。24 小时尿蛋白定量>50mg/（kg·d）。

（2）血生化检查

血浆清蛋白<25g/L，血中总胆固醇、三酰甘油等升高。

（3）肾功能检查

可有轻重不等的肾功能损害，水肿初期，有效血容量降低，尿少，轻度氮质血症。

（4）肾活检病理检查

小儿时期以微小病变型占大多数，约为80%。一般临床表现为单纯性肾病者，病理多属微小病变型；临床为肾炎性肾病，病理多属非微小病变型，但并非绝对。

（5）肾脏B超检查

双肾正常或缩小。

【治疗原则】

注意休息，水肿等症状严重时限制活动。综合治疗，入院时进行咽拭子及尿培养，必要时给予抗生素、注射γ-球蛋白；应用利尿药时，需严格掌握指征；激素疗法，以肾上腺皮质激素为主；对激素敏感但出现毒性作用、多复发型以及激素依赖和激素耐药的患儿可加用免疫抑制药。

【护理评估】

（1）健康史

了解患儿既往体质情况，是否为过敏体质，发病前有无感染、劳累、预防接种等诱因。询问首次发病情况、病程长短、诊疗经过，了解患儿有无诊断明确的原发病。

（2）身体状况

评估患儿水肿的程度，有无少尿、血尿、高血压等，观察有无并发症。

（3）心理-社会状况

评估患儿和家长的心理状态，了解患儿和家长对本疾病的认识程度，了解患儿家庭经济情况和社会保障情况。

【护理诊断】

（1）体液过多

与低蛋白血症导致的、水钠潴留有关。

（2）营养失调：低于机体需要量

与大量蛋白尿、食欲下降有关。

（3）有皮肤完整性受损的危险

与高度水肿及免疫力低下有关。

（4）潜在并发症

感染、电解质紊乱、血栓形成及急性肾衰竭等。

（5）活动无耐力

与低蛋白血症有关。

（6）焦虑

与病程长/反复、药物不良反应及担心疾病预后等有关。

【护理措施】

（1）注意休息与活动

全身严重水肿，合并胸腔积液、腹腔积液、出现呼吸困难者应绝对卧床休息，取半坐卧位。保持肢体的适度活动，防止血栓形成。

（2）用药护理

注意各种药物的疗效和用药后的不良反应。

（3）饮食护理

不需特别忌口，适当增加蛋白质，如水肿、高血压明显时忌限盐，控制摄入水量。激素治疗过程中，另补维生素 D 和钙剂。

（4）心理护理

鼓励患儿及家长乐观对待疾病，树立治疗信心。

【健康教育】

（1）告知家长，患儿出院后应继续保持良好的休息，合理饮食。

（2）告知家长，患儿定期门诊复诊。

（3）指导家长，预防各种感染的发生。

第六节　IgA　肾　病

IgA 肾病（IgAN）又称 Berger 病。其特点是在肾小球系膜区有以 IgA 为主的免疫物沉积，也可伴有 IgC、IgM 及补体 C3 的沉积。1995～2004 年，我国儿童原发性 IgAN 占同期住院泌尿系统疾病患儿的 1.37%，占肾活检患儿的 11.8%。

【临床表现】

本病多见于 5 岁以上儿童，男女之比约为 2∶1，起病常以上呼吸道感染为诱因。临床上以反复发作性肉眼血尿或镜下血尿最为常见。根据其临床表现，IgA 肾病一般可分为以下 7 种临床类型：

①孤立性血尿型：包括复发性肉眼血尿型和孤立性镜下血尿型。

②孤立性蛋白尿型：24 小时尿蛋白定量<50mg/kg。

③血尿和蛋白尿型：24 小时尿蛋白定量<50mg/kg。

④肾病综合征型：多表现为肾炎型肾病综合征。

⑤急性肾炎综合征型：除血尿、蛋白尿外，还可伴有水肿及高血压，血尿素氮及肌酐可升高。

⑥急进性肾炎综合征型：似急性肾炎综合征，但肾功能在短期内进行性恶化。

⑦慢性肾炎型。

【辅助检查】

尿液检查

尿检大多数为镜下血尿；蛋白尿伴有或不伴有镜下血尿。21%~70%患儿血中 IgA 增高，部分患儿可检出循环免疫复合物。皮肤活检20%~50%可于血管壁上检出 IgA、补体 C3 沉积。

【治疗原则】

IgA 肾病无特异治疗，应根据患儿不同的临床表现及病理改变采用不同的治疗方案。治疗原则是预防、控制感染，保护肾功能，减慢病情进展。

（1）孤立性镜下血尿型

无需特殊治疗，定期随访。

（2）反复发作肉眼血尿不伴蛋白尿型

肉眼血尿多与感染有关，可以行病灶清除，如扁桃体切除。治疗的关键在于去除感染等诱发因素，如肉眼血尿反复发作 2 次以上或持续 2 周以上，可考虑用免疫抑制剂。

（3）血尿伴有少量蛋白尿型

目前推荐长期服用肾素-血管紧张素系统（RAS）阻断剂，例如卡托普利、贝那普利、氯沙坦等，不但具有明显的降低尿蛋白和降血压作用，同时有益于延缓疾病进展。

（4）血尿伴有中重度蛋白尿型或肾病综合征型

可给予糖皮质激素治疗，或联合使用免疫抑制剂如硫唑嘌呤、麦考酚吗乙酯（霉酚酸酯）等，同时考虑联用 RAS 阻断剂，达到减少尿蛋白，延缓肾衰竭的目的。

（5）新月体型肾炎

多采用环磷酰胺（CTX）和激素的双冲击治疗。可改善病情，稳定肾功能。

(6) 慢性肾炎型

重点在于延缓肾功能恶化速度，减少并发症，维持机体内环境的稳定，延迟开始血液净化的时间。在 RAS 阻断剂的基础上选择激素联合 CTX 等治疗。

（7）其他药物治疗

可有维生素 E、鱼油和多聚不饱和脂肪酸等。

【护理评估】

（1）健康史

了解患儿出现水肿、血尿前有无诱因；起病方式；水肿部位、程度、特点及消长情况。

（2）身体状况

了解有无生命体征的变化；有无感染表现等。

（3）心理-社会状况

评估患儿及家长对本病的认知程度，能否正确配合治疗与护理。

【护理诊断】

（1）焦虑

与本病的病程长、反复发作、预后不确定有关。

（2）潜在并发症

感染、肾衰竭、心力衰竭、高血压脑病等。

【护理措施】

（1）一般护理

卧床休息，水肿消退和肾功能正常后，可逐渐下床活动。

（2）饮食护理

肾功能正常者给予高蛋白饮食，肾功能不全者限制蛋白摄入，对水肿、高血压者，钠盐限制为每日 1~2g。

（3）观察病情及并发症

如有无高血压、心力衰竭、肾衰竭，注意有无头痛、心悸、气促、呼吸困难、恶心、呕吐、食欲缺乏、少尿等表现。

（4）正确记录 24 小时出入量，尤其是尿量。

（5）注意保暖，预防上呼吸道感染，对反复发作的扁桃体炎应早期摘除，以免影响病情。

【健康教育】

（1）嘱家长及患儿注意预防感染，尤其是上呼吸道感染易发季节，更应注意加强预防。

（2）指导患儿保持皮肤清洁，注意个人卫生，预防皮肤感染。

（3）告知家长定期门诊随访。

第七节　小儿先天性肾积水

小儿先天性肾积水是小儿泌尿生殖系统畸形中常见的一种疾病，其发病率仅次于隐睾和尿道下裂，居第 3 位，在泌尿系统梗阻中居首位。男性多于女性，发病部位左肾多于右肾，双肾同时发病也不少见。

【临床表现】

（1）腹部包块

为最常见的体征，包块位于一侧腰腹部，呈囊性、光滑、界限清楚，稍活动，新生儿、婴幼儿常因无症状腹部肿块就诊，尤其巨大肾积水，肿块因排尿缩小甚至消失为其特征。

（2）腹痛、腰背痛

患儿腹痛常伴有恶心、呕吐等消化道症状，常被误诊为阑尾炎或其他胃肠道疾病，肾积水引起的腹痛有时能追问到排尿后缓解的病史。

（3）血尿

10%～30%的肾积水患儿因肉眼血尿就诊而被诊断，血尿的主要原因是由于肾实质被牵拉，髓质血管断裂所致。

（4）泌尿系感染症状

以脓尿和发热为主。

（5）高血压

肾积水可由于扩张的集合系统压迫肾血管导致肾素分泌增高，引起高血压。

（6）急腹症

巨大肾积水可由于外伤导致破裂，由于尿液进入腹腔导致腹膜炎。

（7）尿毒症

双侧严重肾积水，孤立肾伴积水或并发感染可导致急性或慢性肾衰竭，表现为生长发育迟缓、厌食等消化道症状。

（8）其他

肾盂输尿管连接部息肉、瓣膜、高位输尿管口、迷走血管或副迷走血管压迫肾盂输尿管连接部，造成尿路梗阻，尿液通过不畅致肾积水。

【辅助检查】

（1）B超检查

肾体积增大，皮质变薄，实质内大小不等液性暗区。

（2）造影检查

X线静脉尿路造影显示肾积水；经输尿管逆行插管造影显示肾积水。

【治疗原则】

（1）围生期经超声检查查出肾积水，如未合并羊水减少，可于出生后1~3周定期复查超声，如肾积水加重不明显，可定期随访观察。

（2）患儿如出现明显梗阻症状，全肾或部分肾功能损害或合并泌尿系统结石、感染及高血压等，则应考虑手术治疗，最经典的手术方式为离断式肾盂成形术。

【护理评估】

（1）健康史

包括年龄、发病诱因，既往排尿困难情况及治疗经过，有无其他伴随疾病。

（2）身体状况

①局部：排尿困难程度、血尿，有无泌尿系感染。
②全身：重要脏器功能及营养状况，评估患儿对手术的耐受性。

（3）心理-社会状况

患儿的心理反应，患儿及家属对疾病拟采取的治疗方法、对手术及可能导致并发症的认知程度，家庭经济承受能力。

【护理诊断】

（1）疼痛

与尿路梗阻有关。

（2）潜在并发症

泌尿系感染、高血压、肾衰竭等。

【护理措施】

（1）术前护理

1）按小儿外科术前护理常规护理。

2）病情观察及护理

①监测血压和尿量：有高血压的患儿应每日定时测量血压，指导患儿避免剧烈运动，注意观察患儿有无头晕、恶心等症状。肾功能异常者应记录 24 小时尿量，正确留取尿标本。

②腹部包块和腰腹疼痛的患儿，应减少患儿活动量，腹痛者应观察疼痛情况和排尿情况。

3）饮食护理

①术前应给予高热量、高蛋白、高维生素饮食，以增加机体抵抗力及组织的修复能力。

②高血压患儿应给予低盐饮食。

（2）术后护理

1）按小儿外科术后护理常规护理。

2）病情观察和护理

①保持患儿呼吸道通畅，婴幼儿应注意防止误吸。监测血压的变化。

②观察患儿肠蠕动恢复情况及腹部体征，观察有无呕吐、腹胀、腹肌紧张等表现。

③保持各种管道的引流通畅，妥善固定各种管道，注意观察引流液的性状及量，观察并记录切口渗出液的颜色、性状、量，如有少量淡血

性或淡黄色液渗出，通常无需处理。

3）饮食护理：术后当天禁食水，术后 1 天禁食或饮少量水，术后 2~3 天进流质饮食，术后 3~5 天进半流食，多饮水，术后 1 周给予普通饮食，多饮水。

4）体位与活动

①全麻清醒后平卧位、低斜坡卧位、健侧卧位交替休息，防止误吸。

②高血压患儿根据血压严重程度决定卧床时间及活动量。

【健康教育】

（1）教会家长注意患儿个人卫生，鼓励患儿多饮水，饮食宜清淡，不宜过咸。

（2）做好患儿会阴部的清洁护理，防止泌尿系逆行感染。

（3）告知家长患儿应卧床休息，术后 1 个月应避免剧烈活动，不要做跳跃式动作及仰卧起坐、俯卧撑。

（4）告知家长患儿若出现尿路感染或腹痛等不适症状应及时就诊。

第八节 泌尿系感染

泌尿系感染（UTI）又称尿路感染，是指病原体直接侵入尿路，在尿液中生长繁殖，并侵犯尿路黏膜组织而引起的炎性损伤。为儿童泌尿系统常见病，感染可累及尿道、膀胱、肾盂及肾实质，统称为泌尿系感染。临床以菌尿和（或）脓尿为特征，可有尿路刺激症状、发热、腰痛等。婴幼儿泌尿系感染时局部症状可不明显，全身症状较重，容易漏诊而延误治疗。2 岁以下儿童多见，女性多于男性。

【临床表现】

（1）急性感染

①新生儿：多由血行感染所致，以全身症状为主，如发热、食欲不振、体重不增、呕吐、腹泻等。

②婴幼儿：全身症状重、局部症状轻微或缺如，主要表现为发热、呕吐、腹痛、腹泻，部分患儿有排尿中断、排尿时哭闹、夜间遗尿等。

③儿童：与成人相似。上尿路感染以发热、腰痛等全身症状明显；下尿路感染以膀胱刺激症状如尿频、尿急、尿痛为主。

（2）慢性感染

病程迁延，大于 6 个月。表现为反复感染、间歇性发热、精神不振、乏力、贫血等。

【辅助检查】

（1）尿常规

有血尿、脓尿、白细胞尿、蛋白尿表现。

（2）尿培养

可获致病细菌。

（3）血常规

中性粒细胞增多，慢性感染者可有贫血表现。

（4）影像学检查

反复感染或迁延不愈者有可能存在泌尿系统畸形和膀胱输尿管反流。

【治疗原则】

治疗的目的是控制感染，祛除病因，纠正诱因，预防复发。

（1）急性期的治疗

应卧床休息，鼓励多饮水，勤排尿。口服碳酸氢钠，用以碱化尿液缓解膀胱刺激症状，并增强相关抗菌药物疗效。

（2）抗菌治疗

早期应用，根据细菌培养和药敏试验结果选择有效的抗生素。一般首选对革兰染色阴性杆菌有效药物，也可选用广谱、强效杀菌，血、尿及肾组织中浓度高、毒性小的药物，如青霉素类、头孢菌素类、复方新诺明等。婴儿忌用呋喃妥因。一般病例可口服给药，7~10 天为一疗程。新生儿、小婴儿及重症患儿多采用静脉给药，联合用两种抗生素，10~14 天为一疗程。

（3）复发与慢性感染的治疗

关键在于找出和去除诱因以达到彻底治疗。反复发作者，在急性发作控制后应积极寻找易感因素加以治疗，同时给小剂量抗菌药物，参照药物敏感试验，联合间歇交替使用，每疗程约2周，总疗程至少2~4个月。尿路畸形者考虑手术治疗。

【护理评估】

（1）健康史

了解婴幼儿有无蛲虫症，有无穿开裆裤等。患病前有无其他系统感染。患病的时间、起病情况，病程长短、诊断治疗经过，有无反复发作史。

（2）身体状况

评估患儿一般情况如何，机体有无感染灶，有无败血症表现、脑膜炎及全身中毒等表现，尤其伴有黄疸的患儿有无生长发育停滞，体重增长缓慢或不增。

（3）心理-社会状况

了解患儿和家长有无烦躁、焦虑等。评估患儿和家长对本疾病的认识程度。了解患儿家庭经济情况和社会保障情况，指导进一步治疗。

【护理诊断】

（1）疼痛

与炎症刺激有关。

（2）体温过高

与细菌感染有关。

（3）排尿异常

与膀胱、尿道炎症刺激有关。

（4）知识缺乏

与患儿及家长缺乏有关尿路感染的护理、治疗和预防等知识有关。

【护理措施】

（1）一般护理

1）休息：急性期卧床休息，症状消失后可适当活动。

2）饮食：高热者给予易消化的半流质食物，婴幼儿要勤喂水，年长儿要鼓励多饮水，以促使细菌毒素由尿中排出。

3）对症护理：高热时，可采取物理降温或药物降温措施。

4）皮肤护理：保持会阴部清洁干燥，每日用 1∶5000 高锰酸钾液（或 1∶5000 呋喃西林液）坐浴 1~2 次。婴儿要勤换尿布，尿布及内裤须单独用开水烫洗后晒干。

（2）重点护理

1）观察病情变化：注意观察全身症状的变化，尤其是婴幼儿，除观察体温变化外，还应观察有无消化系统等症状，观察尿量、尿色等变化。

2）观察药物不良反应：口服抗生素可出现恶心、呕吐、食欲减退等现象，饭后服用可减轻胃肠道不良反应。磺胺类药物服用时要多喝水，并注意有无血尿、尿少、尿闭等。应用阿莫西林、舒巴坦钠时，注意有无皮疹出现；长期应用头孢霉素时，可引起二重感染和凝血功能障碍。万古霉素可造成听力、肾脏损害，输液速度宜慢，保证输注 1 小时以上，并监测尿常规，及时做听力检查。

3）正确留取尿样标本：尿培养结果的可靠性主要取决于尿标本的收集方法，因此在收集尿培养标本时，除常规用 1∶5000 高锰酸钾溶液清洁消毒外阴部外，还应注意以下几点：①在抗生素应用前留尿送检；②用无菌试管留中段尿，避免任何可能发生的污染；③婴儿用无菌接尿袋收集尿标本；④标本留取后应立即送检。

（3）治疗过程中可能出现的情况及应急措施

密切观察病情变化，及时发现异常并积极处理。

1）监测体温、呼吸、血压、心率变化，观察患儿意识、饮食情况、贫血，及时发现并治疗。

2）全身症状如情绪、反应、体温、饮食等是否好转。

3）观察药物疗效和不良反应：抗生素应用后如病情无改善、反复或恶化，应及时与医生联系，以便适当调整抗生素。

【健康教育】

（1）加强卫生意识，婴儿应勤换尿布，幼儿不穿开裆裤，勤换内裤。尿布、内裤应用开水烫后晒干。

（2）教会家长给男性清洗尿道口时应轻轻地将包皮向上翻起。给女性清洗外阴部时，应由前向后擦洗，防止肛门周围细菌污染尿道，引起逆行感染。清洗时用专用的洁具。

（3）耐心向家长解释，按医嘱坚持服药。加强个人卫生，增加患儿抵抗力是预防疾病反复的关键。

（4）对男性的包茎及包皮过长要及时治疗。

第九节　膀 胱 外 翻

膀胱外翻畸形是一种较少见的先天性畸形，出生后发现在下腹壁正中有程度不同的腹壁缺损，致使膀胱自内翻出。严重者膀胱全部外翻，两侧输尿管口外露，耻骨联合缺损，膀胱外翻多为复合性畸形，常见的伴发畸形是尿道上裂、阴囊对裂及阴茎短小。由于膀胱外翻，膀胱黏膜和输尿管外露，很容易使患儿发生尿失禁及上行性肾盂肾炎，该病男性多于女性，约8:1。

【临床表现】

（1）完全性膀胱外翻时，下腹壁中部、膀胱前壁及尿道背侧缺损被外翻的膀胱后壁所占据。不完全性膀胱外翻时，腹壁缺损小，膀胱黏膜突出不多，耻骨在中线正常联合。

（2）外翻的膀胱黏膜呈鲜红色，易出血伴有疼痛。

（3）输尿管开口外露者，可见尿液从输尿管口喷出，下腹、会阴及大腿内侧受尿液浸渍而潮红，周围皮肤常发生皮炎。

（4）男性阴茎短而扁阔上翘，而女性除有尿道上裂外，阴蒂对裂，阴唇、阴阜分开，阴道显露。

（5）因耻骨分离，股骨外旋，行走时步态摇摆。

【辅助检查】

（1）X线检查

骨盆发育异常，耻骨联合完全分开，分开的宽度约和骶骨宽度相当，使骨盆张开呈马蹄形，两股骨外旋。

（2）尿路造影	（3）静脉尿路造影
显示膀胱位置下降。	可显示上尿路其他畸形。

【治疗原则】

（1）功能性膀胱修复

①新生儿由于骨盆环有一定的韧性，出生后 72 小时就诊的患儿仅行膀胱内翻缝合术，无需骨盆截骨术，2.5～5 岁时再行尿道上裂等修复手术。

②畸形较重，特别是就诊时间超过出生后 72 小时的新生儿，需在骨盆截骨术基础上行膀胱修复术及日后尿道上裂等修复术。术后若膀胱容积过小，可能还需行尿流改道术或肠管代膀胱术。

③一期修复术包括双髂骨截骨，膀胱内翻缝合，双输尿管再植、抗反流、尿道成形及腹壁缺损修复术。

（2）尿流改道

膀胱颈功能性修复后，如仍不能控制排尿或有严重尿路感染及肾输尿管积水的患儿可行尿流改道术。

【护理评估】

（1）术前评估

①健康史：了解妊娠史，有无羊水过多等；患儿出生情况，Apgar 评分；评估畸形症状及进展情况等；有无相关遗传史。

②身体状况：评估局部有无其他组织器官畸形；评估患儿的生命体征，如有无发热、泌尿系感染等表现。对特殊检查和能否耐受麻醉、手术的相关结果；观察患儿有无硬肿症，是否需要入保暖箱。

③心理-社会状况：患儿身体不同于正常人，有畸形、器官功能异常，家长对手术方式、麻醉与手术的危险性、术后可能发生的并发症、预后都容易产生焦虑情绪。

（2）术后评估

①生命体征是否稳定。

②各种引流管的引流情况。

③切口愈合情况。

【护理诊断】

（1）焦虑（家长）

与家长担心本病预后有关。

（2）潜在并发症

尿路感染、尿失禁。

【护理措施】

（1）术前护理

①按小儿外科术前护理常规护理。

②外翻膀胱的护理：床上使用支被架保护，以免外翻部分黏膜摩擦，导致出血和感染，采用无菌凡士林纱布覆盖外翻膀胱，定时予温盐水清洗，加强外翻膀胱周围皮肤的护理，勤用温水清洁皮肤，皮肤发红的患儿可涂氧化锌油保护。所有尿布均采用高压灭菌。

③加强营养，予母乳喂养或人工喂养，摄入不足的患儿可给予静脉营养支持。

④肠道准备：术前3天开始进食流质饮食，术前晚开始禁食，术前晚及术晨各清洁灌肠1次。

⑤术晨遵医嘱留置胃管。

（2）术后护理

①按小儿外科术后护理常规护理。

②监测生命体征，保暖，保持患儿呼吸道通畅，遵医嘱吸氧。

③体位护理。患儿应呈低斜坡位休息，头偏向一侧，防止误吸。控制患儿臀部扭动，以免引起伤口裂开。

④管道护理：保持尿液引流通畅是膀胱修复术成功的关键。术后保留双侧输尿管支架管、气囊导尿管及耻骨后引流管等，躁动的患儿取得家属的同意并签署知情同意书后，使用约束带约束患儿四肢，妥善固定

各管道，留出足够长度，防止翻身时牵拉。准确记录引流量，并密切观察引流液的颜色和引流量的变化，尤其是导尿管，应定时挤压引流管，保持引流通畅，避免尿液积聚膀胱，使膀胱压力增大、尿液外渗，导致切口裂开和感染。

⑤预防感染：呼吸道感染：给予超声雾化吸入，拍背吸痰。切口感染：遵照医嘱合理使用抗生素，保证有效的血药浓度。观察切口分泌物的性状及体温的变化，确保引流通畅，切口渗液较多时及时换药。皮肤感染：患儿下腹部切口渗尿多，有发生尿布疹的风险。可用吸水性强的消毒棉尿布覆盖于切口敷料上减少尿液外渗，同时清洗背部、臀部、会阴部皮肤，每日最少2次，直至患儿下腹部切口愈合。

⑥饮食护理：患儿肠蠕动恢复后应遵医嘱母乳喂养或人工喂养，应少量多餐，鼓励患儿多饮水。

⑦心理护理：由于患儿排尿功能异常，与同龄人不同，易产生害羞、自卑心理，护士主动与患儿沟通，鼓励患儿积极配合治疗，及早康复出院。向家长讲解术后功能恢复情况，减轻家长对患儿日后生活质量的焦虑。

【健康教育】

（1）指导患儿坚持功能锻炼，训练憋尿动作，有尿意后憋尿1~2分钟后再排尿，坚持6个月。

（2）指导患儿进食易消化、富含粗纤维的饮食，预防便秘。

（3）对带有引流管出院的患儿，应指导家长对引流管的护理，引流管的位置应低于切口的位置，避免反流引起逆行感染，每周更换引流袋，注意个人卫生，多饮水。

（4）观察排尿情况，发现异常，及时门诊复查。

第十节 输尿管异位开口

输尿管异位开口是指输尿管开口位于膀胱三角区两侧输尿管峰以外，位于尿道、生殖道或会阴等处。为小儿常见的泌尿系畸形，而男性则多为单一输尿管。异位输尿管口为先天性发育异常所致。男性异位输尿管开口位于后尿道、输精管、射精管及精囊等处，仍在尿道括约肌的近端，无"尿失禁"症状；而女性异位输尿管开口位于尿道远端、前庭、阴道及子宫等处，均在尿道括约肌的远端，故有"尿失禁"症状。

【临床表现】

（1）"尿失禁"：女性临床症状典型，为无间歇的滴尿并伴有正常次数的排尿。新生儿及婴儿两次正常排尿间尿布或内裤总有浸湿。症状夜间平卧较白天站立时轻。男性患儿一般无尿失禁，主要表现为尿频、尿急、尿痛、脓尿等尿路感染的症状。有的患儿可有腰骶部的疼痛以及附睾炎。

（2）感染：部分患儿输尿管口狭窄，肾积水患儿有反复尿路感染的症状，年龄较大的患儿可主诉腰背部疼痛。

【辅助检查】

（1）静脉尿路造影	（2）逆行造影
显示开口异位的输尿管多来自重复肾的上肾段。	异位开口的输尿管下端常狭窄，上端扭曲、扩张。

【治疗原则】

（1）治疗异位输尿管开口的主要方法是将重复肾切除、重复输尿管低位切除。

（2）肾切除术。用于单侧肾发育不良伴异位输尿管开口的患儿。

（3）输尿管膀胱移植术。

【护理评估】

（1）术前护理评估

1）健康史：了解妊娠史，有无羊水过多等；患儿出生情况，Apgar

评分；注意询问有无相关遗传史。

2）身体状况

①局部：患儿有无泌尿系感染的症状和体征，如外阴及股内侧潮红和尿失禁等。

②全身：患儿的生命体征，如有无发热等表现。

③辅助检查：包括特殊检查和能否耐受麻醉、手术的相关情况。

3）心理-社会状况：家长对畸形、手术方式、麻醉与手术的危险性、手术后可能发生的并发症及预后的认知程度和心理承受能力；家庭对手术治疗的经济承受能力。

（2）术后护理评估

1）康复情况：患儿生命体征是否稳定，术中放置的各种引流管是否正常，引流液的量、颜色，切口愈合情况等。

2）泌尿道功能状况：术前症状和体征是否缓解或消失，泌尿道连续性是否恢复，排尿情况是否正常。

【护理诊断】

（1）自我形象紊乱

与输尿管异位开口造成排尿方式与众不同有关。

（2）焦虑

与家长对本病治疗效果的担心有关。

（3）潜在并发症

感染。

【护理措施】

（1）术前护理

1）按小儿外科术前护理常规护理。

2）避免剧烈运动及直接腹部着力活动，防止肾盂破裂。

3）鼓励患儿适量饮水，经常排尿，切忌憋尿。

4）保持会阴部清洁，及时更换尿布或短裤。

5）密切监测患儿体温变化以及尿液的颜色、性状、量的变化；伴有尿路感染的患儿，要定期复查尿常规。

6）饮食与营养：加强营养，增强患儿抵抗力，嘱患儿多食新鲜水果和蔬菜及富含蛋白质的食物，多进食粗纤维食物，以防止大便干燥。术前晚给予患儿半流质饮食。

（2）术后护理要点及措施

1）按小儿外科术后护理常规护理。

2）病情观察与护理

①严密监测生命体征。

②观察肠蠕动恢复情况及患儿腹部体征的变化。

③密切观察切口敷料渗出情况，及时更换浸湿的敷料，以预防切口感染。

④加强尿失禁患儿的会阴部皮肤的护理。

3）饮食与营养：术后当日禁食水，术后 1 天禁食或饮少量水，术后 2~3 天进食流质饮食，术后 3~5 天进食半流食，多饮水，术后 1 周普通饮食，多饮水。

4）体位与活动

①未做重复肾切除的患儿术后第一天可床上活动，以后可逐步下床活动。

②行重复肾切除的患儿需卧床休息 1 周，每 2 小时翻身 1 次，1 周后可逐步下床活动，活动度以患儿能耐受为宜。

5）管道的护理

①导尿管通常留置 1 周左右，输尿管膀胱再植术后 1~3 天多为血尿，以后逐渐转为淡红色再转为黄色。术后早期患儿应保持足够的液体入量，预防血块阻塞管道，恢复进食后鼓励患儿多饮水。行重复肾切除的患儿术后尿色多清亮，偶见淡红色尿液。

②每周更换 1 次引流袋，有血性液时每日更换，防止感染。

③观察引流液的颜色、性状、量，并做好记录。

【健康教育】

（1）告知家长嘱患儿多饮水，及时排尿，不要憋尿。

（2）嘱家长继续给予有尿路感染的患儿口服抗生素以控制感染。

（3）告知家长定期门诊复查尿常规。保留重复肾的患儿应每 6 个月至 1 年行静脉尿路造影检查，以了解重复肾的状况。

（4）有尿失禁的患儿，要指导家长给予患儿进行盆底肌肉的功能锻炼。

（5）养成良好的卫生习惯，保持排便通畅。

第十一节　隐　睾　症

隐睾又称睾丸未降，是睾丸未能按照正常发育过程从腰部腹膜后下降达阴囊底部，而可能位于腹腔或腹股沟内。

【临床表现】

隐睾可发生于单侧或双侧，以单侧较多见。患儿一般无自觉症状。主要表现为患侧阴囊明显发育不良，患侧阴囊空虚，仔细检查未能扪及睾丸，单侧隐睾显示左右阴囊不对称，双侧隐睾者左右阴囊扁平。有的小儿因提睾肌反射相对比较活跃，受到寒冷刺激或惊吓后，提睾肌收缩可将睾丸上提或进入腹股沟管内，临床表现与隐睾相似。

【辅助检查】

（1）B超及CT检查

有助于发现未触及的睾丸。

（2）放射性同位素免疫学检查

了解患侧睾丸的内分泌功能。

（3）腹腔镜和睾丸血管造影

判断患侧有无睾丸以及睾丸的位置。

【治疗原则】

治疗隐睾的目的在于尽早促使睾丸降入并固定于阴囊内，有利于睾丸正常发育并获得生育功能，最佳治疗年龄在2岁以内。

（1）激素疗法

激素治疗的成功率因睾丸位置不同而不同，高位隐睾或摸不到的隐睾激素治疗一般无效，位于腹股沟外环的隐睾用绒毛膜促性腺激素可刺激睾丸下降，约 1/3 有效。

（2）手术治疗

对激素治疗失败的患儿，睾丸固定术是唯一的选择，术中充分分解精索血管和输精管，在无张力的情况下将睾丸放入阴囊。目前认为在 1~2 岁手术为宜。

【护理评估】

（1）健康史

部分隐睾患儿有明显家族史，故遗传因素也许是隐睾发生的原因之一，评估家族是否有遗传病史。

（2）身体状况

评估阴囊是否左右不对称、一侧空虚或肿胀。

（3）心理-社会状况

阴囊里没有睾丸，外生殖器形态的变化，会使患儿自卑，不愿去公共浴室洗澡，出现心理异常。

【护理诊断】

（1）自我形象紊乱

与隐睾所致的外生殖器形态异常有关。

（2）潜在并发症

不育、隐睾恶变。

（3）知识缺乏

与家长不明确隐睾的潜在危害、不及时治疗有关。

【护理措施】

（1）术前护理

①按小儿外科术前护理常规护理。

②全面评估患儿，包括健康史及其相关因素、身体状况、生命体征，

以及神志、精神状态、行动能力等。

③心理护理：患儿及家长因对疾病认识不足，对住院环境陌生，对医护人员技术条件及医院设备条件不了解，易产生紧张、不安等心理问题，护理人员应用温和的语言向家长介绍医护人员的技术条件、本病手术治疗的优点，消除家长及患儿的心理障碍，积极配合手术与治疗。针对家长因担心疾病预后而产生的恐惧焦虑心理，护理人员应对可能发生的各种预后进行说明，使家长对孩子在治疗期间可能发生的情况有所了解和准备。对患儿接受检查和治疗的恐惧心理，应在检查前将检查步骤和方法、检查的目的向家长说明，以诚恳的态度告诉家长医护人员将会最大限度地减少患儿的痛苦。

④阴茎、阴囊及会阴部应提前1天做好皮肤准备。以肥皂水洗净后，更换清洁内裤。

⑤休息，避免患儿剧烈哭闹。

⑥预防上呼吸道感染。

⑦饮食指导：术前一日晚禁食，并于前一晚用开塞露20ml纳肛排空粪便。

⑧腹腔镜术者，术前一日应做好腹部及脐部皮肤准备。

（2）术后护理

①按小儿外科一般护理常规及全麻手术后护理常规护理。

②严密观察患者生命体征的变化，检查患儿神志、瞳孔，如神志未完全清醒，应去枕平卧，头偏向一侧，防止误吸。给予心电监护、低流量吸氧，监测体温、脉搏、呼吸、血压、血氧饱和度，有异常及时处理。

③输液管的各连接处紧密衔接，并注意保护补液肢体，避免患儿未完全清醒时躁动不安，拔脱留置针管，必要时用输液泵控制输液速度，确保液体入量。

④术后应平卧3天，患侧下肢外展位，避免增加腹压，影响手术部位的愈合，若取半卧位，膝下应垫软枕，以松弛腹肌，减轻腹部张力，卧床时勿屈曲髋关节，以免睾丸牵引松弛致睾丸退缩。

⑤术后6小时可进流质饮食，因术后卧床时间较长，肠蠕动慢，水分被肠道吸收引起大便干燥，易发生便秘。第2日进易消化、高纤维素的饮食，并注意多饮水，多吃蔬菜、水果。

⑥保持会阴部伤口敷料清洁干燥，被染湿时应及时通知医护人员更

换，防止切口感染。伤口疼痛时，可用深呼吸转移注意力等方法缓解疼痛，无效时可适量给予镇痛药、镇静药予以止痛，同时给以抚摩、安慰，以减轻疼痛。

⑦术后由于局部炎症反应、渗血和组织液渗出，阴囊可出现红肿或硬质包块，应向家长充分解释，减少顾虑，术后过早下地活动易造成阴囊内渗出液增加，因此不宜过早下地活动，由于渗出液与血肿易引起细菌生长，因此术后应使用抗生素以预防感染，必要时加强引流以减少感染的发生。

【健康教育】

（1）告知家长手术不影响患儿活动，出院后可逐渐进行适当活动。

（2）指导家长正确观察阴囊及睾丸发育情况，如阴囊疼痛剧烈及时就医。

（3）定时随访，行B超检查，以了解术后睾丸血液循环、生长情况。

第十二节　睾丸扭转

睾丸扭转又称精索扭转，是由于剧烈运动或暴力损伤阴囊时，螺旋状附着于精索上的提睾肌强烈收缩，导致精索血管扭转绞窄，使睾丸发生急性缺血性病变。

【临床表现】

急性发病,睾丸肿痛。在阴囊腹股沟管的睾丸明显肿大，并伴持续性疼痛；阴囊或腹股沟皮肤红肿；常有隐睾病史。

【查体】

阴囊及腹股沟部肿块，压痛明显，不能触及正常睾丸，提睾反射较对侧减弱或完全消失。

【治疗原则】

（1）手术探查

在发病 2 小时内的睾丸几乎全部能保。24 小时后的睾丸几乎坏死。扭转复位后观察睾丸血供，可用温热生理盐水湿敷数分钟，同时可用针尖在睾丸相对附睾侧刺小孔数个，排出淤血以利血供恢复并检查睾丸血供情况。如为附件坏死可行切除。

（2）睾丸固定术

如睾丸血供良好，可行睾丸固定术。

（3）睾丸切除术

睾丸呈黑色，确定睾丸已缺血坏死，应作睾丸切除术。

【护理评估】

（1）健康史

通过家长了解患儿睾丸扭转异常的时间，药物、非手术治疗史。有无呕吐、恶心或发热，阴部是否出现红肿、压痛。

（2）身体状况

①局部：患病一侧睾丸和阴囊剧烈疼痛，睾丸缺乏血液供应，发生缺血性坏死，颜色发黑。

②全身：生长发育及营养状况，对手术的耐受能力。

（3）心理-社会状况

家长及患儿对手术及可能发生的并发症存在恐惧心理。

【护理诊断】

（1）疼痛

与睾丸急性缺血有关。

（2）知识缺乏

与家长对睾丸扭转的危害认识不足，未及时就医有关。

（3）焦虑

与家长担心睾丸功能能否恢复正常有关。

（4）潜在并发症

睾丸坏死。

【护理措施】

（1）术前护理

①按小儿外科疾病术前护理常规护理。

②病情观察：睾丸扭转病情变化快，延误诊治会导致睾丸坏死，早期及时观察病情对明确诊断非常重要。应密切观察患儿的全身情况和局部体征，认真倾听患儿的主诉，详细询问病史，做好护理体检。及时向医师反馈病情变化及检查结果，以便尽早确诊。

③心理护理：由于患儿急症入院，患儿家长既紧张又焦虑不安。护士应态度和蔼可亲，尽可能缓解紧张气氛，减轻患儿及家长的应激反应。讲述有关的生理病理和治疗情况，解除患儿思想负担及家属焦虑情绪。

④术前准备：对睾丸扭转超过 5 小时及手法复位失败者宜行手术治疗。迅速做好常规准备，分秒必争及早手术以挽救睾丸的生机，同时向家长及患儿介绍麻醉及手术的相关知识，减轻家长及患儿的恐惧心理。

（2）术后护理

①按小儿外科一般护理常规及全麻手术后护理常规护理。

②严密观察患儿生命体征的变化，检查患儿神志、瞳孔，监测体温、脉搏、呼吸、血压，有异常及时处理。

③密切观察切口情况，注意有无局部渗血和血肿，避免患儿哭闹、躁动诱发出血。对年幼患儿注意避免敷料被粪便和尿液污染，若有浸湿及时更换。

④卧床休息 5~7 天，避免过早下床活动。

⑤睾丸复位后应注意观察阴囊皮肤颜色，局部有无红肿疼痛。

【健康教育】

（1）告知家长及患儿腹部伤口拆线一般为 7 天，具体根据病情与使用的缝线而定。

（2）嘱家长及患儿保持伤口敷料干燥。

（3）向家长及患儿说明定期随访的重要性，随访时间视病情而定。

第十三节 先天性尿道下裂

先天性尿道下裂是一种常见的小儿先天性阴茎发育畸形，外观特点是阴茎下弯、尿道外口异位及包皮系带缺如。发生率为 1‰~3‰，几乎只见于男性。发病原因与胚胎发育有关。外生殖器和尿道在胚胎 8 周开始发育，15 周完成，尿道沟沿着阴茎腹侧表面由近端向远端逐渐融合，形成尿道，直至阴茎龟头部。由于胎儿睾酮缺乏或其作用不足，尿道沟未完全闭合到阴茎头的尖部，停顿于不同阶段而发生不同类型的尿道下裂，又因尿道沟是由近端向远端融合，故远端尿道下裂更多见。根据尿道口的部位，可将尿道下裂分为阴茎头型、阴茎型、阴茎阴囊型及会阴型共 4 型。其中以阴茎头型及阴茎型多见。

【临床表现】

(1) 阴茎头型

尿道口位于冠状沟腹侧，常呈裂隙状，有的可并发，背侧包皮长，腹侧无包皮及系带。阴茎头裸露，较细小且稍扁宽，呈球状。阴茎向腹侧弯曲，但程度较轻，多不影响性交及排尿。

(2) 阴茎型

尿道口位于冠状沟至阴茎阴囊交界处的任何部位的腹侧，尿道口远侧端的尿道板分开，不形成管状，阴茎向腹侧弯曲，尿道口愈靠近侧弯曲愈严重，影响性交及排尿，也影响生育。阴茎头及包皮形状与阴茎头型尿道下裂相同。

(3) 阴茎阴囊型

尿道口位于阴囊的正中线上，阴囊常呈分裂状似女性大阴唇。尿道口远端形成纤维索。阴茎弯曲严重，需蹲位排尿。阴茎短小而扁平，有的甚似女性阴蒂，有的睾丸未降入分裂的阴囊。

(4) 会阴型

尿道口位于会阴部，阴囊分裂、发育不全，阴茎小而弯曲，极似肥大的阴蒂。整个生殖器发育似女性外阴，以致被不少父母误认为女性。需蹲位排尿。

【辅助检查】

（1）口腔颊黏膜涂片和染色体核型检查

阴茎阴囊型和会阴型的尿道下裂常并发阴囊分裂，外生殖器官性别难定，行口腔颊黏膜涂片和染色体核型检查，以确定性别。

（2）尿道镜和膀胱镜检查

了解男性内生殖器官的发育情况。

（3）排泄性尿路造影

了解是否合并重复肾及输尿管的先天性畸形。

【治疗原则】

（1）确定患儿的性别为男性

可根据体检，生殖器的检查，尿及染色质、染色体等检查确定。

（2）手术治疗及时机

可在 6~8 个月之间进行。因早期治疗可减少患儿的心理负担和减轻家长的焦虑情绪。

（3）手术治愈标准

①阴茎下曲完全矫正；②尿道口开口于阴茎头正位；③阴茎外观满意接近正常，能站立排尿，成年后能进行正常性生活。

（4）一旦确诊多主张 Ⅰ 期完成阴茎下弯矫正术及尿道成形术，也有分 Ⅱ 期或 Ⅲ 期完成。

【护理评估】

（1）健康史

了解患儿家族中有无类似病例，怀孕早期有无接触某些致病因素，如病毒感染、药物等。

（2）身体状况

①病情评估：评估尿道下裂的类型和程度、阴茎的弯曲，观察患儿能否站立排尿，检查患儿是否伴有会阴和睾丸发育不良。

②手术条件评估：评估患儿是否为手术的最佳年龄；评估患儿全身状况和营养发育情况，以确立患儿的手术风险；评估患儿是否存在禁忌手术的疾病；评估手术区是否有湿疹或感染病灶。

（3）心理-社会状况

①评估患儿有无以下情况：年幼儿无法了解手术的意义，易误解为被阉割而担心、害怕；年长儿由于排尿方式改变，出现性别认同困惑，随着年龄的增长，当患儿认识到生殖器的异常时，害怕被人发现和遭受讽刺而出现羞涩、自卑、不愿与人交往，性格忧郁、内向。

②评估家长对疾病相关知识的了解情况，有无由于患儿生殖器异常或性别不明，不知如何向亲友交代患儿的性别而窘迫、焦虑。评估家长有无因患儿没有想象中的完美而失望、不知所措、自责或指责对方，或影响家庭和谐。

③评估患儿周围人群对疾病的认识：家庭成员、邻居、亲友、同学、老师对疾病的认识，对待患儿的态度，将影响患儿的心理发展。

【护理诊断】

（1）排尿障碍

与异位尿道口前方有阻碍有关。

（2）有感染的危险

与外生殖器畸形和手术切口易被污染有关。

（3）疼痛

与手术切口有关。

（4）自我形象紊乱

与尿道开口异常、患儿困惑自卑有关。

【护理措施】

（1）术前护理

1）按小儿外科疾病术前护理常规护理。

2）全面评估患者：包括健康史及其相关因素、身体状况、生命体征，以及神志、精神状态、行动能力等。

3）心理护理：先天性尿道下裂患儿大部分为学龄前儿童，易对医院及医务人员产生恐惧、焦虑心理，表现为对治疗的拒绝、排斥。因此，应根据具体情况，应用多种方式，如与患儿交谈、读书、讲故事等，取得患儿的信任，建立起良好的护患关系，为以后的护理操作打下良好的基础，消除患儿的恐惧心理，取得患儿配合。

4）术前准备：入院后指导患儿进食高蛋白、高维生素、易消化的食物，以增加营养，提高抵抗力。术前3天开始进无渣饮食，术前1天进流质饮食，手术前禁食10~12小时，禁饮6~8小时。术晨灌肠1次。术前晚用肥皂水清洗手术部位的皮肤。

5）培养患儿在床上排便的习惯。

（2）术后护理

1）按小儿外科疾病术后护理常规护理。

2）生命体征的监测。全麻术后患儿回病房后由专人监护，去枕平卧，头偏向一侧，以免呕吐物吸入呼吸道发生窒息。连续监测心率、血压、血氧饱和度和体温直至病情稳定。

3）引流管的护理。术后患儿均留有尿道支架管及膀胱造瘘管，目的是起到支撑和引流尿液的作用，减少术后尿道内积液，防止感染。

①准确记录各引流液的量、颜色及性状的变化。

②妥善固定各引流管。患儿休息时引流管应留有足够的长度，局部用支架保护，防止变换体位时牵拉过度而使引流管脱落。

③保持引流管通畅，避免扭曲、打折、受压，定时由近端向远端挤压引流管，防止血块堵塞。如有堵塞及时用无菌生理盐水冲洗，以免尿液由新尿道排出影响伤口愈合或发生尿瘘。

④在严格无菌操作下每日冲洗尿管和膀胱造瘘管，指导患者多饮水，保持尿量在2000ml以上，以进行膀胱内冲洗。每日用0.1%氯己定擦洗尿道外口2次，防止泌尿系感染。引流袋不能高于造瘘口，防止逆行感染。

⑤导尿管一般10~14天拔除，拔管后排尿通畅1~2天拔除造瘘管。

4）防止尿瘘：因尿道下裂手术在阴茎及会阴部进行，伤口极易感染，造成皮肤裂开和尿瘘形成。所以应实施相关护理措施预防感染，具体措施如下。

①保持术区敷料清洁干燥松紧适宜，如有渗血或尿液浸湿敷料应及时更换。

②术后按医嘱用扩血管药和抗凝药，以促进局部血液循环，促进皮瓣成活。

③稳定患儿情绪。因恐惧、哭闹、躁动均会造成腹压增高，使尿液

由新尿道流出而导致手术失败。

5）排尿指导：膀胱造瘘管拔除后，当患儿有尿意时，应指导患儿进行排尿体位训练。

①半卧位排尿，患儿取半卧位，臀部垫护垫，护士站在患儿一侧，用手托起阴茎协助排尿。

②半蹲位到直立位排尿，护士协助患儿排尿，站在患儿身后，抱住患儿，呈半蹲位，逐渐过渡到直立位排尿，直到适应正常的排尿方式。正确的排尿指导可避免尿液污染切口，最大限度地减轻患儿身心痛苦。

6）解痉、镇痛、镇静：手术创伤、留置导尿管、支架管等刺激膀胱颈、三角区及后尿道，造成膀胱痉挛引起疼痛，特别是小儿忍耐力差，故术后可采用讲故事、看电视或玩玩具等方法分散其注意力，以顺利度过手术期。对极不合作者或疼痛较重者，应适当应用镇静药及镇痛药，并可用抑制膀胱痉挛的药物。

7）饮食指导：术后第 2 天给予易消化、易吸收、高营养的饮食，以保证充足的营养需求，还应适当给予水果、蔬菜及粗纤维的食物，并鼓励患儿多饮水，以保持排便通畅，防止因便秘引起伤口裂开。如有便秘，可根据医嘱给予缓泻剂或使用开塞露。

【健康教育】

（1）指导家长保持局部清洁，每日消毒 2~3 次，坚持多饮水，注意观察尿量，2 周内不要洗浴，如有包皮水肿，要待其自然消退。

（2）告知家长小的尿瘘排尿时可捏住瘘孔，有利于瘘口的自然愈合。尿线变细时，要及时复诊，给予扩张尿道，以免造成尿道狭窄。

（3）指导家长给患儿穿着宽松、柔软的内衣，避免碰撞会阴部及阴茎，以防尿道裂开。

（4）嘱家长注意对小儿的心理安慰，去除心理包袱。

（5）由于患儿大部分为学龄前儿童，活泼好动，一定要嘱咐家长在 6 个月至 1 年内避免患儿剧烈活动，防止重力对阴茎的挤压、撞击、摩擦，避免损伤已愈合成形的尿道。

第七章　血液系统疾病患儿的护理

第一节　营养性缺铁性贫血

营养性缺铁性贫血（IDA）是由于体内铁缺乏致使血红蛋白合成减少而引起的一种小细胞低色素性贫血，多见于6个月至2岁婴幼儿，对儿童健康危害大，是我国重点防治的儿童疾病之一。

【临床表现】

本病起病缓慢，早期症状不明显。

（1）一般表现

突出表现为皮肤、黏膜苍白，甲床苍白。头发枯黄、倦怠乏力、烦躁不安、精神不振，年长儿可自诉头晕、视物模糊、耳鸣等症状。

（2）髓外造血表现

肝、脾可轻度肿大。年龄越小、病程越久、贫血越重，肝脾肿大越明显。

（3）非造血系统表现

①消化系统：表现为食欲缺乏、呕吐、腹泻，少数有异食癖（喜食泥土、煤渣等）。重者可出现口腔炎、舌乳头萎缩、吸收不良综合征等。

②神经系统：表现为注意力不集中、易激惹、记忆力减退，智力多低于同龄儿。

③心血管系统：贫血时心率加快，严重者出现心脏扩大或心力衰竭等。

【辅助检查】

（1）血象计数

红细胞和血红蛋白含量均降低，以血红蛋白含量降低为显著，呈小细胞低色素性贫血。血涂片可见红细胞大小不均，以小细胞为主，中央淡染区扩大。网织红细胞数正常或轻度减少。白细胞、血小板一般无特殊改变。

（2）骨髓象

增生活跃，以中晚幼红细胞最明显。各期红细胞体积均比正常小，胞质少，染色偏蓝，胞质发育落后于胞核。粒细胞和巨核细胞一般无改变。

（3）铁代谢检查

①血清铁蛋白（SF）<12/μg/L 提示缺铁。

②红细胞游离原卟啉（FEP）>0.9μmol/L 提示红细胞内缺铁。

③血清铁（SI）<10.7μmol/L、总铁结合力（TIBC）>62.7μmol/L 及转铁蛋白饱和度（TS）<15%，这 3 项反映血浆中铁的含量。

【治疗原则】

（1）祛除病因

根据不同病因，采取相应的治疗措施，如治疗肠道慢性失铁、纠正不合理的饮食习惯。

（2）一般治疗

加强护理、注意营养、防治感染。

（3）补铁治疗

口服铁剂选用二价铁盐易吸收，常用铁剂有硫酸亚铁、葡萄糖酸亚铁等。口服铁元素每日 4~6mg/kg，分 2~3 次服。铁剂服用至血红蛋白达正常水平 2 个月左右停药，以补充铁的贮存。注射铁剂如右旋糖酐铁，常用于口服不耐受或吸收不良的患儿。

（4）输血治疗

一般不需输血，重度贫血并发心力衰竭或明显感染者输浓缩红细胞，注意慢速小量输血，以防加重心力衰竭。

【护理评估】

（1）健康史

了解患儿的喂养方法及饮食习惯，有无饮食不合理或偏食。询问母亲孕期是否有贫血；有无早产、多胎等引起铁剂贮备不足的因素；了解有无生长发育过快、有无慢性疾病（慢性腹泻）、肠道寄生虫、吸收不良综合征、反复感染等。

（2）身体状况

了解患儿贫血程度，有无皮肤黏膜苍白、头发枯黄、乏力、记忆力减退、烦躁不安、头晕、耳鸣等表现，贫血较重者要注意有无心率增快、心脏扩大、心力衰竭体征，还应了解有无精神改变、异食癖等。

（3）心理-社会状况

评估患儿及家长的心理状态，对本病病因及预防知识的了解程度，对健康的需求及家庭背景等。

【护理诊断】

（1）营养失调：低于机体需要量

与铁摄入不足有关。

（2）活动无耐力

与贫血致组织器官缺氧有关。

（3）知识缺乏

与家长及年长患儿缺乏营养知识有关。

【护理措施】

（1）休息与活动

评估患儿活动的耐受程度，观察患儿有无心悸、呼吸急促、呼吸困难以及皮肤颜色改变。患儿卧床休息，以减少能量和氧气的消耗，避免剧烈运动。

（2）饮食护理

①每日补充铁剂：婴儿每日需要 7~10mg，幼儿及学龄前期儿童每日需要 10mg，学龄期儿童 10~16mg，青春期少年 16~18mg。婴儿铁剂可由母乳或添加含铁剂的奶粉；其他年龄段，需纠正不良饮食习惯，合理搭配饮食，满足机体铁的需求。

②选择含铁丰富食物：饮食中以肝、肾、动物血等铁剂的含量最多，其次是肉类。一般由饮食摄取的铁剂其吸收率为 6%，而贫血患儿的吸收率可达 35%。

（3）观察病情

观察心率、心脏扩大、心力衰竭体征，有无烦躁不安、头晕、面色苍白。

（4）对症护理

贫血患儿免疫功能差，应注意勿与感染患儿接触，做好口腔护理，保持皮肤清洁，勤换内衣、内裤。

（5）应用铁剂的护理

①告知患儿及家长用药方法：口服铁剂最好在两餐之间服用，以减少铁剂对胃肠黏膜的刺激；若服用液态铁剂，须用吸管吸取，以防牙齿着色；铁剂与维生素 C 同服，有利于吸收（可喝含维生素 C 的果汁，如橙汁、柠檬汁等）；不宜与牛奶、钙片、茶水等同服。注射铁剂应深部肌内注射，以防铁剂渗入皮下组织造成注射部位疼痛、皮肤着色，甚至引起局部组织坏死。注射部位应轮换。

②告知服用铁剂后患儿粪便颜色：由于未被吸收的铁剂随粪便排出，粪便发黑是正常现象，停药后可恢复。应该向患儿及家长解释，以减轻焦虑。

③观察疗效：如铁剂治疗有效，患儿的网织红细胞在用药后 2~3 日升高，5~7 日达高峰，2~3 周逐渐正常，当血红蛋白逐渐增加时，症状逐渐好转。

④观察药物不良反应：胃肠道不适、恶心、呕吐、腹泻等，可根据医嘱减量或停用数日，待症状好转再从小剂量开始重新补铁。

【健康教育】

（1）坚持全疗程铁剂治疗，切勿自行停药。

（2）护理人员应给患儿及家长提供适当的饮食治疗知识。合理饮食，保障铁剂供给。

（3）定期门诊随访。

第二节　营养性巨幼细胞贫血

营养性巨幼细胞贫血（NMA）是由于缺乏维生素 B_{12} 和（或）叶酸引起的大细胞性贫血。主要临床症状为贫血、神经精神症状、红细胞胞体变大、骨髓中出现巨幼红细胞，维生素 B_{12} 和（或）叶酸治疗有效。

【临床表现】

起病缓慢，多见于婴幼儿，发病年龄小于 2 岁者占 96% 以上。

（1）一般表现

面色苍白，毛发稀疏、枯黄。轻度或中度贫血占多数，患儿常感疲乏无力，可有肝脾肿大。

（2）神经精神症状

可见烦躁不安、易怒、情绪不稳定等症状。维生素 B_{12} 缺乏患儿可出现表情淡漠、嗜睡、少哭不笑、智力及动作发育落后，甚至有倒退现象。此外，还可出现口唇、头部、四肢、躯干甚至全身震颤，感觉异常，共济失调甚至病理反射阳性。

（3）消化系统症状

可出现呕吐、腹泻、食欲下降、舌炎和口腔炎。

【辅助检查】

（1）血象

红细胞计数比血红蛋白减少明显，呈大细胞性贫血；血涂片可见红细胞大小不等，以大细胞为主；网织红细胞计数减少。有时可见巨幼变有核红细胞；严重病例可出现中性粒细胞和血小板减少。

（2）骨髓象

以红系增生为主，各期幼红细胞均出现巨幼变，表现为胞体变大、核染色、胞质疏松，核发育落后于胞质。

（3）血清学检查

维生素 B_{12}<100ng/L，或叶酸<3μg/L。

【治疗原则】

（1）一般治疗

注意营养，加强护理，防治感染。

（2）补充维生素 B$_{12}$和（或）叶酸

肌内注射维生素 B$_{12}$每次 100μg，每周 2~3 次，连用数周；口服叶酸每次 5mg，每日 3 次，连用数周。均至临床症状明显好转，血象恢复正常为止。

（3）对症治疗

重度贫血者可予以输血；肌震颤者可用镇静剂。

【护理评估】

（1）健康史

了解患儿母亲孕期有无贫血；了解患儿是否按时添加换乳期食物，年长儿有无偏食；患儿近期有无感染性疾病、小肠疾病、腹泻等；有无应用导致叶酸、维生素 B$_{12}$减少的药物。

（2）身体状况

评估患儿贫血程度，有无面色苍白、头发稀疏枯黄，有无表情淡漠、生长发育落后、全身震颤等。

（3）心理-社会状况

评估患儿及家长对本病预防知识的了解程度，对健康的需要及家庭背景等。

【护理诊断】

（1）营养失调：低于机体需要量

与维生素 B$_{12}$和（或）叶酸缺乏有关。

（2）活动无耐力

与贫血致组织缺氧有关。

（3）生长发育迟缓

与营养不足、贫血及维生素 B$_{12}$缺乏影响生长发育有关。

【护理措施】

（1）休息与活动

根据患儿活动耐受情况安排休息与活动，一般不需卧床休息，严重贫血者适当限制活动，协助完成日常生活需要。

（2）饮食护理

食物中瘦肉、肾、肝、海产品、绿叶菜、谷类等富含维生素 B_{12}、叶酸。婴儿提倡母乳喂养，及时添加辅食，以满足生长发育需要。对食欲下降、畏食患儿，需细心调整饮食结构，耐心喂养。肌震颤严重不能吞咽者，可采用鼻饲法。

（3）病情观察

如患儿出现烦躁、震颤、抽搐，遵医嘱用镇静剂，防止外伤。

（4）用药护理

应用维生素 B_{12} 治疗 2~4 天后精神好转，网织红细胞上升，5~7 日达高峰，2 周左右降至正常，红细胞和血红蛋白一般 3~4 周恢复正常。神经系统症状恢复较慢，少数患者需数月才能恢复。口服叶酸后 1~2 天食欲好转，网织红细胞增加，4~7 天达高峰，2~6 周血红蛋白和红细胞恢复正常。

（5）心理护理

因贫血致智力减低、成绩下降者，应加强教育与训练，减轻患儿自卑心理。

【健康教育】

（1）告知家长 NMA 病的预防知识，提供相关的营养知识。
（2）按时口服叶酸、肌内注射维生素 B_{12}。
（3）定期复查血象。

第三节　溶血性贫血

溶血性贫血是由于红细胞寿命缩短、破坏增多、增快，超过造血代偿能力所发生的一类贫血。

根据病因溶血性贫血分为：①红细胞膜缺陷（遗传性球形红细胞增多症、遗传性椭圆形红细胞增多症、阵发性睡眠性血红蛋白尿等）；②红细胞酶缺陷（葡萄糖-6-磷酸脱氢酶（G-6-PD）缺乏症、己糖激酶缺乏症、丙酮酸激酶缺乏症等）；③血红蛋白病（珠蛋白生成障碍性贫血、不稳定血红蛋白病等）；④免疫性溶血性贫血（自身免疫性溶血性贫血、同种免疫性溶血性贫血、血型不合输血引起的溶血等）；⑤非免疫性溶血性贫血（微血管病性溶血性贫血、感染及理化因素所致的溶血性贫血）。

根据红细胞破坏的场所分为：血管内溶血和血管外溶血。

【临床表现】

贫血、黄疸、脾大是溶血性贫血最常见的临床表现。

【辅助检查】

（1）确定溶血性贫血是否存在的检查

血常规、网织红细胞、血清胆红素、血浆游离血红蛋白、尿含铁血黄素试验、红细胞寿命等。

（2）确定溶血性贫血病因的检查

外周血涂片观察红细胞形态、抗人球蛋白试验（Coombs 试验）、红细胞脆性试验、红细胞 G-6-PD 酶活性测定、血红蛋白分析、基因分析等。

【治疗原则】

（1）输血输液

急性溶血发生时，应输入碱性液体以碱化尿液；若贫血严重需输入浓缩红细胞以改善贫血，对自身免疫性溶血性贫血，因输血可提供大量补体和红细胞，加重溶血，故尽量不予输血。非输血不可时，应输洗涤红细胞，同时加肾上腺皮质激素。

（2）肾上腺皮质激素治疗

是治疗温抗体型自身免疫性溶血性贫血的首选药物，对其他类型的溶血性贫血疗效尚不肯定。

（3）脾切除

脾大明显，出现压迫症状，或脾功能亢进者，应考虑脾切除治疗。脾切除有肯定疗效的溶血性贫血：遗传性球形红细胞增多症、遗传性椭圆形红细胞增多症；脾切除有一定疗效的溶血性贫血：珠蛋白生成障碍性贫血、不稳定血红蛋白病、温抗体型自身免疫性溶血性贫血；脾切除无效的溶血性贫血：红细胞酶缺乏所致的溶血性贫血。

【护理评估】

（1）健康史

了解患儿有无溶血性贫血家庭史，有无母婴血型不合、输血史，有无自身免疫性疾病，有无接触有害化学物质，如磺胺、亚硝酸盐等，有无接触致病生物如毒蕈、蛇毒、细菌、病毒等，有无大面积烧伤、血栓性血小板减少性紫癜。

（2）身体状况

评估急性贫血患儿有无突发寒战、发热、头痛、呕吐、酱油色尿，有无腰痛四肢痛；慢性贫血的患儿有无乏力、贫血貌，黄疸、脾大。了解溶血性贫血的化验检查证据。

（3）心理-社会状况

评估患儿及家长对本病病因、治疗要点、预后的了解程度，评估家长能否积极配合治疗。

【护理诊断】

（1）活动无耐力

与贫血造成的全身组织细胞缺氧有关。

（2）疼痛

与急性贫血引起的头痛、腰痛及慢性贫血引起的肝脾肿大不适有关。

（3）知识缺乏

与家长缺乏疾病相关诱因的防护知识有关。

（4）焦虑

与家长担心本病预后有关。

（5）潜在并发症

急性肾衰竭、休克。

【护理措施】

（1）一般护理

①急性期卧床休息，保持室内空气新鲜，避免受凉，血红蛋白<70g/L者应绝对卧床休息，减少耗氧量。

②明确疾病诊断及发病原因后，G-6-PD缺陷者应避免该病可能的诱发因素如感染、服用某些具有氧化作用的药物、食用蚕豆等。

（2）重点护理

①溶血严重时要密切观察生命体征、尿量、尿色的变化并记录。若每日尿量学龄儿童<400ml，学龄前儿童<300ml，婴幼儿<200ml，应警惕急性肾衰竭的可能，要控制水的入量（必要时记24小时出入液量），注意水、电解质紊乱，防止高钾血症，遵医嘱纠正酸中毒，及时碱化尿液以防急性肾衰竭。

②自身免疫性溶血性贫血患儿应遵医嘱及时应用免疫抑制剂，并观察免疫抑制剂如糖皮质激素、环孢霉素A（CsA）、环磷酰胺（CTX）等药物的不良反应。

③溶血严重时应立即抽取血交叉配型，遵医嘱输洗涤红细胞并做好输血相关护理。

④行脾切除的患儿应做好术前术后的护理。

（3）治疗过程中可能出现的情况及应急措施

密切观察病情，发现异常及时处理。

①症状体征的观察：监测体温，观察面色、精神反应、吃奶、黄疸等情况。注意有无出血倾向如皮肤黏膜出血，并给予吸氧和止血药物。注意尿量、电解质情况。需要输血时注意输血的并发症。注意观察有无迁徙性病灶。

②全身症状是否好转如反应、神经精神症状、肾功能等。出现各系统情况应及早与医生联系，积极处理。

③观察药物疗效和不良反应：口服铁剂的胃肠道反应严重，静脉注射铁剂的药物刺激性较大。输血时要严格执行三查八对，根据交叉配血试验结果，输入G-6-PD正常红细胞，应密切注意肾功能。

【健康教育】

（1）疾病确诊后应向家长讲解引起溶血性贫血的各种可能因素，尽可能找到致病原因，避免感染，G-6-PD缺乏患儿应避免服用氧化类药物、蚕豆，避免接触樟脑丸等，以免引起疾病复发。

（2）告知家长该病的相关症状及干预措施，如血红蛋白低时应绝对卧床休息，出现腹痛、腰酸、背痛、尿色变化时应及时告知医务人员。

（3）做好各种治疗、用药知识的宣教，向家长详细说明使用激素及其他免疫抑制剂等药物可能会出现的各种并发症及应对措施，以减轻患儿及家长的顾虑，积极配合治疗。

（4）做好脾切除的术前术后健康宣教。

第四节　再生障碍性贫血

再生障碍性贫血（AA）简称再障，是由多种原因引起的骨髓造血功能代偿不全，临床上出现全血细胞减少而肝、脾、淋巴结大多不肿大的一组综合征。可继发于药物、化学制品、物理或病毒感染等因素。按病程长短及症状轻重可分为急性再障和慢性再障。其发病机制可归纳为造血干细胞缺陷、造血微环境损害及免疫性造血抑制等。

【临床表现】

（1）急性再障起病急，病程短，一般为1~7个月，贫血呈进行性加重，感染时症状严重，皮肤黏膜广泛出血，重者内脏出血。

（2）慢性再障起病缓慢，病程长，达一年以上，贫血症状轻，感染轻，皮肤黏膜散在出血，内脏出血少见。

【辅助检查】

（1）血常规

急性再障除血红蛋白下降较快外，须具备以下3项之中2项：①网织红细胞<1%、绝对值$<15×10^9/L$；②白细胞总数明显减少，中性粒细胞绝对值$<0.5×10^9/L$；③血小板$<20×10^9/L$。慢性再障血红蛋白下降速度较慢，网织红细胞、白细胞、中性粒细胞及血小板常较急性型为多。

（2）骨髓象

急性型多部位增生降低。慢性型至少一个部位增生不良，巨核细胞减少。均有 3 系血细胞不同程度减少。

（3）其他

骨髓造血干细胞减少。淋巴细胞亚群改变，出现 CD^+4/CD^+8 比值下降或倒置（CD^+4 下降，CD^+8 上升），慢性型主要累及 B 淋巴细胞。

【治疗原则】

（1）去除病因，有感染时抗生素治疗。

（2）输血疗法：严重贫血者输浓缩红细胞，严重出血者输血小板。

（3）雄性激素治疗：是治疗的首选药物。对慢性再生障碍性贫血有一定疗效，但对严重再生障碍性贫血无效。疗效缓慢，约 20% 的病人停药后复发。常用司坦唑醇口服。

（4）糖皮质激素治疗：泼尼松 $1 \sim 2mg/$（$kg \cdot d$），可减轻出血。

（5）免疫疗法：抗人胸腺细胞球蛋白（ATG）和抗淋巴细胞球蛋白（ALG）用于急性再生障碍性贫血（重型）。同时加用氢化可的松可减轻不良反应。

（6）必要情况下行骨髓、外周血、造血干细胞移植。

【护理评估】

（1）健康史

评估患儿有无肝炎病毒、EB 病毒等病毒感染史；有无相关药物、化学物质接触史，如抗癫痫药物、异烟肼、甲巯咪唑、抗癌药物、苯及其衍生物等；有无与电离辐射长期接触史；有无再造血障碍疾病家庭史。

（2）身体状况

评估患儿有无贫血、出血、感染症状及其程度，了解血常规、骨髓穿刺检查结果，评估造血功能受损程度。

（3）心理-社会状况

评估患儿及家长对本病的认知程度及应对能力。

【护理诊断】

（1）活动无耐力

与贫血造成的全身组织细胞缺氧有关。

（2）焦虑

与本病治疗难度大、不良反应较重、预后差有关。

（3）潜在并发症

感染、出血等。

【护理措施】

（1）休息

急性再障患儿必须绝对卧床休息；慢性再障患儿如无自发性出血，血红蛋白已上升到能耐受一般活动者，可参加一定的体力活动而不必过分地限制。

（2）饮食

按医嘱进食。忌辛辣刺激性食物（生葱、生姜、生蒜、辣椒等），忌海鲜、羊肉、狗肉等热性食物，忌生冷油腻；给予高蛋白、高维生素、易消化食物，如瘦肉、蛋类、乳类、鸡肉、排骨汤、动物肝脏、新鲜蔬菜及水果，多食大枣、桂圆、花生、核桃、藕等以生血止血；对于有出血倾向患儿给予无渣、半流质饮食，少进食带刺、骨的食物，以防因刺伤而引起出血和感染。

（3）预防出血及有效止血

注意患儿的出血倾向，如皮肤黏膜出血、鼻出血、牙龈出血、眼底出血等，给予对症和止血处理；发生胃肠道大出血或存在颅内出血的危险时，应立即报告医师，同时准备好各种抢救药物及用物，协助抢救。

（4）预防感染

①保持病室清洁，每天进行病室空气消毒，白细胞下降患儿应行保护性隔离以减少感染。

②注意口腔清洁及肛门卫生。坚持饭后、睡前漱口，防止口咽部溃疡，常用漱口液有生理盐水、复方硼酸溶液、1%过氧化氢、碳酸氢钠溶液等；坚持便后用1:5000高锰酸钾溶液坐浴，防止肛门周围发生坏死性溃疡而导致败血症。

③皮肤、黏膜广泛出血的患儿注意保持皮肤、黏膜的完整性以防止感染，高热大汗的患儿及时更衣，避免受凉感冒。

（5）用药护理

准确执行医嘱，注意药物治疗的疗效和不良反应。应用异种蛋白前应做皮肤试敏，雄性激素要深部肌内注射，应用糖皮质激素、环孢素 A 要特别注意预防感染，注意有无肝肾功能损害及相关药物的不良反应。

【健康教育】

（1）疾病相关知识宣教

疾病确诊后应向家长讲解引起再障的各种可能因素，尽可能找到致病原因，避免再次接触，向家长宣传再障治疗的新进展，树立战胜疾病的信心。

（2）宣传做好各种自我防护的必要性

如白细胞低时能使患儿自觉戴上口罩或进层流室隔离，血小板降至 $50 \times 10^9/L$ 时减少活动，卧床休息。

（3）做好用药必要性的宣教

向家长详细说明使用免疫抑制剂及雄激素等药物可能会出现的各种并发症及应对措施，以减轻患儿及家长的顾虑，积极配合治疗。

第五节　特发性血小板减少性紫癜

特发性血小板减少性紫癜（ITP）又称自身免疫性血小板减少性紫癜，是儿童最常见的出血性疾病。以皮肤、黏膜自发性出血、血小板减少，出血时间延长、血块收缩不良为特征。本病为自限性疾病，绝大多数在几个月内自行恢复，少数患者可因严重出血致死亡。

【临床表现】

（1）急性型特发性血小板减少性紫癜

儿童多为急性型。发病前 1~3 周多有病毒感染史，起病急可伴有发热，皮肤黏膜自发性出血，为针尖至米粒大小的出血点、淤斑和紫癜，四肢多于躯干，半数以上患儿有鼻出血，也可有牙龈出血，少数有便血、血尿、胃肠道大出血和颅内出血。出血严重者可有贫血。病程一般在 6 个月以内，10%～20% 转为慢性。

（2）慢性型特发性血小板减少性紫癜

起病缓慢，出血症状比急性型轻，主要为皮肤、黏膜自发性出血，病程超过 6 个月，呈发作和缓解交替出现。每次发作可持续数月甚至数年，约 30% 患儿发病数年后自行缓解。

【辅助检查】

（1）血常规

急性 ITP 血小板计数通常 $<20 \times 10^9/L$；慢性 ITP 血小板一般为 $(30 \sim 80) \times 10^9/L$。出血多者可有贫血表现、出血时间延长、血块收缩不良、凝血时间正常。

（2）骨髓象

骨髓细胞增生活跃，骨髓巨核细胞数正常或增多，幼稚巨核细胞增多，成熟巨核细胞减少，可见空泡、颗粒减少、胞质少等细胞形态改变。

（3）PAIgG 测定

含量明显增高。

【治疗原则】

（1）急性型

患儿仅有轻微皮肤出血而无黏膜出血时，不需特殊治疗，密切观察病情变化及防止发生创伤性出血。

（2）急性出血明显者

可用糖皮质激素，常用泼尼松口服每日 $1.5 \sim 2.0 mg/kg$，疗程 4 周；或静脉滴注大剂量丙种球蛋白 $0.4 \sim 0.5 g/(kg \cdot d)$，连用 5 日。

（3）重症贫血

可输新鲜血，对严重出血者应迅速止血，可输注浓缩血小板。

（4）免疫抑制剂

激素和丙种球蛋白治疗无效及慢性难治性特发性血小板减少性紫癜，可用长春新碱 0.02~0.03mg/kg，每周缓慢静脉注射 1 次，连用 4~6 周；环磷酰胺每日 1.5~3.5mg/kg 口服，一般数月后才见效。

(5) 脾切除

对糖皮质激素、丙种球蛋白治疗无效可实施脾切除。

【护理评估】

(1) 健康史

评估患儿近 1 个月内有无呼吸道病毒感染史。

(2) 身体状况

评估患儿皮肤黏膜出血情况，有无脏器出血表现等。

(3) 心理-社会情况

评估患儿及家长对本病的认知程度。

【护理诊断】

(1) 焦虑

与大出血有关。

(2) 有感染的危险

与糖皮质激素和（或）免疫抑制剂应用致机体抵抗力下降有关。

(3) 潜在并发症

内脏出血。

【护理措施】

(1) 消除紧张、恐惧心理

出血量多或病情反复时，患儿及家长易产生紧张和恐惧心理，应主动关心，耐心解释，使之配合治疗。

(2) 密切观察病情和预防出血

①病情观察：注意生命体征、皮肤黏膜出血点或淤斑有无增减；观

察有无鼻出血、尿血、便血、呕血、烦躁不安、头痛和神志改变，若有异常及时汇报医生。

②预防出血：血小板较低和（或）出血较重时需卧床休息，必要时输新鲜血或血小板，不吃过硬、过热、油炸和刺激性食物。注意口腔卫生，用软毛牙刷刷牙或漱口水漱口，保护口腔黏膜。不用手抠鼻，防止鼻出血，鼻出血时可用冷敷、止血纱布或 1:1000 肾上腺素棉球填塞。保持大便通畅，防止腹压高诱发颅内出血。

（3）预防感染	（4）用药护理
注意保护性隔离，与感染性疾病患儿分室居住；定时开窗通风，定期紫外线灯消毒；养成良好卫生习惯，防止病从口入。教育患儿不用手搔抓皮肤，防止出血或破溃感染。	按时、按量服用激素或免疫抑制剂，不随意减量，须遵医嘱逐渐减量。定期复查血常规，观察药物疗效。

【健康教育】

（1）遵医嘱服药，不可随意减量或停药。

（2）避免上呼吸道感染及其他感染，避免到人群拥挤的场所。注意个人卫生。

（3）定期门诊随访。

第六节 血 友 病

血友病是一组隐性遗传性凝血障碍的出血性疾病，由于缺乏血浆凝血因子，而表现为轻微损伤后有长时间出血倾向。临床上分为：①血友病 A，即因子Ⅷ（又称血友病球蛋白，AHG）缺乏症；②血友病 B，即因子Ⅸ（又称血浆凝血活酶成分，PTC）缺乏症；③血友病 C，即因子Ⅸ（又称血浆凝血活酶前质，PTA）缺乏症。血友病 A、血友病 B 由 X-连锁隐性遗传，由女性遗传，男性发病，血友病 C 由常染色体不完全隐性遗传，因而男女均可发病。

【临床表现】

血友病患儿绝大多数为男性，临床特点是延迟、持续而缓慢的出血，出血频率与部位取决于患儿体内的凝血因子水平。重型患儿常在无明显创伤时自发出血，中型患儿出血常有某些诱因。轻型极少出血，常由明显外伤引起，患儿常在外科手术前常规检查或创伤后非正常出血才被发现。

重型患儿关节出血常反复发生并在学龄期后逐步形成血友病性关节病，严重者可致残而影响患儿就学及参与活动，影响其心理发育。

【辅助检查】

（1）筛查试验

内源途径凝血试验（部分凝血活酶时间，APTT）、外源途径凝血试验（凝血酶原时间，PT）、纤维蛋白原（Fg）或凝血酶时间（TT）、出血时间、血小板计数、血小板聚集试验等。以上除 APTT 外，其他试验均正常。

（2）确诊试验

血浆 FⅧ：C 减少或极少，辅以 FⅧ抗原（FⅧ：Ag）可确诊血友病 A；血浆 FⅨ：C 减少或极少，辅以 FⅨ抗原（FⅨ：Ag）可确诊血友病 B。血管性血友病因子抗原（vWF：Ag）正常。

（3）FⅧ/FⅨ抑制物检测

临床上有反复应用血制品病史且对血制品治疗无效的血友病 A/B 患者，需高度怀疑是否出现 FⅧ/FⅨ抑制物。首选进行 APTT 纠正试验，若结果呈阳性，再用 Bethesda 法或改良的：Bethesda 法（Nijmegen 法）测定。

（4）基因诊断试验

主要用于携带者检测和产前诊断。血友病的产前诊断可在妊娠 8~10 周进行绒毛膜活检确定胎儿的性别以及通过胎儿的 DNA 检测致病基因；在妊娠的 15 周左右可行羊水穿刺进行基因诊断。

【治疗原则】

（1）止血

尽快输注凝血因子。血友病 A 首选凝血因子Ⅷ（AHG）浓缩剂。其次可选用冷沉淀剂、新鲜冰冻血浆。血友病 B 首选凝血酶原复合物，次选新鲜冰冻血浆。6-氨基己酸、止血环酸可能有利于止血。1-脱氨基-8D-精氨酸加压素（DDAVP）静注有提高因子Ⅷ活性的作用。

（2）避免创伤，尽量避免手术及可能引起出血的护理操作。

（3）基因治疗

血友病 B 基因治疗已获成功。

【护理评估】

（1）健康史

了解患儿有无血友病家族史，皮肤黏膜出血点、淤斑等自发性出血症状出现的时间。

（2）身体状况	（3）心理-社会状况
评估患儿出血的部位及程度，注意有无关节损害症状，如关节红、肿、疼痛、活动受限等，有无颅内出血症状，如意识障碍、生命体征改变等。了解化验检查结果，确定血友病类型。	评估患儿及家长对本病的危害、治疗方法、防护知识的了解程度，家长能否正确及积极就诊，家庭经济承受能力。

【护理诊断】

（1）组织完整性受损	（2）躯体活动障碍
与凝血因子缺乏致出血有关。	与关节腔积血、关节肿痛、活动受限、关节畸形、功能丧失有关。
（3）疼痛	**（4）潜在并发症**
与关节腔出血、积血，皮下、肌肉血肿有关。	出血。

【护理措施】

（1）一般护理措施

①按出血性疾病护理常规。

②密切观察生命体征及神志的变化，定时监测并记录，及早发现内

脏及颅内出血，及时组织抢救。

③减轻疼痛：疼痛主要发生在出血的关节和肌肉部位，急性出血期可用冰袋冷敷，卧床休息，限制出血部位的活动。可用弹性绷带加压包扎出血关节，并抬高患肢，保持在功能位。

（2）重点护理

①遵医嘱及时输凝血因子Ⅷ（AHG）浓缩剂、凝血酶原复合物或新鲜全血或新鲜血浆，并按输血护理常规操作。

②预防致残：关节出血停止后，逐渐增加活动。对因反复出血致慢性关节损害者，需指导其进行康复锻炼。

（3）治疗过程中可能出现的情况应急措施

①症状体征的观察：监测体温，观察皮肤黏膜出血情况、关节活动情况。注意有无出血倾向如皮肤黏膜出血，重症出血时可有内脏出血，严重时有颅内出血应及时给予吸氧和止血药物、凝血因子。观察血肿压迫表现，如果出现窒息，及时清理呼吸道，保持气道通畅。

②输血护理：输注全血者必须做好常规核对工作，避免输异型血；输注各种凝血因子制品时，应在凝血因子取回后，立即输注。输注冷冻血浆或冷沉淀物者，输注前应将冷冻血浆或冷沉淀物置于37℃温水中解冻、融化，并以患儿可耐受的速度快速输入。输注过程中密切观察有无输血反应。快速静注DDAVP可出现心率加快、颜面潮红、血压升高、少尿及头痛等不良反应，要密切观察，必要时遵医嘱对症处理。

【健康教育】

（1）疾病确诊后应向家长讲解引起血友病的遗传知识及发病规律，宣传筛查基因携带者的重要性，做好优生优育工作，及时进行产前检查，如确定胎儿为血友病者，应及时终止妊娠。

（2）做好自我防护，活动时应注意避免碰撞，以免损伤引起出血。

第八节　骨髓增生异常综合征

骨髓增生异常综合征（MDS）原名白血病前期，是一组源于造血干细胞水平产生的损伤，缺乏典型的临床表现，常有贫血，有时伴感染或出血，部分病例有肝脾肿大。血常规示全血细胞减少或任何一系或二系细胞减少。骨髓增生活跃，三系或二系血细胞有显著的病态造血，病程稍长，如未死于感染或出血，多演变为白血病或骨髓造血功能衰竭。

【临床表现】

儿童 MDS 可见于婴儿到青春期的任何年龄段。其症状主要表现为贫血、出血、发热、感染和肝脾肿大。

【辅助检查】

(1) 血常规

全血细胞计数减少。红细胞为大细胞或正细胞，细胞大小不等，可见异形红细胞、点彩细胞和有核红细胞，血红蛋白可增多。

(2) 骨髓象

骨髓增生活跃，红细胞系巨幼变明显，呈"老浆幼核"、多核化、核碎裂及核形态怪异，双核尤以奇数核红细胞和巨大红细胞具特征性。粒系成熟停滞，核浆发育不平衡和双核粒细胞常见。

(3) 染色体检查

50% 患儿有染色体异常，如 −7、+8 和 5q−等，核型异常者转化为白血病可能性大。

(4) 其他

中性粒细胞过氧化酶和碱性磷酸酶（ALP）缺乏。

(5) 常规做 X 线和 B 超检查，必要时做 CT 检查。

【治疗原则】

在治疗上尚无特效的方法。鉴于各亚型间是一种疾病的不同发展阶段，治疗应根据不同的病期而异。一般应遵循按阶段施治的原则。

(1) 刺激造血

可应用司坦唑醇、糖皮质激素、莫拉司亭（GM-CSF）、重组白细胞介素 3（rhIL-3）、雄激素及同化激素、集落刺激因子刺激造血。

（2）诱导分化

可应用顺式或全反式维 A 酸；干扰素 α 靛玉红、三尖杉酯碱、维生素 D_3 等进行诱导分化。

（3）化疗

应用小剂量阿糖胞苷（Ara-C）、阿柔比星（阿克拉霉素）、伊达比星（4-去甲氧柔红霉素）、依托泊苷（足叶乙苷、VP16）、小剂量三尖杉酯碱；也可联合几种药物进行化疗。联合化疗，采用 DA（柔红霉素、阿糖胞苷）、DAT（DA、6-TG）、HA（高三尖杉酯碱阿糖胞苷）、HOAP（高三尖杉酯碱、长春新碱、阿糖胞苷、泼尼松）、DOAP、DHA 或 MA（米托蒽醌、阿糖胞苷）方案治疗 RAEB（难治性贫血伴原始细胞增多）、RAEB-T（难治性贫血伴原始细胞增多在转变中）和 CMML（慢性粒单细胞白血病）及其继发性白血病。

（4）骨髓移植

异基因骨髓移植为治疗此病的最有效途径。自身骨髓移植或外周血造血干细胞移植也值得试用。

【护理评估】

（1）健康史

评估患儿近期有无病毒感染史；有无有害物理化学因素接触史，如电离辐射、核辐射、重金属、细胞毒性药物等，有无恶性肿瘤家族史。

（2）身体状况

评估患儿的贫血程度，有无感染、出血症状、有无肝脾肿大等。

（3）心理-社会状况

评估患儿及家长对本病的认知程度及应对能力。

【护理诊断】

（1）活动无耐力

与贫血造成的全身组织细胞缺氧有关。

（2）有出血的危险

与造血功能下降血小板显著减少有关。

（3） 有感染的危险	（4） 预感性悲哀
与机体免疫功能下降有关。	与本病预后不良有关。

【护理措施】

（1） 活动无耐力的护理

1） 了解患儿有无头痛、恶心，进食情况及活动量的耐受程度。

2） 观察体温、脉搏、肺部有无啰音、肝脾大小及血常规、骨髓变化等。

3） 保证休息和睡眠：患儿因白细胞过度生长，其代谢率升高，同时也因贫血而有缺氧的症状。故因根据患儿体力，适当限制活动量以减少体力消耗。可与患儿家长共同制订日常活动计划，做到有计划地适量活动。加强生活方面的护理，将常用物品置于易取处，避免因体力消耗而加重心悸、气短症状。

4） 饮食护理：给予高蛋白、高维生素、清淡、易消化饮食。向家长解释化疗期间保证足够的营养可补充机体的热量消耗，提高患儿对化疗的耐受性，减少并发症，以帮助治疗顺利进行。

5） 输血或浓缩红细胞：患儿全血减少，乏力明显，可遵医嘱输全血或浓缩红细胞，增加组织器官的供氧。

（2） 出血的护理

患儿血小板计数<50×10⁹/L 时，嘱患儿增加卧床休息时间，护士应提高警惕，密切注意有无出血征兆，全身皮肤有无淤点、淤斑。注射和抽血后应在针孔上加压 5 分钟以上，以预防出血。

（3） 感染的预防及护理

1） 病室环境清洁卫生，定期空气消毒，限制探视，防止交叉感染，白细胞过少时进行保护性隔离。

2） 严格执行消毒隔离制度和无菌技术操作，防止各种医源性感染。

3） 做好患儿个人卫生，减少体内细菌传播，做好口腔护理、会阴及肛门护理，预防各种感染。

4） 观察患儿有无发热、感染伴随症状及体征。注意保暖。高热时应给予如下护理。

①注意休息，以减少能量的消耗，有利于机体的恢复。

②口腔护理：高热时，口腔内容易滋生细菌，如不注意口腔清洁，容易发生口炎，甚至口腔溃疡。

③皮肤护理：患儿大量出汗，护理人员应当及时帮助患儿擦干身体，更换清洁的衣物和床上用品，防止压疮和感冒。

④增加高蛋白饮食及水分的补充，如鸡蛋、牛奶、汤、盐水、瘦肉等。

⑤对于低热和中等度热的患儿，可通过改变环境、温度、衣着、被褥厚薄以及建议饮凉饮，以降低体温，增进舒适度。

⑥对高热患儿，常采用冰袋冷敷的方法降温，必要时采用药物降温。

5）按医嘱给予抗感染治疗，合理配制抗生素，观察药物效果及不良反应。

6）对患儿及家属做好预防感染的卫生宣教工作。

（4）化疗药物不良反应的护理

化疗药物共同的不良反应是恶心、呕吐、骨髓抑制和肝损害。因此，化疗期间除应定期进行血常规、肝功能及骨髓象检查外，还应注意观察药物的毒性反应，在治疗护理上选用能防止或减轻毒性作用的治疗措施，以利于化疗顺利进行。

（5）心理护理

重视心理护理，首先取得家长的理解和配合，然后根据不同年龄患儿的心理特点，对患儿采取鼓励、安慰、抚摸等方法，以高度的责任心和同情心对待患儿，充分沟通，建立友好关系，取得患儿信任，使其以最佳的心理状态来配合治疗，提高患儿的生存率。

【健康教育】

（1）告知家长及患儿避免接触有毒、有害化学物质及放射性物质。

（2）告诉患儿避免受伤，刷牙时应使用软毛牙刷，勿剔牙、挖鼻孔及进食粗纤维食物，预防便秘。同时告诉患儿及家长一旦有头痛、视力改变应立即就诊。

（3）对患儿及家长加强疾病知识普及，预防感染和出血，坚持治疗，不擅自停药，按时复诊。

（4）稳定病情，适当锻炼，增强体质，促进治愈。

第八章　神经系统疾病患儿的护理

第一节　化脓性脑膜炎

化脓性脑膜炎是由各种化脓性细菌引起的脑膜炎症，常继发于败血症或为败血症的一部分。临床表现不典型，颅内压升高表现出现较晚，缺乏脑膜刺激征，早期诊断较难，常并发脑室管膜炎。

【临床表现】

（1）一般表现

精神食欲欠佳、哭声减弱、体温异常等表现与败血症相似，但常常更重，发展更快。

（2）特殊表现

①神志异常：精神萎靡、嗜睡、易激惹，可突然尖叫、感觉过敏；②眼部异常：两眼无神，可双目发呆凝视远方，眼球可上翻或向下呈落日状。可有眼球震颤或斜视，瞳孔对光反应迟钝或大小不等；③颅内压增高征：前囟紧张、饱满、隆起，骨缝逐渐增宽已是晚期表现；④惊厥：可见眼睑抽动或面肌小抽如吸吮状；亦可阵发性面色改变、呼吸暂停。

（3）其他表现

黄疸、肝脾大、淤点、腹胀、休克等。李氏单胞菌脑膜炎患儿皮肤可出现典型的红色粟粒样小丘疹，主要分布在躯干，皮疹内可发现李氏单胞菌。

【辅助检查】

（1）血常规

白细胞总数及中性粒细胞明显增加、红细胞及血红蛋白减少，常见于流感嗜血杆菌脑膜炎。

（2）血培养

早期未用抗生素治疗者可得阳性结果，能帮助确定致病菌。

(3) 咽培养

如分离出致病菌有参考价值。

(4) 淤点涂片

化脓性脑膜炎患儿皮肤淤点涂片查见细菌阳性率可达50%以上。

(5) 脑脊液

可见典型化脓性改变。将脑脊液离心沉淀，做涂片染色，常能查到致病菌，可作为早期选用抗生素治疗的依据。

【治疗原则】

(1) 抗生素治疗

预后好坏与是否早期明确致病菌，选择恰当的抗生素治疗密切相关。经脑脊液检查初步确诊后，应尽快由静脉给予敏感、易透过血-脑脊液屏障的抗生素，早期、足量、足疗程、联合用药。

(2) 激素治疗

在本病诊断明确后多主张常规使用氢化可的松或地塞米松，2～5天后改口服泼尼松，用10～20天，以期减少颅内炎症粘连，肾上腺皮质激素对化脓性脑膜炎虽无直接治疗作用，但使用后有利于退热及缓解颅内高压、感染中毒等症状。

(3) 对症治疗

①控制惊厥：频繁惊厥必须控制，以免发生脑缺氧及呼吸衰竭。其中最常见的原因是颅内压增高和低血钙。除用脱水药降低颅压常规补钙，对症治疗采用地西泮、水合氯醛、苯巴比妥等药物抗惊厥亦很必要。

②降低颅内压。

③抢救休克及DIC。

④脑性低钠血症确诊后用3%盐水6ml/kg缓慢滴注，可提高血钠5mmol/L，若仍不能纠正，可再给3～6ml/kg。同时应限制入量，每日800～900ml/m^2，给液成分与一般维持液相同。由于大量应用钠盐，必然增加钾和钙离子的丢失，必须注意补充。

【护理评估】

(1) 健康史

了解患儿有无呼吸道感染、消化道感染或皮肤感染史，对新生儿注意询问其母亲生产情况，有无脐带感染。

（2）身体状况

评估患儿体温及呼吸状况，意识障碍及颅内高压程度；有无躯体受伤的危险因素。检查患儿有无头痛、发热、呕吐、烦躁不安、惊厥、嗜睡及昏迷等表现，前囟是否隆起，有无脑膜刺激征。及时了解患儿血常规及脑脊液检查结果。

（3）心理-社会状况

应注意评估家长及患儿的心理状态。意识清楚的年长儿会有焦虑和恐惧的情绪，家长由于缺乏对本病的了解，尤其是担心患儿生命安全及预后，常有焦虑不安、沮丧等心理。

【护理诊断】

（1）体温过高

与细菌感染有关。

（2）有受伤的危险

与抽搐、惊厥发作有关。

（3）营养失调：低于机体需要量

与摄入不足、机体消耗增多有关。

（4）恐惧

与预后不良有关。

（5）潜在并发症：颅内压增高

与颅内感染、硬脑膜下积液等有关。

【护理措施】

（1）休息

保持病室安静、空气新鲜，做好口腔护理，及时清除呕吐物，减少不良刺激。出汗后及时更衣，注意保暖，及时清除大小便，保持臀部干燥，必要时使用气垫等预防压疮的发生。

（2）饮食护理

给予高热量、清淡、易消化的流质或半流质饮食，少量多餐；注意食物的调配，以增加患儿食欲；鼓励患儿多饮水。如频繁呕吐不能进食，应静脉输液，注意维持水、电解质及体液酸碱平衡。

（3）病情观察

如患儿在治疗中发热不退或退而复升、前囟饱满、颅缝裂开、呕吐不止、频繁惊厥等，注意发生并发症，做好氧气、吸引器、人工呼吸机、脱水剂、呼吸兴奋剂、硬脑膜下穿刺包及侧脑室引流包的准备，给予急救。

（4）对症护理

患儿体温上升超过38.5℃时应积极降温以减少大脑氧耗，防止发生高热惊厥。惊厥发作时将患儿头偏向一侧，给予口腔保护以免舌咬伤，拉好床档，避免躁动及惊厥时受伤或坠床。

（5）用药护理

了解静脉用药配伍禁忌；保护好血管，保证静脉输液通畅。如青霉素稀释后应在1小时内输完，以免影响疗效；避免高浓度的青霉素渗出血管外，以防组织坏死；注意观察氯霉素的骨髓抑制作用，定期做血常规检查。静脉输液速度不宜太快，以免加重脑水肿。

（6）心理护理

对患儿及家长给予安慰、关心和爱护，及时解除患儿不适。根据患儿及家长的接受程度介绍病情、治疗护理的目的与方法，使其主动配合。

【健康教育】

主动向患儿家长介绍病情、用药原则及护理方法，使其主动配合。为恢复期患儿制订相应的功能训练计划，指导家长具体康复措施，减少后遗症发生。

第二节 病毒性脑炎和病毒性脑膜炎

病毒性脑炎和病毒性脑膜炎是由病毒感染引起的中枢神经系统急性炎症。根据累及部位不同，表现为脑炎或脑膜炎。

【临床表现】

(1) 病毒性脑炎

临床表现轻重不一，与病变的部位、范围和程度有关。

①首发症状：多有不同程度的发热，后随体温升高出现不同程度的意识障碍，轻者出现表情淡漠、嗜睡，重者神志不清、谵妄、昏迷或出现精神障碍。

②可有轻重不等的颅内压增高表现：出现头痛、呕吐、惊厥发作、脑疝直至死亡。

③局限性神经系统体征：依中枢神经系统受损部位不同出现运动障碍、脑神经受损表现、共济失调、不自主动作、感觉及反射障碍等。临床表现在起病3天至1周内出现，可持续1周至数月。多数可完全恢复，少数患儿可遗留后遗症如癫痫、听力障碍、肢体瘫痪以及不同程度的智力低下等。

(2) 病毒性脑膜炎

多有呼吸道或消化道前驱感染史，继而出现发热、恶心、呕吐，婴儿常易被激惹；年长儿主诉头痛、颈背疼痛，检查脑膜刺激征为阳性。较少出现严重意识障碍、惊厥以及局限性神经系统体征。

【辅助检查】

(1) 脑脊液检查

外观清亮，压力正常或增加。白细胞计数正常或轻度增高，分类计数以淋巴细胞为主，蛋白质大多正常或轻度增多，糖含量正常。涂片和培养无细菌发现。

(2) 病毒学检查

部分患儿脑脊液病毒培养及特异性抗体测试阳性。恢复期血清特异性抗体滴度高于急性期4倍以上有诊断价值。

(3) 脑电图检查

表现多灶性、弥漫性的高幅或低幅慢波，检查的结果仅作为诊断的参考。

【治疗原则】

本病无特异性治疗方法。由于病程有自限性，急性期支持与对症治疗是病情顺利恢复、降低病死率和致残率的关键。

(1) 支持治疗

卧床休息，供给充足的营养，保持水、电解质平衡。

(2) 对症治疗

①控制惊厥：可选用地西泮、水合氯醛、苯巴比妥等药物。

②降低颅内压：静脉注射甘露醇等，预防脑疝发生。

③控制高热：体温>38.5℃时及时予以物理降温或药物降温，以减少大脑氧的消耗，防止高热惊厥，并做好降温记录。

(3) 抗病毒治疗

无环鸟苷为高效广谱抗病毒药，可阻止病毒 DNA 的合成，对单纯疱疹病毒作用最强，对水痘-带状疱疹病毒、巨细胞病毒、EB 病毒也有抑制作用。可每次 5 ~ 10mg/kg，每 8 小时 1 次，静脉滴注 10~14 天。

【护理评估】

(1) 健康史

应仔细询问患儿病前 2~3 周有无呼吸道和胃肠道感染史，有无过度劳累、受寒及其他致机体抵抗力低下的诱因存在及本次起病情况。

(2) 身体状况

应注意评估患儿发热情况；有无意识障碍和颅内压升高的表现；是否有神经系统定位体征等，评估辅助检查结果。

(3) 心理-社会状况

评估患儿及其家长的心理状况。

【护理诊断】

(1) 体温过高

与病毒血症有关。

(2) 急性意识障碍

与脑膜炎症有关。

(3) 躯体移动障碍

与昏迷、瘫痪有关。

(4) 营养失调：低于机体需要量

与摄入量不足及消耗增加有关。

(5) 潜在并发症

脑疝。

【护理措施】

(1) 休息

保持病室安静，温湿度适宜，及时清理呕吐物，保持口腔清洁，出汗后及时更换衣被，嘱患儿多饮水，必要时静脉补液，定时翻身，防止压疮。

(2) 饮食护理

保证营养供应，鼓励患儿进食，并讲解摄入足够营养对恢复身体健康的重要性，选择食物应多样化，刺激患儿的食欲，每周测体重2次。

(3) 病情观察

评估患儿意识状态、瞳孔及呼吸变化，如发现呼吸节律不规则、两侧瞳孔不等大、对光反应迟钝，多提示有脑疝及呼吸衰竭发生，应及时处理。针对患儿存在的幻觉、躁动等提供保护性照顾。

(4) 对症护理

高热者积极控制体温，降低大脑的耗氧量。保持肢体功能位置，病情稳定后及早帮助患儿逐渐进行肢体的被动或主动功能锻炼，注意循序渐进，采取保护措施。

(5) 心理护理

向家属解释躯体移动障碍的原因及活动躯体的重要性。注意及时消除影响患儿情绪的不良因素。在改变锻炼方式时加强指导，给予鼓励。

【健康教育】

(1) 向家长解释有关疾病的基本知识、提供保护措施和日常生活护理知识。

(2) 指导家长做好智力训练及瘫痪肢体的功能训练。

(3) 尽量少到公共场所、增强体质、增加机体抵抗力。

第三节　癫　　痫

癫痫是由多种原因引起的一种脑部慢性疾患，其特征是脑内神经元反复发作性过度放电引起突然的、发作性的、暂时性的脑功能失常，临床上可出现意识、运动、感觉、精神或自主神经功能障碍。癫痫的患病率为3‰~6‰，如得到正规治疗，约80%的患儿可获得完全控制，其中大部分能正常生活和学习。

【临床表现】

（1）强直-阵挛性发作

又称大发作。表现为患儿突发意识丧失和全身抽搐。部分患儿发作前数小时或数天可有前驱症状，如出现幻觉、躯体某部分有异常感觉等。发作主要分两期：一开始为全身骨骼肌强直性收缩伴意识丧失、呼吸暂停与发绀，即强直期，持续数秒至数十秒，而后进入阵挛期抽搐，呈反复有节律的剧烈屈曲性抽动，频率由快至慢，幅度由小至大，渐趋停止，伴口吐泡沫、尿失禁。发作后可有嗜睡、乏力、头痛等现象。

（2）失神发作

发作时突然停止正在进行的活动，意识丧失，两眼凝视，持续数秒钟恢复，发作后可继续原来的活动，对发作不能记忆。每日发作可达数十次。过度换气往往可以诱发其发作。

（3）局灶性发作

其特点为局限于某一局部的运动或感觉症状，意识多数无障碍。异常放电沿着大脑皮质运动区扩展，其所支配的肌肉按顺序抽动，如发作先从一侧口角开始，依次波及手、臂、肩、躯干、下肢等，称为杰克逊发作。部分运动性发作后，抽动部位可有持续数分钟至数小时瘫痪，称为Todd麻痹。

（4）婴儿痉挛症

又称West综合征，其特点为肌阵挛（多为鞠躬样或点头样），如突然颈、躯干及上肢屈曲而下肢伸直。每次抽搐仅1~2秒，成串发作，每日发作几次至百余次。80%~90%的病例伴有明显的智力障碍，脑电图呈"高峰节律紊乱"三联症，为婴儿期所特有。大多在1岁内发病，4~8个月最多。预后较差，大多数将有智力发育障碍。

（5）Lennox Gastaut 综合征

大多在学龄前发病，智力落后。常见发作形式为肌阵挛性发作、失张力发作、强直发作和不典型失神，患儿可同时具有2种或2种以上发作形式。本病预后不佳。

（6）癫痫持续状态

凡一次癫痫发作持续30分钟以上，或反复发作连续30分钟以上，发作间歇期意识不能完全恢复者。叫癫痫持续状态，多由感染、中毒或代谢障碍、慢性脑部疾病及突然停用抗癫痫药物等原因引起。

【辅助检查】

脑电图（EEG、VEEG、AEEG）典型的改变为棘波、尖波、棘-慢综合波等。失神发作呈阵发性弥漫性双侧同步 3 次/秒的棘-慢波；婴儿痉挛呈"高峰节律紊乱"；Lennox Gastaut 综合征呈双侧不对称 2~2.5 次/秒的棘-慢波或多棘慢波。各种诱发试验可提高脑电图的阳性率，常用的有深呼吸诱发试验、睡眠诱发试验、剥夺睡眠诱发试验、闪光诱发试验。

【治疗原则】

根据发作类型选择一种药或联合用药及早治疗，一般先用一种药物，从小剂量开始直至完全控制发作。当患儿出现癫痫持续状态时，要立即处理，保持呼吸道通畅，静脉注射有效而足量的地西泮。用药同时采取支持疗法，维持正常生命功能。发作停止后，立即开始长期抗癫痫治疗。

【护理评估】

（1）健康史

评估患儿有无癫痫家族史；有无神经系统病变；有无癫痫发作的诱因，如青春期、感染、睡眠不足、感情冲动、过敏反应等。

（2）身体状况

评估患儿癫痫发作的类型、意识状态、生命体征、用药反应等。

（3）心理-社会状况

评估患儿及家长对本病的认知程度及自护能力，来自家庭、社会的支持程度，家长的经济承受能力等。

【护理诊断】

（1）有窒息的危险

与喉痉挛、呼吸道分泌物增多有关。

（2）有受伤的危险

与癫痫发作时抽搐有关。

（3）知识缺乏

与患儿家长缺乏癫痫发作的急救知识及正确服用抗癫痫药物的知识有关。

（4）潜在并发症

脑水肿、酸中毒、呼吸衰竭、循环衰竭。

【护理措施】

（1）一般护理

由于长期以来缺乏癫痫知识的普及，大多数人对癫痫没有正确的认识。一旦被确诊癫痫，家长流露出的焦虑情绪、过分保护不敢告诉他人（老师、同学）的做法，使患儿感到羞辱；加上癫痫发作、长期服药所致的不良反应以及社会对癫痫患儿的歧视、偏见，患儿表现为：①焦虑、恐惧、自卑、孤独甚至悲观厌世等心理；②行为异常如性格改变、固执、多动、冲动、社交退缩、强迫行为、攻击行为甚至自我伤害；③认知损害如注意力、记忆力、机敏性及自信性均较差。早期合理的治疗，80%以上患儿的癫痫发作能得到完全或大部分控制。护理人员应将积极的信息告诉家长和患儿，以增强治疗信心。同时也应讲解癫痫的性质、治疗的目的，强调规律服药的重要性和复发的特点，使患儿和家长正视疾病，从心理和行为上接受长期治疗。鼓励老师、家长和医生之间进行交流。在癫痫患儿的社会环境中，老师起着关键作用，老师的理解和关怀不仅能帮助患儿，还对其他儿童产生良好影响。

（2）重点护理

①保持呼吸道通畅：发作时应取平卧位，头偏向一侧，使分泌物从口角流出，分泌物多时用吸引器清除；松解衣服领扣；如有舌后坠，用舌钳将舌拉出，防止呼吸道堵塞。给予鼻导管吸氧。

②注意安全：发作时让患儿躺下，顺其自然，需专人守护，移开一切可导致患儿受伤的物品；保护抽动的肢体，切勿抓紧患儿或制止抽搐，防止骨折或脱臼；牙关紧闭者，用牙垫或纱布包裹的压舌板置于上、下臼齿间，以防咬伤舌头。

③病情观察：监测生命体征、瞳孔大小和对光反射、动脉血气结果等。密切注意患儿意识、抽搐的性质、持续时间、发作频率。

④用药护理：在静脉注射地西泮时，速度要慢，不超过 1mg/min，以免抑制呼吸；在使用抗癫痫药物前后均要注意肝肾功能、血小板、白细胞、凝血功能等变化。避免突然停药。

⑤脑电图检查护理：为避免影响脑电图的准确性，在脑电图检查前要清洁头发，避免空腹（新生儿喂奶后30分钟内检查，小婴儿进食3小时内进行检查），体温在正常范围内，不用中枢神经系统兴奋剂或镇静剂，但正在服药的癫痫患儿不需要停服抗癫痫药。

（3）治疗过程中可能出现的情况及应急措施

①症状体征的观察：监测意识，肢体活动情况。如有异常及时处理。

②观察药物疗效和不良反应：针对所用抗癫痫药物的主要不良反应，需定期监测血常规、血小板计数或肝、肾功能。在用药初期、联合用药、病情反复或更换新药时，均应监测血药浓度。避免突然停药诱发疾病发作。

【健康教育】

（1）用药知识的宣教

服药要有规律，不间断；抗癫痫药不能自行减量或停药，以免诱发癫痫持续状态；抗癫痫药间有相互作用，服用两种药最好间隔1小时以上。

（2）安全护理

教育患儿及家长一旦有幻听、心悸、出汗、唾液多等时应立即平卧或靠墙坐，防止摔伤；发作时让患儿躺下，顺其自然；只有在发生危险的情况下（如接近燃烧物品、电器等），才需要移动患儿至安全处，以免发生意外。发作停止后切勿马上给患儿饮料或食物，以免诱发恶心、呕吐。

第四节 脑性瘫痪

脑性瘫痪是指由于出生前、出生时及婴儿早期的某些原因造成的非进行性脑损伤所致的综合征。主要表现为中枢性运动障碍和姿势异常，可伴有智能低下及惊厥发作、行为异常、感觉障碍及其他异常。尽管临床症状可随年龄的增长和脑的发育成熟而变化，但是中枢神经系统的病变却固定不变。为小儿常见的致残疾病之一。临床显示男性发病率明显高于女性，双胞胎、三胞胎儿的脑瘫发病率高于单胎儿。我国的发病率在 1.6‰~4‰。病死率 6%，自愈率 10%。主要原因有遗传因素、母体因素、基因异常、染色体异常。

【临床表现】

（1）痉挛型

患儿以四肢僵硬为主要表现。

（2）手足徐动型

四肢和头部出现不自主的无意识动作，做有目的的动作时，全身不自主动作增多，如面部出现"挤眉弄眼"，说话及吞咽困难，常伴有流涎等。

（3）共济失调型

以四肢肌肉无力、不能保持身体平衡、步态不稳、不能完成用手指指鼻等精细动作为特征。单纯性共济失调较少见。共济失调也可与手足徐动联系在一起。患儿常常无法保持一个固定姿势，站立时，为了维持站立姿势不得不进行频繁调整。学走路时间晚于正常儿童。行走时为了获得较稳定的平衡，双脚左右距离较宽，步态蹒跚，方向性差。

【辅助检查】

（1）神经影像学检查（CT 和 MRI）：可提供脑萎缩、脑室扩大、脑室密度减低、脑积水、钙化灶及畸形图像。虽然神经影像检查不是诊断脑瘫的依据，但它的改变与临床类型有一定相关性。如痉挛性四肢瘫或双瘫，神经影像学检查表现为额顶叶低密度化、皮质萎缩、侧脑室扩大、中心性萎缩和脑积水等。痉挛型偏瘫则表现为对侧大脑半球萎缩、脑室周围白质软化等；手足徐动型 CT 改变较少，基底神经区的黄染难以分辨，可有第三脑室扩大。

（2）脑电图（EEG）异常可帮助诊断是否合并癫痫。

（3）肌电图（EMG）区分肌源性或神经源性瘫痪。特别是对上运动神经元损伤还是下运动神经元损伤具有鉴别诊断的意义。

（4）脑干听觉诱发电位可判定伴有语言障碍者是否有听力损害。

（5）遗传代谢性疾病的筛查：对有家族史伴有特殊面容、皮肤异常者等可直接做尿、血的遗传代谢性疾病的筛查，也可做血凝固试验对病因进行判断。

（6）智力及心理行为检查：评估患儿的智力水平及是否有心理行为的问题，以便于分组、课程设计和进行个体化训练。

【治疗原则】

患儿一经确诊，即开始治疗，目的在于促进各系统功能正常发育、抑制异常姿势，减轻其伤残程度。针对患儿年龄阶段采取综合治疗手段，如婴儿期运动系统正处发育阶段，早期治疗易取得较好疗效；幼儿期主要防治各种畸形，保持患儿肢体的功能位置，利用各种手段对患儿进行全面、多样化的综合治疗以及持之以恒的功能训练；5岁后严重肢体畸形者可考虑手术矫形。可配合针刺、理疗、按摩、推拿等，进行有重点的训练。

【护理评估】

（1）健康史

了解患儿家族中有无遗传病史；母亲孕期是否接触过理化刺激物、是否曾患感染性疾病；母亲生产过程是否顺利；患儿生后有无胆红素脑病、严重感染及心肺疾病等。

（2）身体状况

观察患儿是否有运动发育落后，自主运动不协调、不对称，检查智力水平；有无视力、听力等的异常。

（3）心理-社会状况

家长是否掌握与本病有关的知识，以及对患儿进行智力、体力训练的方法等；家庭经济及环境状况；父母角色是否称职；了解父母心理状况。

【护理诊断】

（1）生长发育改变

与脑损伤有关。

（2）有失用综合征的危险

与肢体痉挛性瘫痪有关。

(3) 营养失调：低于机体需要量

与脑性瘫痪造成的进食困难有关。

【护理措施】

(1) 环境要求

脑瘫患儿对卫生方面的要求非常严格，注意保持室内清洁，经常开窗通风。脑瘫患儿行动不便，需注意人身安全，以防意外。对瘫痪的肢体应保持功能位，病情严重和不能保持坐位的患儿往往长时间卧床，应予以侧卧位。

(2) 饮食护理

需供给高热量、高蛋白、高维生素、易消化的食物。餐具要有把手，勺面尽量浅平，勺柄要长，饭前先用手在患儿面部两侧咬肌处轻轻按摩或热敷，帮助咀嚼肌松弛。在喂食时注意脊柱伸直，头肩稍前倾，收下颌使其贴近胸部，尽量抑制异常姿势。桌、椅高度要合适，使双足着地，增加稳定性。

(3) 进行功能训练，培养自理能力

对伴有语言障碍的患儿，按正常儿童语言发育的规律进行训练，尤其0~6岁是儿童学习语言的关键期，平时要给患儿丰富的语言刺激并积极鼓励其发声。

(4) 心理护理

及时向家长交待病情，并向患儿及家长说明尽早开始功能训练的原因，以取得家长的理解和配合；耐心指导，给患儿及其家庭更多的理解与关爱。

【健康教育】

(1) 健康教育主要以家庭教育为主，向家长解释训练的目的是促进正常运动发育，抑制异常运动和姿势，其重点是教给患儿身体活动的方法。

(2) 向家长提供日常生活护理及保护患儿的一般知识。

(3) 制订相应训练计划，指导具体训练内容。

第五节 急性感染性多发性神经根炎

急性感染性多发性神经根炎（GBS）又称吉兰-巴雷综合征，是一种进展迅速，以运动神经受累为主的周围神经病。本病病因尚未明确，疑与感染有关。半数左右患儿于神经系统症状出现前 2~3 周有前驱感染史，如上呼吸道感染、风疹、腹泻等。部分患儿在手术后或免疫接种后发病。该病好发于 10 岁以下小儿，以夏、秋季发病为多，男性较女性多见。

【临床表现】

绝大多数病例呈急性起病，一般 2 周内发展至高峰，持续数日，多在病程 2~4 周开始恢复。

（1）运动障碍

进行性肌无力为突出表现，患儿首发症状是双下肢无力，然后呈上行性进展。常为两侧对称（双侧肌力差异不超过Ⅰ级），一般远端重于近端，呈弛缓性瘫痪。

（2）呼吸肌麻痹

病情严重者常有呼吸肌麻痹，发展迅速者 24 小时内即可出现，为该病致死的主要原因之一。

（3）脑神经麻痹

以后组脑神经（Ⅸ、Ⅹ、Ⅻ）多见，面神经也常受累。患儿表现为声音嘶哑，甚至无声，颜面无表情，吞咽困难或进食呛咳。吞咽困难者易发生误吸而加重呼吸困难。

（4）反射异常

腱反射减弱或消失，常与肌无力症状相平行。个别患儿有病理反射，但不会持久出现。

（5）感觉障碍

感觉障碍不如运动障碍明显，主要为主观感觉障碍，如痛、麻、痒等。一般只在发病初期出现，呈一过性。多数表现在肢体远端，呈手套、袜子样分布的感觉障碍。

（6）自主神经功能障碍

患儿常有多汗、心律不齐、血压不稳及括约肌障碍，多在疾病早期呈短暂性存在。

【辅助检查】

（1）脑脊液检查

呈蛋白、细胞分离现象，即蛋白增高而细胞数正常，此为本病特征之一，病程2~3周达高峰。

（2）电生理检查

神经传导速度明显减慢。

（3）血液检查

急性期有淋巴细胞增加，大多数患儿的血中有 IgM、IgA 和 IgG 升高。

【治疗原则】

目前尚无特效治疗。急性期主要为对症和支持治疗。若有呼吸肌麻痹，做好严密监测和呼吸衰竭的抢救。

【护理评估】

（1）健康史

了解患儿病前2~3周内有无上呼吸道感染、风疹等感染病史，有无手术或免疫接种史。

（2）身体状况

评估患儿肌无力进展状况，注意有无声音嘶哑、进食呛咳等脑神经麻痹表现；有无生理反射消失、病理反射出现；有无心律不齐、血压不稳、多汗等自主神经功能障碍症状。

（3）心理-社会状况

评估患儿及家长对本病相关知识的了解程度，能否积极配合治疗，家长能否正确护理患儿。

【护理诊断】

（1）躯体活动障碍

与肢体瘫痪、感觉障碍有关。

（2）低效性呼吸型态

与呼吸肌瘫痪、咳嗽反射消失有关。

（3）营养失调：低于机体需要量

与吞咽困难影响进食有关。

（4）有皮肤完整性受损的危险

与肢体瘫痪、长期卧床、感觉异常有关。

【护理措施】

（1）一般护理

1）改善呼吸功能。

2）保证室内空气流通，保持合适的温湿度。抬高床头，加强胸部物理疗法包括翻身、拍背、体位引流等，指导患儿咳嗽、咳痰。对于痰稠不易咳出者可给予雾化吸入。保持呼吸道通畅，及时清除分泌物。

3）心理护理：该病病情发展迅速，病程较长，家长经济负担重，再加上患儿活动受限，语言交流障碍，患儿及家长易产生恐惧、忧虑心理，担心疾病预后。护理人员应关心、体贴患儿，耐心讲解本病的有关知识，做好心理调适，解除顾虑，积极配合医疗和护理。

4）皮肤护理：患儿因多汗及长期卧床，应保持皮肤清洁干燥，床铺平整，定时更换体位，动作轻柔，避免推、拉、拖的动作，以免擦破皮肤。选择合适的床垫或气垫床，防止压疮的发生。有尿潴留时可按摩膀胱协助排尿，便秘时使用缓泻剂，及时清理尿液和粪便，保持臀部清洁干燥。

（2）重点护理

1）严密观察呼吸频率、幅度、深度变化，注意观察有无吸气时胸廓内陷的矛盾呼吸，监测血气分析。若患儿出现呼吸浅表，咳嗽无力，呼吸道分泌物明显增多应立即报告医生，必要时应予气管插管及人工呼吸机辅助通气，时间长者可采用气管切开。

2）加强消毒隔离，注意无菌操作，防止交叉感染，尤其是机械通气的患儿。恢复期也应谨防继发呼吸道感染。

3）营养支持

①生命体征不平稳时应禁食，给予静脉内营养，保证热量供应；当病情稳定时，对有吞咽困难或进食呛咳明显者应予鼻饲，做好口腔护理。

②停止鼻饲前可先试喂少量温开水，以观察其吞咽功能，再慢慢增加食品数量及种类，保证营养。

4）防止误吸

①吞咽困难时应及早鼻饲，在吞咽功能恢复期尤应耐心喂养，防止食物吸入气道。

②床边备好吸引器，做好误吸、窒息的抢救。

5）功能锻炼

①急性期间主张卧床休息，活动小关节和用轻手法按摩肌肉，保持肢体呈功能位，防止足下垂或足外翻。

②病情稳定后及早进行功能锻炼，按床上被动运动—床上主动运动—床边活动—下床活动的次序进行，做到强度适中、循序渐进、持之以恒。活动时加强防护措施，防止跌伤。

（3）治疗过程中可能出现的情况及应急措施

1）症状体征的观察：监测体温、呼吸、意识、瞳孔的变化。观察惊厥、肢体活动情况。如有异常及时处理。

2）并发症的观察：卧床时间过长若发生肺部感染、压疮、营养低下、深静脉血栓形成、肢体挛缩和肌肉失用性萎缩、便秘、尿潴留等并发症时，应及早与医生联系，积极处理。

【健康教育】

（1）向家长强调精心护理和并发症的预防是该病护理的重点。指导家长进行翻身、拍背，做好皮肤护理。

（2）吞咽困难时，告知家长不要自行喂养，以免发生窒息。吞咽功能恢复后，向家长宣教喂养的注意事项：①创造舒适的就餐环境，做好各种就餐前的准备，如排便、洗脸、刷牙等。②食物的选择以半流质为宜，糊状食物为佳，如蛋羹、菜泥等。③采取抬高床头45°，头部稍前屈、健侧在下的体位，此体位食物不易从口中漏出，利于食物向舌根运送，减少向鼻腔逆流及吸入的危险。④耐心喂养，不急躁，不说话，避免分散注意力。⑤喂养过程中注意观察，一旦疑有气道吸入，立即呼叫医务人员。

（3）强调功能锻炼的重要性，指导家长掌握关节被动活动的动作要领：顺序由大关节到小关节；循序渐进，幅度由小到大，时间由短到长；切忌粗暴，以不引起明显疼痛为度；注意各方向的关节活动；重复练习，每组 10~15 次，每日 3~4 组。并指导患儿坚持瘫痪肢体的主动运动，充分调动其积极性，给予正面的鼓励和引导。

第六节　多发性硬化

多发性硬化（MS）是一种中枢神经系统脱髓鞘疾病，临床特点是病灶播散广泛，病程中常有缓解、复发的神经系统损害症状。该病的病变部位位于脑部或脊髓，病因尚不明确。

【临床表现】

（1）可出现视力受损（视神经病变）、肢体无力、平衡失调、行动不便、麻木、感觉异常、口齿不清、眩晕、排尿、排便失调等症状。这些症状因人而异，严重程度也不尽相同。

（2）常见症状：一定部位的肌肉僵硬、乏力、丧失控制能力，四肢异常疲劳、行走困难，头晕，膀胱控制失调，触觉、痛觉和温热感觉紊乱等，每个症状出现后又会消失。

【辅助检查】

神经影像学检查如 CT、MRI、PET、SPECT 可协助发现脑内结构性或功能性病变。

【治疗原则】

（1）糖皮质激素或免疫抑制药治疗

常用甲泼尼龙每日 1g，静脉滴注，5~7 天后改为泼尼松每日 30~40mg 顿服，逐渐减量直至停药。硫唑嘌呤 2mg/（kg·d），长期治疗（平均 2 年）对控制病情有效。

（2）神经营养药物

胞磷胆碱（250mg 肌内注射，每日 1 次），碱性成纤维细胞生长因子（DFGF 1600U 肌内注射，每日 1 次）可酌情选用。

（3）对症治疗

对痛性强直发作、三叉神经痛、癫痫发作者可用卡马西平 0.1g，每日 3 次，痉挛者可给予地西泮等。

（4）蜂针疗法

给人体经络以机械刺激，适量的蜂针液具有独特药理作用。

【护理评估】

（1）健康史

评估患儿有无病毒感染史，有无其他自身免疫性疾病，有无多发性硬化家族史等。

（2）身体状况

评估患儿运动、感觉、视力、自主神经功能受损等中枢神经系统脱髓鞘病变表现。

（3）心理-社会状况

评估患儿及家长对本病的认知程度，来自家庭、社会的支持程度，患儿家长的经济承受能力等。

【护理诊断】

（1）躯体移动障碍

与肢体乏力、共济失调及精神、认知、视力、触觉障碍有关。

（2）知识缺乏

与患儿及家长缺乏本病相关知识有关。

（3）尿失禁/尿潴留

与脊髓病变导致的膀胱反射功能障碍有关。

（4）自我形象紊乱

与长期激素治疗致肥胖有关。

（5）焦虑

与本病反复发作，预后不良有关。

【护理措施】

（1）躯体移动障碍的护理

鼓励患儿尽量下床活动，每日进行四肢伸屈练习。给患儿创造安全、舒适的休养和锻炼环境，提供必要的辅助设施。将患儿常用物品置于伸手可及处，必要时给予帮助。指导患儿正确的锻炼方法和保持良好的生活习惯，避免过度劳累。

（2）视力障碍的护理

帮助患儿熟悉住院环境和生活环境。指导患儿眼睛疲劳或有复视时，尽量闭眼休息。给患儿创造方便日常活动的环境，如使用大字的阅读材料和书籍，呼叫器置于患儿手边等。必要时给予帮助。

（3）自我形象紊乱的护理

经常与患儿交谈、沟通，了解患儿需要，倾听患儿的感受并予以帮助。告知患儿和家长有关激素治疗可能出现的不良反应以及注意事项，并告知肥胖是可逆的。告知患儿尽可能维持正常活动的重要性，让患儿参与制定治疗和护理计划。嘱患儿避免疾病的诱发因素，如情绪激动、劳累、感染、热水淋浴等。

（4）排尿异常的护理

指导患儿膀胱功能训练的方法与步骤，教会其正确的排尿方法。保持尿道口和会阴部清洁。更换床单、被褥。告诉患儿及家长尿路感染的症状和体征，发现异常时，及时报告医师。必要时，遵医嘱使用抗生素。

【健康教育】

（1）本病与病毒感染的T淋巴细胞介导的自身免疫疾病有关，遗传因素在该病发病中占重要地位，因此，应重视遗传因素和积极防治病毒感染性疾病。

（2）针对患儿及家长思想负担重，并且对本病缺乏认识的状况，多予关心和安慰，并且及时向家长说明疾病预后情况，以及诊疗、护理措施，使他们能够理解和支持诊疗计划，并能积极主动地配合治疗。

（3）指导家长保持室内空气清新、流通、温湿度适宜，做好患儿的保护性隔离护理。

（4）指导家长饮食上给予富含热量、优质蛋白、清淡、易消化的食物等。

（5）嘱家长协助患儿进行适宜锻炼，防止并发症的发生。

第七节　急性小脑共济失调

急性小脑共济失调（ACA）是一组以小脑性共济失调为主要表现的

小儿时期所特有的综合征，病变以小脑为主，少数也可累及脑干。常发生在 3 岁以内儿童，大多数病例有前驱感染病史，可由病毒、细菌及支原体感染引起，尤其以急性出疹性疾病较常见，如水痘等。其发病机制可能为感染因子直接侵犯小脑而引起炎症或感染后诱发自身免疫性反应导致小脑脱髓鞘改变。另外，某些先天性代谢异常、急性中毒等也可导致急性小脑共济失调。

【临床表现】

躯干共济失调：①突然发生的躯体的急动；②阔底步态；③不能独立行走。当患者站立时，躯体可能前后左右偏移，肢体共济失调伴有眼球震颤、发音障碍。

【辅助检查】

（1）脑脊液检查

多数脑脊液无明显异常。少数病儿在急性期出现脑脊液的轻微异常，如蛋白和细胞轻度增高或免疫球蛋白增高。

（2）脑电图检查

多为正常，脑电图急性期可能出现慢波增多等非特异改变。

（3）脑 MRI 检查

脑 MRI 可排除脑占位病变。

【治疗原则】

原因不明的急性小脑共济失调无特异疗法。病因明确的应治疗基础疾病。如是自身免疫引起的，可给予激素或免疫球蛋白治疗；是病毒直接侵犯而引起脑炎的，可早期给予抗病毒药物。

【护理评估】

（1）健康史

评估患儿有无病毒感染史、先天性代谢异常、急性中毒等导致小脑脱髓鞘病变及急性共济失调的疾病。

（2）身体状况

评估患儿共济失调的表现及其程度，评估患儿的精神状态。

（3）心理-社会状况

评估患儿及家长对本病的认知程度及应对能力，评估来自家庭及社会的支持程度。

【护理诊断】

（1）躯体移动障碍

与小脑损伤导致的躯体共济失调有关。

（2）有受伤的危险

与躯体活动失调有关。

（3）焦虑

与本病发病较急、预后不确定有关。

（4）潜在并发症

压疮、感染等。

【护理措施】

（1）急性期应卧床休息，加强护理，防止因运动失调而致外伤。注意营养和液体的维持，直至病情稳定。

（2）恢复期应鼓励锻炼，多去室外活动，如散步、适量做有氧锻炼。

（3）预防并发症。注意保暖，避免受寒，取坐位并经常拍背，帮助排痰。使用气垫床预防压疮，每次翻身、皮肤护理时，均需查看患儿皮肤有无硬结和颜色改变。

（4）维持正常排泄。做好便秘、尿失禁、尿潴留的护理。

（5）加强心理护理。鼓励患儿保持良好的心态，树立战胜疾病的信心。

【健康教育】

（1）指导家长随时做好安全性防护措施，患儿身边有看护的成年人，最好选择了解患儿病情的家人，不带孩子去河边等危险性地带活动。

（2）建议在专科医务人员的参与下，进行有计划、合理的功能锻炼。

第八节 视神经脊髓炎

视神经脊髓炎（NMO）又称 Devic 病或 Devic 综合征，是视神经和脊髓同时或相继受累的急性或亚急性脱髓鞘病变。其临床特征为急性或亚急性起病，单眼或双眼失明，其前或其后数周伴发横贯性或上升性脊髓炎。本病的病因及发病机制还不清楚，可能与遗传因素及种族差异有关。

【临床表现】

（1）视神经受损症状

急性起病，患儿可在数小时或数日内，单眼视力部分或全部丧失，一些患儿在视力丧失前一二天感觉眼眶疼痛，眼球运动或按压时疼痛明显，眼底改变为视神经乳头炎或球后视神经炎。亚急性起病患儿，1~2 个月症状达到高峰，少数呈慢性起病，视力丧失在数月内逐步进展，进行性加重。

（2）脊髓受损症状

脊髓受累以胸段和颈段多见，表现为急性或亚急性起病的横贯性脊髓损害或上升样脊髓炎样表现。病损以下出现相应的感觉、运动和自主神经功能障碍。此外，有的患儿可伴有痛性痉挛和 Lhermitte 征。（屈颈时，自颈部出现一种异常针刺感沿脊柱向下扩散至股部或至足部）。

【辅助检查】

（1）血液检查

急性发作时白细胞计数可增多，以多形核白细胞为主；红细胞沉降率可加快；外周血 Th/TS（辅助性 T 细胞/抑制性 T 细胞）比值升高，总补体水平升高，免疫球蛋白升高。随病情缓解而呈下降趋势。

（2）脑脊液检查

脊髓病变发作时，约 50% 患儿可有脑脊液细胞数增多，以淋巴细胞为主，通常不超过 $100×10^6$/L。蛋白质含量正常或轻度增高，大多在 1g/L 以下。γ 球蛋白轻度增高。糖含量正常或偏低。当脊髓肿胀明显或伴发蛛网膜炎时，可能出现髓腔不完全梗阻，蛋白质含量可明显升高。

（3）影像学检查

脊髓 MRI 检查可见脊髓肿胀，髓内散在长 T_1 长 T_2 异常信号。

【治疗原则】

甲泼尼龙大剂量冲击疗法，继以泼尼松口服等对终止或缩短病程有一定的效果。另外，也可适当选用硫唑嘌呤、环磷酰胺等免疫抑制药。恢复期应加强功能锻炼及理疗。

【护理评估】

（1）健康史

评估患儿有无其他疾病，有无本病家族史。

（2）身体状况

评估患儿的视力情况，脊髓横断症状。

（3）心理-社会状况

评估患儿及家长对本病的认知程度及应对能力，来自家庭、社会的支持程度，家长的经济承受能力等。

【护理诊断】

（1）视力障碍

与视神经受损有关。

（2）有发生压疮的危险

与脊髓损害造成的肢体活动、感觉障碍有关。

（3）躯体活动障碍

与脊髓病变造成的运动功能障碍有关。

（4）尿潴留/尿失禁/便秘

与脊髓病变造成的自主神经功能障碍有关。

（5）低效型呼吸型态

与脊髓高位病变造成的呼吸肌麻痹有关。

（6）感知觉紊乱：脊髓病变以下感觉缺失

与脊髓损害有关。

(7) 潜在并发症

感染。

【护理措施】

(1) 视力障碍护理

帮助患儿熟悉住院环境和生活环境。指导患儿眼睛疲劳或有复视时尽量闭眼休息。给患儿创造方便日常生活的环境，如使用大字的阅读材料和书籍，呼叫器置于患儿手边等，必要时给予帮助。

(2) 预防并发症

注意保暖，避免受寒，取卧位并经常拍背，协助排痰。

(3) 预防压疮

使用气垫床，每次翻身、皮肤护理时，均查看患儿皮肤有无硬结和颜色改变。

(4) 保持正常排泄

做好便秘、尿失禁、尿潴留的护理。

(5) 加强心理护理

鼓励患儿保持良好的心态，树立战胜疾病的信心。

【健康教育】

(1) 指导家长给予患儿加强营养，增强体质。

(2) 指导家长协助患儿加强肢体锻炼，促进肌力恢复。锻炼时要加以保护，以防跌伤等意外。

(3) 指导患儿及家长制定预防压疮、肺部感染及泌尿系感染的计划。

第九节　重症肌无力

重症肌无力（MG）是累及神经-肌肉接头处突触膜上乙酰胆碱受体，由乙酰胆碱受体抗体介导、细胞免疫依赖、补体参与的自身免疫性疾病。各年龄组均有发病，男女发病率比值约1∶2。临床特征为部分或全身骨骼肌易于疲劳，具有活动后加重、休息后减轻和晨轻暮重的特征。

【临床表现】

（1）症状及体征

①起病急缓不一，多隐匿，首发症状为一侧或双侧眼外肌麻痹，如眼睑下垂、斜视和复视，重者眼球运动明显受限，甚至眼球固定，但瞳孔括约肌一般不受累。

②主要表现为骨骼肌肌力异常，易于疲劳，往往晨起时肌力较好，下午或傍晚症状加重，呈较规律的晨轻暮重波动性变化。

③常因累及延髓支配肌、颈肌、肩胛带肌、躯干肌及上下肢诸肌，出现声音逐渐低沉，构音不清而带鼻音，抬头困难。

④呼吸肌、膈肌受累可出现咳嗽无力、呼吸困难，重症可因呼吸肌麻痹或继发吸入性肺炎而死亡。

（2）危象的类型及表现

①肌无力危象：即新斯的明不足危象，由各种诱因和药物减量诱发。患儿病情加重，出现气道梗阻、呼吸肌无力而致呼吸衰竭；新斯的明试验阳性；凡首发症状为急性呼吸衰竭者，可考虑到肌无力现象。可反复发作或迁延成慢性。

②胆碱能危象：即新斯的明过量危象，多在一时用药过量后发生，除明显肌无力等症状外，尚有乙酰胆碱蓄积过多症状，包括毒碱样中毒症状（呕吐、腹痛、腹泻、瞳孔缩小、多汗、流涎、气管分泌物增多、心率变慢等），烟碱样中毒症状（肌肉震颤、痉挛和紧缩感等）以及中枢神经症状（焦虑、失眠、精神错乱、意识不清、抽搐、昏迷等）。

③反拗性危象：剂量不变情况下，重症肌无力全身性患儿对药物治疗突然失效。

【辅助检查】

（1）肌电图检查

肌电图提示肌收缩力量降低，振幅变小。肌肉动作电位幅度降低10%以上，单纤维兴奋传导延缓或阻滞。

（2）血液检查

TH/TS（辅助性 T 细胞/抑制性 T 细胞）比值升高，80%患儿乙酰胆碱受体抗体（AChR-Ab）效价升高，2/3 患儿 IgG 升高。

（3）免疫学检查

70%～93%的患儿可查出血清抗乙酰胆碱受体抗体阳性。

（4）抗胆碱酯酶药物试验

症状可一过性改善。抗胆碱酯酶药物试验阳性。

（5）胸腺影像学检查

90%患儿有胸腺增生或胸腺肿瘤。

（6）肌肉活检

神经肌肉接头处突触后膜皱褶减少、变平坦，乙酰胆碱受体（AChR）数目减少。

【治疗原则】

（1）抗胆碱酯酶治疗

应用抗胆碱酯酶药物治疗，如新斯的明、溴吡斯的明、安贝氯铵（酶抑宁或美斯的明）。这些药物的不良反应有瞳孔缩小、唾液多、出汗、腹痛、腹泻等，可以同时服用阿托品以对抗。

（2）病因治疗

①根据病因不同，可给予肾上腺皮质类固醇类药物（泼尼松、甲泼尼龙等）；②应用免疫抑制药（硫唑嘌呤、环磷酰胺等）；③血浆置换；④应用免疫球蛋白。

（3）手术疗法

适合于胸腺瘤患儿。

（4）危象的处理

①当病情突然加重或治疗不当，引起呼吸肌无力或麻痹而致严重呼吸困难时，称为重症肌无力危象。一旦发生危象，出现呼吸肌麻痹，应立即气管插管或气管切开，用人工呼吸器或呼吸机辅助呼吸。

②慎用抗胆碱酯酶药物：根据依酚氯铵试验结果，若是肌无力危象，给予抗胆碱酯酶药物；若是胆碱能危象，立即停用抗胆碱酯酶药物，并肌内注射阿托品1～2mg，必要时重复；若是反拗危象，应停用有关药物，加强支持对症治疗处理，稳定后再重新调整抗胆碱酯酶药物剂量。不论哪种危象，一般主张停用抗胆碱酯酶药物，数日后再开始应用。

【护理评估】

（1）健康史

评估患儿有无其他自身免疫性疾病。

（2）身体状况

评估患儿运动、呼吸、意识、生命体征、用药反应等。

（3）心理-社会状况

评估患儿及家长对本病的认知程度及应对能力，来自家庭、社会的支持程度，家长的经济承受能力。

【护理诊断】

（1）自理缺陷

与全身肌无力导致的运动、语言障碍有关。

（2）营养失调：低于机体需要量

与咀嚼无力、吞咽困难有关。

（3）恐惧

与呼吸肌麻痹有关。

（4）潜在并发症

感染、重症肌无力危象等。

【护理措施】

（1）病情观察

①观察意识状态、呼吸频率、节律、呼吸音、心率、血氧饱和度及用药反应。注意观察肌无力危象等并发症。

②有无肌无力加重，观察吞咽、视觉障碍程度。

③了解自理能力和相关需要，有无担忧、焦虑、自卑等异常心理。

（2）症状护理

①保持呼吸道通畅，床边备好吸引器，必要时准备气管切开手术用物及呼吸机供紧急需要。

②重症患儿卧床休息取半卧位，加用床档。避免加重疲劳的不必要活动。

③定时协助改变体位、拍背。遵医嘱给予雾化吸入，做被动运动和局部按摩。

④清除活动范围内的障碍物，避免伤害患儿。

⑤严格执行用药时间和剂量。禁止使用一切加重神经肌肉传递障碍的药物，如吗啡、利多卡因、链霉素、卡那霉素、庆大霉素和磺胺类药物。

（3）一般护理

①轻症患儿者应充分休息，避免疲劳、受寒、感染、创伤、激怒。病情进行性加重者需卧床休息。

②饮食上给予高热量、高蛋白、高维生素饮食，避免干硬和粗糙食物。吞咽困难或咀嚼无力者给予流食或半流食，必要时鼻饲。服药后40分钟左右进食。

③做好口腔护理、皮肤护理，保持衣裤清洁，勤更换内衣内裤。

④鼓励患儿表达心中的焦虑，并及时提供适当的帮助。

（4）重症肌无力危象的护理

①绝对卧床休息，抬高床头。

②维持呼吸道通畅，观察呼吸型态，遵医嘱给氧及呼吸兴奋药、气管切开、呼吸机辅助呼吸。

③吸痰前为患儿翻身，拍背，定时雾化吸入。

④保持静脉通畅，采取相应措施解除危象。

【健康教育】

（1）患儿出院后嘱家长给患儿随身携带卡片，注明姓名、年龄、住址、诊断证明，目前所用药物和剂量，携带急救盒，以便在抢救时参考。

（2）避免过劳、外伤、精神创伤，保持情绪稳定，按时服药，避免受凉感冒及各种感染。在呼吸道感染疾病流行期，尽量少到公共场所。

（3）在医师指导下合理使用抗胆碱酯酶药物。

（4）嘱家长注意患儿适量运动，锻炼身体，增强体质，但不能运动过量，特别是重症肌无力的患儿运动过量会加重症状，所以要根据患儿的情况选择一些有助于恢复健康的运动。病情较重的或长期卧床不起的患儿，应给予适当的按摩预防压疮。

（5）鼓励患儿保持良好的心态与康复的信心，减轻心理负担，避免精神刺激和过度脑力、体力劳动。

（6）告知患儿应多食富含高蛋白的食物，如鸡、鸭、鱼、瘦肉、蛋类、豆制品及新鲜蔬菜、水果，注意选择易消化的食物。

第九章　内分泌系统疾病患儿的护理

第一节　生长激素缺乏症

生长激素缺乏症（GHD）又称垂体性侏儒症，是由于腺垂体合成和分泌的生长激素部分或完全缺乏，或由于结构异常、受体缺陷等所致的生长发育障碍，导致儿童身高低于同龄儿平均水平。发生率为（20～25）/10 万。

【临床表现】

（1）生长发育落后。患儿出生时身高和体重均正常，大多 1 岁以后逐渐出现生长迟缓，以身高最为明显，身高低于同年龄、同性别正常儿童生长曲线第 3 百分位数以下（或低于两个标准差），身高每年增长速率小于 4cm，身体各部分比例匀称。出牙晚，囟门闭合明显延迟。

（2）面容幼稚，皮下脂肪丰满，发音高尖，多数青春期发育延迟。

（3）智力正常。

（4）继发颅内肿瘤的 GHD，可发生于任何年龄，可有颅内压增高相应症状和体征。部分患儿可伴其他垂体激素缺乏，如伴有促甲状腺激素缺乏可出现甲状腺功能低下，伴促糖皮质激素缺乏者可有低血糖表现。

【辅助检查】

（1）生长激素分泌功能试验

生理性试验（运动试验、睡眠试验）用于筛查，药物刺激试验（胰岛素、精氨酸、可乐定、左旋多巴）有两项不正常即可确诊。

（2）其他垂体激素

测血清促甲状腺激素及甲状腺素、三碘甲状腺原氨酸、促滤泡素、促性腺激素、血清皮质醇浓度等。

（3）影像学检查

头颅 CT、磁共振等可检查有无下丘脑或垂体肿瘤。

【治疗原则】

（1）确诊后应尽早开始生长激素替代疗法。年龄越小，效果越好。目前，基因重组人生长激素（r-hGH）已被广泛应用，剂量 0.1U/kg，每晚睡前皮下注射一次，持续至骨骺愈合为止。不良反应较少，须注意监测甲状腺功能。恶性肿瘤或有潜在肿瘤恶变者、严重糖尿病患者禁用。不能应用替代治疗的可选用促合成代谢激素治疗。

（2）伴其他垂体激素缺乏者，做相应的治疗。如同时有性腺轴功能障碍者，骨龄达 12 岁时可开始性激素治疗。

【护理评估】

（1）健康史

应详细询问患儿身高落后的开始时间、每年身高增长速度；有无家族史、患儿出生是否难产；有无颅内感染、头颅放射线照射史等。

（2）身体状况

测量体重、身高、智力、观察面容。

（3）心理-社会状况

因患儿身材矮小，往往引起家长的严重焦虑。患儿也随年龄增长对自身形象的改变产生自卑感。

【护理诊断】

（1）生长发育迟缓

与生长激素缺乏有关。

（2）自我概念紊乱

与社会影响和自身对体态异常不能正确认识有关。

【护理措施】

（1）饮食护理

给予富含高蛋白、维生素饮食，如牛奶、鸡蛋、瘦肉、新鲜水果、蔬菜，以满足生长发育所需。

（2）用药护理

用药后测量患儿生长速度，有效者肌容量增加、脂肪减少、体能和认识能力有所改善。在治疗的前 1~2 年身高增长很快（每年增长 8~12cm），以后减速。能否达到正常，与开始治疗的年龄有关。治疗年龄越小，效果越好。使用促合成代谢激素时，必须严密随访骨龄发育情况，防止出现最终身高过矮。

（3）心理护理

多与患儿及家长进行交流，及时了解患儿的心理状况，根据具体情况予以沟通，使患儿及家长主动配合治疗与护理，增强其战胜疾病的信心。

【健康教育】

（1）向家长讲解本病的基本知识，强调及早进行生长激素治疗是决定患儿预后的关键。

（2）教会家长 r-hGH 的使用方法，指导家长观察药物疗效，记录生长发育情况。

（3）鼓励患儿表达自己的情感和想法，帮助其树立正向的自我概念。

第二节　中枢性尿崩症

中枢性尿崩症（CDI）是一种抗利尿激素完全或部分缺乏，导致肾脏浓缩功能低下，临床以多饮、多尿、排出低比重尿为特征的综合征。根据病因可将尿崩症分为中枢性尿崩症（CDI）、肾性尿崩症（NDI）和精神性烦渴症（PP）3 类。中枢性尿崩症较多见，是由于垂体抗利尿激素（ADH），即精氨酸加压素（AVP）分泌或释放不足引起。

【临床表现】

（1）烦渴喜冷饮，每日进水量可达数升。婴儿烦渴时哭闹不肯进食，饮水后安静。

（2）多尿，尿色淡如水，每日尿量可多达4~10L，尿比重和渗透压均很低。

（3）食欲低下，汗少，夜间遗尿；有颅内器质性疾病者可有头痛、呕吐等颅内高压症状。

（4）轻度或重度脱水，皮肤干燥，消瘦。

（5）有颅内器质性疾病者可有视野缺损。

【辅助检查】

（1）尿常规

尿比重<1.001，尿渗透压<300mOsm/L。

（2）禁水试验

尿崩症患儿在试验中每次尿量减少不多，或者有减少而尿比重和尿渗透压上升不明显，尿比重<1.010，尿渗透压在10小时以上一直<600mOsm/L。

（3）加压素试验

皮下注射垂体后叶素5U（或精氨酸加压素0.1U/kg）后，每15分钟排尿一次，中枢性尿崩症者可见尿量明显减少，尿比重和尿渗透压上升，在1小时可上升一倍以上。

【治疗原则】

（1）病因治疗

因肿瘤所致应手术或放射性核素治疗。

（2）药物治疗

①加压素替代疗法：鞣酸加压素肌内注射，去氨加压素口服或鼻内滴入。

②部分患儿尚可选用氯磺丙脲、卡马西平或氯丙丁酯等药物，以增加ADH的分泌或增强肾髓质腺苷酸环化酶对ADH的反应。

【护理评估】

（1）健康史

评估患儿出现烦渴多饮、多尿症状的时间，了解患儿有无肾脏疾病，有无精神情绪明显波动，是否有相关检查治疗。

（2）身体状况

评估患儿每日尿量，有无遗尿现象，有无脱水、昏迷、惊厥表现；评估患儿的精神状态、生长发育状况；了解相关检查结果。

（3）心理-社会状况

评估患儿及家长对本病的认识，能否正确配合治疗与护理。

【护理诊断】

（1）排尿异常：多尿

与抗利尿激素缺乏有关。

（2）有体液不足的危险

与多尿、供水不足有关。

（3）潜在并发症

药物副作用。

【护理措施】

（1）加强生活护理、保证患儿休息

为患儿提供充足的水分，渴感正常的患儿应充分饮水，保持患儿床旁有饮料可供随时饮用。备好夜用便器，夜间定时唤醒患儿排尿。保持皮肤清洁干燥，防止尿频引起的皮肤糜烂。

（2）观察药物作用、维持出入量平衡

准确记录 24 小时出入量，监测尿比重、血清钠、血清钾的水平，注意患儿有无高渗性脱水的表现，并及时处理。用药期间应注意患儿水摄入量，以防发生水中毒，有脱水、高钠血症时应缓慢给水，以免造成脑水肿。应用鞣酸加压素时，用前需稍加温并摇匀再作深部肌内注射。

【健康教育】

向患儿及其家长解释尿崩症及其治疗方案，说明本病需要长期药物替代治疗，教会家长掌握药物的名称、用法、不良反应、过量或不足症状的观察，定期复查。要求患儿随身携带疾病诊断卡和现用治疗药物，以备急用。

第三节 性 早 熟

性早熟，即性发育启动年龄显著提前（较正常儿童平均年龄提前 2 个标准差以上）。一般认为女性在 8 岁、男性在 9 岁以前出现性发育征象临床可诊断为性早熟。本病女性多见，男女之比约为 1∶4。近年来全球儿童青春发育普遍提前，例如欧洲国家的女性月经初潮年龄平均每 10 年提前 2~3 个月。

【临床表现】

（1）中枢性性早熟（CPP）

第二性征提前出现伴骨龄提前，生长加速和具备生育能力。

（2）周围性性早熟

第二性征提前出现但不具备生育能力，其中误服避孕药者乳晕着色极深、阴道有分泌物或出血。

（3）部分性性早熟

仅单纯乳房发育或单纯阴毛早出现而不伴有其他性征的出现，也无骨龄提前和生长加速，与中枢性性早熟的早期阶段相似。

【辅助检查】

（1）X 线检查

中枢性性早熟者左手腕骨龄提前 1 年半以上。

（2）性腺轴激素检测

基础的 PRL、LH、FSH、E2 或 T 检测在不同类型的性早熟中结果各异，可增高或正常；LHRH 激发试验：中枢性性早熟者 LH 峰值高（>10U/L）、LH 峰值/FSH 峰值>0.7 以上。

（3）CT 和 MRI

可发现头部、腹部占位病变及肾上腺大小的异常。

（4）B 超

女性盆腔 B 超可见子宫、卵巢体积增大，卵泡开始发育；男性可见两侧睾丸不等大或有结节。

【治疗原则】

主要是病因治疗：①肿瘤引起者应手术摘除或进行化疗、放疗；②甲状腺功能低下者给予甲状腺素治疗；③先天性肾上腺皮质增生者采用皮质激素治疗。治疗目的是：①抑制或减慢第二性征发育；②抑制性激素引起的骨骼成熟，改善成人期最终身高；③恢复相应年龄应有的心理行为。

【护理评估】

(1) 健康史

评估患儿第二性征出现的时间，身高增长情况；有无误服避孕药；了解患儿有无其他相关疾病，如颅内肿瘤、中枢神经系统感染史、外伤史等。

(2) 身体状况

评估患儿第二性征发育情况，评估其身高、智能是否正常；了解相关化验检查结果，明确性早熟的分类。

(3) 心理-社会状况

评估患儿及家长对本病的认识程度，能否正确配合治疗，家长能否正确护理患儿并给予良好的心理支持。

【护理诊断】

(1) 生长发育改变

与下丘脑-垂体-性腺轴功能失调有关。

(2) 自我概念紊乱

与性早熟有关。

【护理措施】

(1) 指导用药

促性腺激素释放激素类似物治疗可延缓骨骺愈合，应尽早使用，注意掌握药物剂量及不良反应。

(2) 心理支持

鼓励患儿表达自己的情感，帮助其正确地看待自我形象，树立正向的自我概念。

【健康教育】

告知患儿及家长本病的有关知识及治疗过程和膳食的正确选择，教会家长对药物治疗有效症状及不良反应的观察。

第四节　先天性甲状腺功能减退症

先天性甲状腺功能减退症简称甲减，是由于甲状腺激素合成或分泌不足所引起的疾病，又称呆小病或克汀病，是儿童常见的内分泌疾病。临床表现为代谢障碍、生理功能低下、生长发育迟缓和智能障碍等。

【临床表现】

（1）新生儿期

少哭、少动、少食、胎便排出延迟、黄疸消退延迟、喂养困难、腹胀、脐疝发生率高，哭声低，体温低，皮肤出现斑纹或硬肿等。

（2）典型症状和体征

①特殊面容：面部呈黏液性水肿、眼睑水肿、眼距宽、鼻梁塌、唇厚舌大。

②特殊体态：身材矮小、头大、躯干长、四肢短、腹部膨隆。

③毛发、皮肤改变：毛发枯黄、稀少、皮肤粗糙。

④生理功能低下：少动、低体温、脉搏及心率缓慢、腹胀、便秘等。

⑤生长发育迟缓：矮小，智力低下。

【辅助检查】

（1）新生儿筛查

采用出生后 2~3 天新生儿干血滴纸片测促甲状腺激素（TSH）浓度初筛，TSH>15~20mU/L 为异常，需进一步采血测定血清 T_4 和 TSH 以确诊。

(2) 血清检查

可见 T_3、T_4 降低，TSH 明显增高。

(3) 甲状腺核素显像（^{99m}Tc、^{123}I）

可判断甲状腺位置、大小、发育情况及摄碘功能。

(4) 甲状腺 B 超

可了解甲状腺位置、大小、形态、血流等指标。

(5) 骨龄测定

可通过 X 线摄片手腕、膝关节，观察骨化中心和骨骺闭合情况。

【治疗原则】

一旦确诊，即给予甲状腺素治疗，以维持正常生理功能。

(1) 常用 L-甲状腺素钠口服，新生儿每日 $10\mu g/kg$，婴幼儿期 $6\sim8\mu g/kg$，儿童每日 $4\mu g/kg$，每 $1\sim2$ 周增加 1 次剂量，直至临床症状改善，血清 T_4 和 TSH 正常并维持终生。

(2) 治疗过程中随访。治疗开始后每 2 周随访 1 次，血清 FT_4 和 TSH 正常后可减为每 3 月一次，3 岁以后可减为每 6 月一次，应观察血 FT_4、TSH 的变化，观察生长发育曲线及智商等，根据治疗反应调整药物剂量。

【护理评估】

(1) 健康史

了解家族中是否有类似疾病；询问母亲孕期饮食习惯及是否服用过抗甲状腺药物，患儿是否为过期产；是否有智力低下及体格发育较同龄儿落后；患儿精神、食欲、活动情况，是否有喂养困难。

(2) 身体状况

评估测量身高、体重、头围、上部量与下部量，检查面容、智力水平。

(3) 心理-社会状况

了解家长是否掌握与本病有关的知识，特别是服药方法和不良反应观察，以及对患儿进行智力、体力训练的方法等；家庭经济及环境状况；父母角色是否称职；了解父母心理状况，是否有焦虑存在。

【护理诊断】

（1）体温过低

与代谢率低有关。

（2）营养失调：低于机体需要量

与喂养困难、食欲不振有关。

（3）便秘

与肠蠕动无力、活动量少有关。

（4）生长发育迟缓

与甲状腺素合成不足有关。

（5）知识缺乏

与患儿父母缺乏有关疾病的知识有关。

【护理措施】

（1）保暖

注意室内温度，适时增减衣服，避免受寒，加强皮肤护理。

（2）饮食护理

指导喂养方法，供给高蛋白、高维生素、富含钙及铁剂的易消化食物。对吸吮困难、吞咽缓慢者要耐心喂养，提供充足的进餐时间，必要时用滴管喂或鼻饲，以保证生长发育所需。

（3）保持排便通畅

提供充足液体入量；多吃水果、蔬菜；适当增加活动量；每日沿肠蠕动方向按摩数次；养成定时排便的习惯；必要时采用缓泻剂、软化剂或灌肠。

（4）加强行为训练，提高自理能力

通过各种方法加强智力、行为训练，以促进生长发育，使其掌握基本生活技能，加强患儿日常生活护理，防止意外伤害发生。

（5）指导用药

甲状腺制剂作用缓慢，用药 1 周左右才达最佳效果。注意观察患儿生长、智商、骨龄、血 T_3、T_4 和 TSH 的变化，随时调整剂量。治疗开始时，每 2 周随访 1 次；血清 TSH、T_4 正常后，每 3 个月随访 1 次；服药 1 至 2 年后，每 6 个月随访 1 次。

【健康教育】

（1）宣传开展新生儿筛查的重要性。

（2）向家长说明本病早期会严重损害儿童的神经系统功能，但只要早期确诊并终身服药，预后好，增加患儿及家长战胜疾病的信心。

（3）指导如何进行服药，介绍观察疗效的常用指标。教会患儿掌握基本的生活技能，增加其适应社会的能力。

（4）提醒家长定期来院进行随访，调整用药。

第五节　甲状腺功能亢进症

甲状腺功能亢进症简称甲亢，是由于甲状腺激素分泌过多所致的临床综合征。儿童时期甲亢主要指弥漫性甲状腺肿型甲亢即 Graves 病。

【临床表现】

（1）基础代谢率增高，身高略高于同龄儿，食欲亢进，多汗、怕热，急躁、多言、好动，心悸，疲乏无力，排便次数增多，多为黏稠便。

（2）甲状腺肿大，50% 有突眼。

（3）心率增快，脉压增大，出现手震颤。

【辅助检查】

血清 T_3、T_4 水平增高，TSH 降低；抗甲状腺球蛋白抗体（TGAb）、抗甲状腺过氧化物酶抗体（TMAb）增高。

【治疗原则】

（1）一般治疗

保持情绪稳定，注意休息，饮食富有营养，补充维生素。

（2）抗甲状腺药物治疗

首选甲巯咪唑，$0.5\sim1\text{mg}/(\text{kg}\cdot\text{d})$，分 $2\sim3$ 次口服，或用甲基硫氧

嘧啶 $5 \sim 7 mg/(kg \cdot d)$ 或丙基硫氧嘧啶 $5 \sim 10 mg/(kg \cdot d)$，分 $2 \sim 3$ 次口服，一般用 $4 \sim 8$ 周，控制症状后用上述剂量的 $1/2$ 维持治疗 $2 \sim 3$ 年。治疗期间定时监测 T_3、T_4、TSH，随时调整剂量；查血常规，注意白细胞是否有减少；并注意其他不良反应，如药疹，肝功能损害。对症处理，必要时更换治疗药物。

（3）甲状腺素治疗

如在治疗中甲状腺肿大加剧或出现甲状腺功能减低，则加服左旋甲状腺素。

（4）对症治疗

心率增快有明显心悸者，可用普萘洛尔，$1 \sim 2 mg/(kg \cdot d)$，分 $2 \sim 3$ 次口服。必要时可用镇静剂，地西泮 $0.25 \sim 0.5 mg/(kg \cdot d)$ 或苯巴比妥 $2 \sim 3 mg/(kg \cdot d)$。突眼明显者，可用泼尼松 $1 \sim 2 mg/(kg \cdot d)$ 及维生素 B_6。

【护理评估】

（1）健康史

评估患儿有无甲亢家族史，近期有无感染，精神情绪显著波动诱因。

（2）身体状况

评估患儿近期有无多食易饿、体重下降、注意力不集中、烦躁易怒、眼睑震颤、心率过快等症状。

（3）心理-社会状况

评估患儿及家长对本病的认知程度，能否正确配合治疗与护理。

【护理诊断】

（1）活动无耐力

与甲亢引起的蛋白质分解增加、肌无力等有关。

（2）营养失调：低于机体需要量

与甲亢引起的代谢率增高，分解代谢大于合成代谢有关。

（3）应对无效

与甲亢引起的性格、情绪改变有关。

（4）有组织完整性受损的危险

与浸润性突眼有关。

（5）潜在并发症

甲状腺危象。

【护理措施】

（1）一般护理

①休息：发病早期及病情较重时应卧床休息。保持环境安静、温湿度适宜，保证充足的睡眠。家长可选择患儿喜欢的轻松愉快的电视节目、音乐以放松患儿情绪。

②饮食：患儿处于高代谢状态，能量消耗大，应给予高热量、高蛋白质、高维生素饮食。鼓励多摄取蔬菜和水果，给予足够的营养和充足的水分，禁止辛辣刺激性食物，限制高碘食物和碘盐摄入。

③用药护理：使用抗甲状腺药物时除按医嘱及时准确服药外，嘱家长不可自行减量或停服。观察药物不良反应，如有无药疹、关节痛、药物热、白细胞下降、肝功能损害等。

④眼睛护理：为了避免眼睛过度干燥，可经常以眼药水湿润眼部，睡前涂抗生素眼膏。

（2）甲状腺危象护理

如出现甲状腺危象应立即报告医生并即刻吸氧，绝对卧床休息，给予冰枕物理降温或遵医嘱应用退热剂、镇静剂，快速建立静脉通路，应用肾上腺皮质激素、普萘洛尔等，避免各种诱发因素，如感染、过度劳累、精神刺激等，严密观察体温、脉搏、呼吸、血压等变化。

（3）治疗过程中可能出现的情况及应急措施

①症状体征的观察：监测体温、呼吸、意识、瞳孔的变化。观察突眼、代谢、精神神经症状情况。如有异常及时处理。

②并发症的观察：如患儿出现原有甲亢症状加重，出现高热（体温39℃），心动过速（140~240次/分），常伴有心房颤动或扑动，烦躁不安、大汗淋漓、呼吸急促、畏食、恶心等症状提示甲状腺危象，应及早与医生联系，积极处理。

③观察药物疗效和不良反应：抗甲状腺药物不宜中断，应预防甲状腺功能低下。

【健康教育】

（1）向患儿、家长耐心讲解疾病知识，解释长期坚持服药的重要性和使用甲状腺抑制剂的注意事项，以使患儿正确服药、定期门诊随访。

（2）指导家长合理喂养，保证患儿睡眠充足，使其身心愉快。并注意个人卫生，避免与上呼吸道感染的患儿接触，防止感染和外伤。

第六节 先天性肾上腺皮质增生症

先天性肾上腺皮质增生症（CAH）是一组由于肾上腺皮质激素合成过程中酶的缺陷所引起的疾病，属常染色体隐性遗传病。本症以女性多见，男女之比为1:2。发病常有家族性，在同一家族中常表现为同一类型的缺陷。

【临床表现】

（1）21-羟化酶缺乏

①性征异常：女性表现为假两性畸形：阴蒂肥大、类似男性尿道下裂，大阴唇似男性阴囊，但无睾丸，或阴唇融合，内生殖器为女性型；青春期无乳房发育和月经来潮。男性表现假性性早熟：阴茎和阴囊增大，早期出现阴毛、腋毛、胡须、喉结，声音低沉。男、女性均发育过快，骨龄提前，最终身材矮小。

②失盐综合征：生后不久即拒食、呕吐、腹泻、体重不增或下降、脱水、低血钠、高血钾、代谢性酸中毒等，甚至循环衰竭。

③肾上腺皮质功能不全：皮肤及黏膜色素增加，乳晕及外生殖器皮肤较黑。

（2）少见类型酶缺乏

①11β-羟化酶缺乏：性征异常，高钠血症和高血压。

②3β-羟脱氢酶缺乏：男性假两性畸形，女性轻度男性化，失盐症状。

【辅助检查】

（1）实验室检查

血电解质测定失盐型可有低钠低氯高钾血症；血17-羟孕酮升高；尿17-羟类固醇降低；17-酮类固醇升高；血脱氢异雄酮、雄烯二酮、睾酮大多增高；皮质醇可正常或降低，ACTH 则不同程度升高。

当外生殖器严重畸形不能分辨性别时作染色体核型分析检查以助判断性别。

（2）影像学检查

X 线检查：左手腕掌指骨摄片判断骨龄，骨龄超过实际年龄；B 超和 CT 检查：可发现双侧肾上腺增大。

（3）基因诊断

采用直接 PCR、寡核苷酸杂交、限制性内切酶片段长度多态性和基因序列分析可发现相关基因突变或缺失。

【治疗原则】

（1）肾上腺危象治疗

严重失盐型需纠正脱水及电解质紊乱，应用氢化可的松和盐皮质激素，切忌补钾。

（2）常规皮质激素维持治疗

治疗成功的关键是合适的皮质激素剂量和定期随访，保证正常生长速率，使患儿既无雄激素及外源性皮质激素过多征象，又能维持正常的性腺成熟和发育。常用糖皮质激素、盐皮质激素、性激素等。

【护理评估】

（1）健康史

评估患儿有无肾上腺皮质增生症家族史，患儿母亲是否做过产前诊断，患儿是否做过新生儿筛查。

（2）身体状况

评估患儿性腺发育异常造成的性征异常表现，如女性男性化，男性假性性早熟；评估患儿有无水盐代谢失调表现，如呕吐、脱水、体重不增等；有无肾上腺皮质激素不足表现如色素沉着。

（3）心理-社会状况

评估患儿家长对本病的认识程度，是否愿意积极治疗，能否正确护理患儿。

【护理诊断】

（1）营养失调：低于机体需要量

与糖皮质激素缺乏造成的消化功能不良、食欲减退有关。

（2）身体意象紊乱（父母）

与患儿色素沉着、性征异常有关。

（3）焦虑（父母）

与患儿父母担心本病预后不良有关。

（4）潜在并发症

水盐代谢失调、肾上腺危象。

【护理措施】

（1）一般护理

①保证营养供给：给予高热量、富含维生素饮食；失盐患儿每日钠摄入量不少于12g，多饮水；对拒食患儿要耐心喂养，必要时用滴管或鼻饲，尽可能满足生理需要；有呕吐时，头偏向一侧，及时清除口鼻腔内的呕吐物以防窒息，并做好口腔护理。

②观察生长发育情况：观察性征是否异常，测量身高、体重。

③心理护理：由于本病患儿需要长期服药，且女性性征异常需要在6个月~1岁时手术治疗，家长会有焦虑情绪。护理人员应多与家长沟通，鼓励其表达自己的情感和想法，并告知疾病相关知识，说明手术不影响女性的性功能，解除他们思想顾虑。

（2）重点护理

①及时纠正水、电解质紊乱，按医嘱静脉补充生理盐水，有代谢性酸中毒者用0.45%氯化钠和碳酸氢钠溶液。重症失盐需静脉滴注氢化可的松；高钾血症忌用含钾溶液，血钾>6.5mmol/L遵医嘱静注1.4%碳酸氢钠、10%葡萄糖酸钙、胰岛素等。输液及用药过程中及时评估脱水程度及监测血电解质，根据病情调整输液速度及量，观察用药效果。

②如患儿出现极度衰弱，烦躁不安，神志淡漠、嗜睡甚至昏迷，高热，呕吐，腹痛，腹泻，心率加快，四肢厥冷，血压下降，循环衰竭，少尿、无尿及肾衰竭，电解质紊乱（低血钠、低血氯、高血钾等）的肾上腺危象表现，需立即通知医生，遵医嘱迅速补充盐水、肾上腺皮质激素，纠正低血压和休克。密切观察脱水纠正情况，并详细记录出入液量。

③使用皮质激素期间，护士应准确、按时给药，口服给药必须喂药到口。密切观察药物反应，如类库欣综合征，易出血倾向，消化性溃疡，肠穿孔等；监测血压、血糖、血电解质、血 17-羟孕酮或 17-酮类固醇；患儿下床活动应注意安全，以防骨质疏松而引起骨折；做好保护性隔离，避免受凉，防止交叉感染。

（3）治疗过程中可能出现的情况及应急措施

1）观察患儿身高，相貌，及第二性征发育，如有酸碱失衡电解质紊乱时，应及时纠正。

2）观察药物疗效和不良反应——糖皮质激素的不良反应：①代谢紊乱，可出现明显库欣征、肌肉萎缩无力、伤口愈合不良、蛋白质营养不良、高血糖、尿糖、水钠潴留、高血压、尿中失钾、高血钙和骨质疏松；②消化性溃疡和精神欣快感、兴奋、失眠甚至呈精神病、癫痫发作等；还可发生白内障、无菌性股骨头坏死、高凝状态、生长停滞等；③已发生感染或诱发结核灶的活动；④急性肾上腺皮质功能不全，戒断综合征。

【健康教育】

（1）向家长讲解疾病有关知识、治疗计划、药物作用及不良反应，告诉家长患儿如治疗得当，两性均可有正常的青春发育和生育功能，使家长增强信心，主动配合。

（2）先天性肾上腺皮质增生症的患儿母亲，对于第二次妊娠应做产前诊断。

（3）宣传新生儿筛查重要性。

第七节　儿童糖尿病

糖尿病（DM）是由于胰岛素绝对不足或相对不足引起的糖、脂肪、蛋白质代谢紊乱，致使血糖增高、尿糖增加的一种疾病。儿童型糖尿病主要以Ⅰ型为主，患儿常并发酮症酸中毒。

【临床表现】

儿童多数表现为多饮、多食、多尿、体重下降等"三多一少"典型症状，婴幼儿可表现为夜尿增多或遗尿，约40%患儿以糖尿病酮症酸中毒为首发症状，表现为嗜睡、恶心、呕吐、腹痛、深长呼吸、呼吸有烂苹果味。

【辅助检查】

（1）血生化检查

随机血糖 $\geq$ 11.1mmol/L 或空腹血糖 $\geq$ 7.0mmol/L，血酮正常或升高。未治疗患儿糖化血红蛋白常大于正常的 1.5~2 倍。

（2）尿液检查

尿糖阳性，当糖尿病酮症时尿酮阳性。

（3）血气分析

血 pH<7.30，HCO_3^-<15mmol/L 证实有代谢性酸中毒。

【治疗原则】

（1）控制饮食。
（2）防治低血糖和酮症酸中毒。
（3）胰岛素替代疗法。

【护理评估】

（1）健康史

评估患儿有无糖尿病家族史；有无其他自身免疫疾病；有无病毒感染史。

（2）身体状况

评估患儿有无"三多一少"症状，有无酮症酸中毒表现，空腹血糖或任意时间血糖或葡萄糖耐量试验是否达到糖尿病诊断标准。

（3）心理-社会状况

评估患儿及家长对本病的认知程度，能否积极正确地配合治疗、护理。

【护理诊断】

（1）营养失调：低于机体需要量

与胰岛素缺乏所致代谢紊乱有关。

（2）潜在并发症

酮症酸中毒、低血糖。

（3）有感染的危险

与蛋白质代谢紊乱所致抵抗力低下有关。

（4）知识缺乏

与患儿及家长缺乏糖尿病控制的有关知识和技能有关。

【护理措施】

（1）饮食控制

食物的能量要适合患儿的年龄、生长发育和日常活动的需要，每日所需能量（千焦）为 4180+年龄×（80~100）×4.18，对年幼儿宜稍偏高。饮食成分的分配为糖类 50%、蛋白质 20%、脂肪 30%。全日热量分3 餐，早、午、晚分别占 1/5、2/5、2/5，每餐留少量食物作为餐间点心，当患儿游戏增多时可给少量加餐或适当减少胰岛素的用量。食物应富含蛋白质和纤维素，限制含糖和饱和脂肪酸的食物。每日进食应定时、定量，勿吃零食。饮食控制以保持正常体重，减少血糖波动，维持血糖正常为原则。

（2）适当运动

糖尿病患儿应每日做适当运动，但注意运动时间以进餐 1 小时后、2~3 小时以内为宜，空腹时不运动，运动后有低血糖症状时可加餐。

（3）病情观察

监测血气、电解质以及血和尿液中糖和酮体的变化。防治糖尿病酮症酸中毒，一旦发生，协助医生纠正水、电解质紊乱和酸碱平衡失调，保证出入量的平衡。严密监测血糖波动。

（4）预防感染

指导注意个人卫生，保持全身和局部清洁，尤其要加强口腔、皮肤、阴部的清洁，勤洗澡、换衣。

（5）用药护理

①注射胰岛素用同一型号的1ml注射器，以保证剂量绝对准确。注射部位可选用股前部、腹壁、上臂外侧、臀部，每次注射须更换部位，1个月内不要在同一部位注射2次，以免局部皮下脂肪萎缩、硬化。

②监测血糖、尿糖。根据血糖每2~3天调整胰岛素剂量1次，直至尿糖不超过（++）。注意防止胰岛素过量或不足：胰岛素过量会发生Somogyi现象，即午夜至凌晨时发生低血糖，随即胰高血糖素分泌增加，使血糖陡升，以致清晨血糖、尿糖异常增高，只需减少胰岛素用量即可消除。当胰岛素用量不足时可发生清晨现象，患儿不发生低血糖，却在清晨5:00~9:00出现血糖和尿糖增高，这是由于晚间胰岛素用量不足所致，可加大晚间胰岛素注射剂量或将注射时间稍往后移即可。

（6）心理支持

针对不同年龄患儿的特征，提供长期的心理支持，帮助患儿保持良好的营养状态、适度的运动，建立良好的人际关系以减轻心理压力。指导帮助患儿逐渐学会自我护理，增强其战胜疾病的自信心。

【健康教育】

（1）糖尿病是终身性疾病，患儿必须学会将饮食控制、胰岛素治疗及运动疗法融入自己的生活，护士应帮助患儿及其家长熟悉各项治疗及护理措施，并提供有效的心理支持。

（2）向患儿及家长讲解病因及表现，做好饮食控制指导，解释严格遵守的重要性，做好用药指导。

（3）合理安排患儿活动量，强调每日活动锻炼对降低血糖水平的意义。

（4）鼓励指导患儿及家长进行血糖及尿糖监测，教会其用纸片法监测末梢血糖。

第十章　免疫性疾病患儿的护理

第一节　原发性免疫缺陷病

原发性免疫缺陷病（PID）是因免疫系统先天性发育不良，免疫应答发生障碍导致的一种或多种机体免疫功能低下的疾病。本病多为遗传性，即相关基因突变或缺失引起，以婴幼儿多见。主要特征是由于机体抵抗力低下而发生反复、严重的感染，同时伴有免疫监视和免疫稳定功能异常，从而发生自身免疫性疾病、过敏性疾病和恶性肿瘤。

【临床表现】

（1）感染

为最常见的症状，表现为反复、严重而持久的感染。①感染的年龄：1岁以内起病的占40%，1~5岁占40%，6~16岁占15%，仅5%发病于成人。②病原体：依次为化脓性细菌、病毒、结核杆菌、沙门菌属、真菌和原虫感染。③感染部位：呼吸道感染最为常见，其次为胃肠道感染，也可发生全身性感染，如败血症、脓毒血症、脑膜炎和骨关节感染。④感染过程：常反复发作和迁延不愈，治疗效果不佳。

（2）肿瘤和自身免疫性疾病

随年龄增长易发自身免疫性疾病和肿瘤，尤其是淋巴系统肿瘤。原发性免疫缺陷病易伴发的自身免疫性疾病有溶血性贫血、血小板减少性紫癜、系统性红斑狼疮、皮肌炎、Ⅰ型糖尿病和关节炎等。

（3）其他

如血小板减少伴免疫缺陷有湿疹和出血倾向，胸腺发育不全有特殊面容、先天性心脏病、低钙惊厥等。

【辅助检查】

（1）体液免疫功能测定

包括免疫球蛋白的测定、同族血凝素试验、特异性抗体测定、骨髓检查或淋巴结活体组织检查等。

（2）细胞免疫功能测定

包括外周血淋巴细胞计数、迟发皮肤过敏试验、淋巴细胞转化试验等。

（3）胸部 X 线检查

婴幼儿期缺乏胸腺影者可提示 T 细胞功能缺陷。

【治疗原则】

（1）对患儿实施保护性隔离，尽量减少与感染源的接触。使用抗生素以清除或预防细菌、真菌等感染。静脉注射丙种球蛋白增强免疫能力

（2）通过骨髓移植、脐血干细胞移植等免疫重建与基因治疗以恢复免疫功能。

（3）有细胞免疫缺陷忌种活疫苗或菌苗，以防发生严重感染；T 细胞免疫缺陷患儿不宜输新鲜血制品，以防发生移植物抗宿主反应；患儿一般不做扁桃体和淋巴结切除术，脾切除术则是禁忌；应慎用糖皮质激素类药物。

【护理评估】

（1）健康史

评估患儿有无免疫缺陷性疾病家族史，是否经常出现呼吸道感染等感染性疾病。

（2）身体状况

评估患儿有无感染征象，有无其他自身免疫性疾病或肿瘤，如血小板减少性紫癜，系统性红斑狼疮、恶性淋巴瘤等。

（3）心理-社会状况

评估患儿家长对本病的认知程度，有无充分的心理准备进一步治疗，能否正确护理患儿。

【护理诊断】

（1）有感染的危险

与免疫功能缺陷有关。

（2）焦虑

与反复感染、预后较差有关。

【护理措施】

（1）适当休息

保持病室安静，室内空气新鲜，温湿度适宜。

（2）饮食护理

给予患儿易消化、营养丰富的饮食，食物应含足够热量、蛋白质和维生素，以保证营养的摄入，增强机体的抵抗力；小婴儿应尽量采用母乳喂养，所用食具应定期消毒。

（3）监测病情

①密切观察感染迹象，若合并感染，按医嘱给予抗生素。

②体液免疫缺陷者几乎终生需用免疫球蛋白维持治疗。用药过程中偶可发生超敏反应，故在长期应用过程中要密切观察患儿病情变化，防止发生意外。

③严重免疫缺陷患儿禁忌接种活疫苗，以免发生疫苗诱导的感染。

（4）预防感染

①反复感染是本病的特征，医护人员在进行各种操作前应严格消毒、戴口罩以防医源性感染，并做好患儿口腔及皮肤的护理。

②对患儿采取保护性隔离，避免与感染性疾病患儿接触。

（5）心理护理

年长儿因自幼多病、反复感染，易产生焦虑、孤独、沮丧、恐惧心理，应经常和患儿及家长交谈，评估家长对疾病的认知程度，倾听患儿及家长的心声，及时给予心理支持。

【健康教育】

（1）向患儿及家长强调预防感染的重要性，介绍具体的护理措施，指导合理喂养，以提高机体抵抗力。

（2）作好遗传咨询，检出致病基因携带者。对有遗传免疫缺陷的孕妇应做羊水检测，以确定是否终止妊娠。

第二节　继发性免疫缺陷病

继发性免疫缺陷病（SID）是指出生后因某种疾病导致免疫系统暂时性功能障碍，原发疾病得到治愈，免疫功能即可恢复正常。人的一生中，在某一特定的时期或环境下均可能发生一过性 SID。SID 的发病率远高于 PID，且为可逆性。

【临床表现】

大多数继发性免疫缺陷病的临床表现是反复感染，且多为机会感染。包括反复上呼吸道感染、支气管炎和肺炎，亦有胃肠道感染，一般症状较轻，但反复发作。反复感染尤其是胃肠道感染可引起更严重的营养吸收障碍而加重营养不良；感染本身也可直接引起免疫功能的进一步恶化。如此，形成"营养不良-免疫功能下降-感染-加重营养不良"的恶性循环，构成了儿童时期重要的疾病谱。

【辅助检查】

（1）病毒抗体检测

是初筛试验的主要手段，包括：①初筛试验：血清或尿的酶联免疫吸附试验，血快速试验。②确认试验：蛋白印迹试验或免疫荧光检测试验。病毒抗体检查对小于 1 岁半婴幼儿的诊断存在局限性。

（2）抗原检测

主要是检测病毒核心抗原 P_{24}，一般在感染后 1～2 周即可检出。

（3）病毒核酸检测

利用 PCR 或连接酶链反应（LCR）技术，可检出微量病毒核酸。

（4）血淋巴细胞亚群分析

CD4$^+$/CD8$^+$ 倒置，自然杀伤细胞活性降低，皮肤迟发型变态反应减退或消失，抗淋巴细胞抗体和抗精子抗体、抗核抗体阳性。β_2 微球蛋白增高，尿中新蝶呤升高。

【治疗原则】

（1）积极防治原发性疾病，去除导致免疫损伤的诱发因素。

（2）对体液免疫缺陷者，肌内注射丙种球蛋白，每月 1 次。

（3）对蛋白质-热能营养不良、补体缺损者，输注新鲜或冷藏血浆。

（4）T 细胞功能受损、粒细胞功能缺陷者，口服左旋咪唑，注射胸腺肽、转移因子等。

【护理评估】

（1）健康史

评估患儿有无免疫缺陷病家族史，反复感染发生的频率及轻重程度，评估患儿有无急性病毒感染、严重细菌感染、应用免疫抑制剂如硫唑嘌呤、糖皮质激素等病史。

（2）身体状况

评估患儿目前有无感染征象，有无其他降低机体免疫力的疾病如肾病综合征、肠结核、白血病等。

（3）心理-社会状况

评估患儿及家长对本病的认知程度，能否积极正确配合治疗及护理。

【护理诊断】

（1）有感染的危险

与机体免疫功能缺陷有关。

（2）营养失调：低于机体需要量

与疾病消耗和感染有关。

（3）恐惧

与 SID 病情重、治疗效果差、预后不良及担心受歧视有关。

（4）社交孤立

与 SID 不易被社会接受有关。

【护理措施】

（1）预防和控制机会性感染

①对患儿采取保护性隔离，以减少感染机会，同时注意观察患儿有无真菌感染或继发性病毒感染。

②每月 2 次输注免疫球蛋白，可以减少感染机会，有利于控制感染。

③对于卡氏肺孢子菌感染的患儿，要注意保持呼吸道通畅，给予吸氧，协助患儿排痰，安慰患儿使其放松，以减少氧消耗。严密观察患儿呼吸频率、深度的变化，并遵医嘱应用磺胺甲噁唑控制感染。

④对于腹泻患儿应认真观察患儿肛门周围是否有表皮脱落或感染。排便后，用温水清洗肛门周围皮肤，用软布轻轻吸干，防止皮肤破裂，并于肛周涂凡士林防止发生糜烂。腹泻频繁者遵医嘱给予止泻剂。

（2）生活护理

①休息与活动：如病情允许，可适当户外活动；病情重或伴有严重并发症时，应限制活动或卧床休息，鼓励患儿深呼吸和咳嗽，必要时吸痰，以保持呼吸道通畅。保持皮肤清洁、干燥，及时翻身、按摩，以防压疮的发生。作好安全护理，患儿出现意识障碍时，应防止坠床或受到其他伤害。

②饮食：给予患儿习惯的平常饮食，富含维生素和含锌丰富的食物，并且清淡易消化，少量多餐；作好口腔护理，使患儿口腔清洁舒适以增加食欲；不能进食者经静脉补充液体及营养。

（3）监测病情

①观察患儿的一般情况，如精神状态，有无疲乏、消瘦、盗汗等。

②每周测量体重 1~2 次，每日测量体温、脉搏、呼吸及血压 2~4 次，如病情发生变化，酌情增加测量次数。

③观察皮肤、口腔和生殖道黏膜的病损情况，如口腔黏膜的白斑、溃疡，皮肤的斑丘疹、疱疹、淤点、淤斑和结节病变的存在与演变情况。

④观察患儿有无咳嗽、咳痰、胸痛及呼吸困难等呼吸道症状。注意痰液的性状，认真按规定和要求留取标本。

⑤观察患儿有无头痛、呕吐、意识障碍、痴呆、抽搐等神经系统症状。

⑥了解患儿有无腹泻以及排便的次数、量和性状，并作好粪便标本的留取。

⑦观察有无感染迹象，遵医嘱使用药物，并注意观察药物的不良反应。

（4）用药护理

抗病毒药物因其不良反应较强，约有30%的患儿不能耐受药物反应。使用中要注意骨髓抑制、头痛、恶心等不良反应。使用IL-2、干扰素、胸腺刺激素、抗胸腺素 α-1、细菌性死疫苗可以改善免疫功能，但要注意观察药物疗效及不良反应。

（5）心理护理

①正确对待患儿，应给予更多的帮助和同情，在严格执行血液/体液隔离措施的前提下，多巡视患儿，多和患儿及其家长交谈，了解患儿需要、困难，尽量满足其合理要求，以解除其孤独、恐惧感。鼓励患儿面对现实，树立恢复正常生活的信心，调动患儿及家长内在积极因素，解除压抑、沮丧的不良心理状态。

②作好患儿家长的工作，要正确对待患儿，尊重患儿的人格，多给予关怀、温暖和同情、帮助解决各种困难，不可歧视、孤立患儿，要注意及时沟通，解决其心理障碍的问题。为患儿提供宽松的治疗环境。

③作好母亲的心理护理：若患儿是由于母婴传播引起的，母亲会出现愧疚、罪恶感，应给予母亲心理支持，多与之沟通，倾听其叙述，使不良情绪得以宣泄，缓解其心理压力。

【健康教育】

由于免疫功能低下，患儿常死于机会性感染，应向患儿及家长介绍预防和减少感染的措施、感染时的症状及体征、常见的危急症状，以及必要时采取的紧急措施和护理。

第三节　风　湿　热

风湿热又称急性风湿热（ARF），是链球菌感染后引起的全身免疫性炎症，主要表现为心脏炎、游走性关节炎、舞蹈病、环形红斑和皮下小结；常反复发作，遗留下心脏瓣膜损害，称为风湿性心脏病，是小儿常见的后天性心脏病；发病年龄以 5~15 岁多见，性别无差异。

【临床表现】

（1）一般表现

起病急，体温在 38~40℃，热型不规则，1~2 周后转为低热，可伴有面色苍白、精神不振、疲倦、食欲减退、多汗、鼻出血、关节痛和腹痛等。个别有胸膜炎和肺炎表现。

（2）心脏炎

多于发病 1~2 周内即出现症状。

①心肌炎：轻者可无症状，重者伴不同程度心功能不全。常见体征有心动过速、心脏扩大、心音减弱，可闻及奔马律，心尖部吹风样收缩期杂音。心电图变化最常见为Ⅰ度房室传导阻滞，ST 段下移及 T 波平坦或倒置。

②心内膜炎：主要侵犯二尖瓣和（或）主动脉瓣，出现心尖部吹风样收缩期杂音及舒张期隆隆样杂音。反复发作 6 个月至 2 年后形成永久性瓣膜病变时，则杂音为持续性。

③心包炎：患儿有心前区疼痛，积液量少时心底部听到心包摩擦音；积液量多时，心音遥远，有颈静脉怒张、肝大等心功能不全表现。

（3）关节炎

见于 50%~60% 的患者，以游走性多关节炎为特点，常累及膝、踝、肘、腕等关节。局部出现红、肿、热、痛，以疼痛和功能障碍为主，持续数日后自行消退，愈后不留畸形，此起彼伏，可延续 3~4 周。

（4）舞蹈病

年长女性多见。链球菌咽峡炎后 1~6 个月出现全身或部分肌肉不自主运动，在兴奋或注意力集中时加剧，入睡后消失。病程自限，轻症病例于数周内症状消失，偶有持续 6~12 个月者。

（5）皮肤损害

①皮下小结：好发于肘、腕、膝、踝等关节伸面、骨隆突处或肌腱附着处皮下，直径 0.1~1.0cm。质硬无压痛，与皮肤不粘连，2~4 周消失。

②环形红斑：呈环形或半环形红斑，时现时隐，可持续数周。

③其他：有时可见荨麻疹、结节性红斑和多形红斑等。

【辅助检查】

（1）链球菌感染证据

咽拭子培养可发现 A 组乙型溶血型链球菌，80% 患儿 ASO 升高，同时测定抗脱氧核糖核酸酶 B、抗链球菌激酶（ASK）、抗透明质酸酶（AH）的阳性率可提高到 95%。

（2）风湿热活动指标

白细胞计数和中性粒细胞增高、红细胞沉降率增快、C-反应蛋白阳性和黏蛋白增高等，以上检查仅能反映疾病的活动情况，对诊断本病并无特异性。

【治疗原则】

（1）一般治疗

卧床休息、加强营养、补充维生素等。

（2）清除链球菌感染

应用青霉素静脉滴注 2~4 周。青霉素过敏可改用红霉素等。对患过风湿热或已有风湿性心脏病的患儿，应肌内注射长效青霉素至少 5 年，最好持续至 25 岁，进行继发性预防。有风湿性心脏病者，宜行终身药物预防。

（3）抗感染治疗

心脏炎时宜早期使用糖皮质激素，泼尼松每日 2mg/kg，最大量每天 ≤60mg，分次口服，2~4 周减量，总疗程 8~12 周。

（4）抗风湿治疗

可用阿司匹林，每日 100mg/kg，最大量每日 ≤3g，分次服用，2 周后逐渐减量，疗程 4~8 周。

（5）对症治疗

①充血性心力衰竭：低盐饮食、限制液体入量，氧气吸入，可给予利尿剂、洋地黄制剂和血管扩张剂，纠正电解质紊乱。

②舞蹈病：可用苯巴比妥、地西泮等镇静剂。

【护理评估】

（1）健康史

评估当地的气候、环境状况；病前有无上呼吸道感染。

（2）身体状况

评估患儿有无发热、关节疼痛，皮肤有无皮疹，有无精神异常或出现不自主的动作。

（3）心理-社会状况

评估家长对疾病的认知情况、有无焦虑等情绪；对年长儿注意评估有无因病休学产生的沮丧和困扰；对舞蹈病患儿注意是否存在自卑等。

【护理诊断】

（1）心排血量减少

与心脏损害有关。

（2）体温过高

与感染和风湿活动有关。

（3）疼痛

与关节损害有关。

（4）焦虑

与患儿缺乏本病的相关知识有关。

（5）潜在并发症

与药物治疗的不良反应有关。

【护理措施】

（1）休息

①急性期无心脏炎患儿卧床休息2周，随后逐渐恢复活动；②有心脏炎无心力衰竭患儿需卧床休息4周，随后逐渐恢复活动；③心脏炎伴充血性心力衰竭患儿则卧床休息至少8周，2~3个月内逐渐增加活动量。

（2）饮食护理

给予易消化、营养丰富的食物，少量多餐，心力衰竭患儿适当地限制盐和水，并详细记录出入量，以及保持排便通畅。

（3）病情观察

注意患儿面色、呼吸、心率、心律及心音的变化，如有烦躁不安、面色苍白、多汗、气急等心力衰竭的表现，应及时处理。

（4）对症护理

减轻关节疼痛，维护关节的正常功能。

①固定患肢于功能位置或用支架保护患肢不受压等以减轻疼痛，也可教给患儿用放松、分散注意力的方法以控制疼痛或局部湿热敷止痛。

②急性期过后尽早开始康复治疗，将治疗性的运动融入游戏中，如游泳、抛球、骑车、踢球等，以恢复关节功能，防止畸形。

③若运动后关节疼痛、肿胀加重可暂时停止运动。

④对关节畸形的患儿，注意防止外伤。

（5）用药护理

服药期间应注意药物的不良反应。

①阿司匹林可引起胃肠道反应、肝功能损害和出血，每 2～3 个月检查血常规和肝肾功能。饭后服用或同服氢氧化铝可减少对胃的刺激，加用维生素 K 防止出血。阿司匹林引起多汗时应及时更衣以防受寒。

②泼尼松可引起向心性肥胖、消化性溃疡、肾上腺皮质功能不全、精神症状、血压升高、电解质紊乱、免疫抑制等，应密切观察，避免交叉感染及骨折。

③心肌炎对洋地黄敏感性增高，易出现中毒现象，用量应为一般剂量的 1/3～1/2，注意补钾，观察有无不良反应发生。

（6）心理护理

①加强与患儿及家长的沟通，介绍本病的相关知识，及时发现患儿发热、出汗、疼痛等情况，对其采取相应措施，减轻患儿的不适感。

②向患儿及家长解释各项检查、治疗方法及护理措施的意义，力争取得患儿的主动配合。

【健康教育】

（1）向家长介绍预防风湿热复发的关键是防治链球菌感染。介绍风湿热的预后，增强患儿及家长战胜疾病的信心。

（2）做好出院指导，强调坚持治疗的重要性，交待进行复查的具体时间。

（3）指导家长帮助患儿做关节的被动运动和按摩，对遗留有心脏瓣膜病变者，指导家长对患儿的休息、饮食、日常活动及用药作出具体安排，教会舞蹈病患儿的家长如何进行生活护理，防止患儿受伤。

第四节　系统性红斑狼疮

系统性红斑狼疮（SLE）是一种累及多系统的自身免疫性疾病，特征为广泛的血管炎和结缔组织炎症，存在抗核抗体（ANA），特别是抗dsDNA和抗Sm抗体。

【临床表现】

（1）一般症状

发热，热型不规则，伴全身不适、乏力、食欲缺乏、体重下降、脱发等。

（2）皮疹

对称性颊部蝶形红斑，跨过鼻梁，边缘清晰，略高出皮肤，日晒加重；前胸及肘部等暴露部位可有红斑样斑丘疹；掌跖红斑，指（趾）端掌侧红斑，甲周红斑，指甲下远端红斑等均为血管炎所致。也可有皮肤出血和溃疡。特别要注意鼻腔和口腔黏膜有无溃疡。

（3）关节症状

关节、肌肉疼痛，关节肿胀和畸形。

（4）心脏

可累及心内膜、心肌和心包，可表现为心力衰竭。

（5）肾脏

从局灶性肾小球肾炎到弥漫增生性肾小球肾炎，重症可死于尿毒症。

（6）多发性浆膜炎

可累及胸膜、心包、腹膜，可单独或同时受累，一般不留后遗症。

(7) 神经系统

出现头痛、性格改变、癫痫、偏瘫及失语等。

(8) 其他

肝、脾、淋巴结肿大，可有咳嗽、胸痛、呼吸困难等症状。

【辅助检查】

(1) 血常规

白细胞计数减少，常 $<4 \times 10^9/$L；淋巴细胞减少，常 $<1.5 \times 10^9/$L。不同程度贫血，Coombs 试验阳性，血小板一般正常，亦可减少。

(2) 抗核抗体

多为周边型和斑点型，有抗 Ds-DNA 抗体、抗 DNP 抗体、抗 Sm 抗体、抗 Ro（SSA）抗体、抗 La（SSB）抗体等。

(3) 免疫学检查

C3 降低；IgG 显著升高，IgM 亦升高，α_2 及 γ 球蛋白升高，呈高球蛋白血症；循环免疫复合物测定阳性。

(4) 尿常规

有蛋白尿、血尿及管型尿。

(5) 狼疮带试验

取小块皮肤活检，用直接免疫荧光法观察，可发现表皮与真皮交界线上有颗粒状或线状荧光带，为 IgG、IgA、IgM 及补体沉积所致。

【治疗原则】

(1) 一般治疗

卧床休息，加强营养，低盐饮食，避免日光曝晒及预防接种，慎用各种药物，以免诱发疾病活动，预防感染。

(2) 肾上腺皮质激素治疗

泼尼松每日 2mg/kg，总量 ≤60mg，分次服用；病情得到控制，实验室检查基本正常后改为每日或隔日顿服，剂量逐渐减至 0.5~1mg/kg，小剂量维持疗法须持续数年。重症患儿可先用甲泼尼龙冲击治疗 3~5 天，剂量 15~30mg/（kg·d），后改泼尼松口服。

(3) 免疫抑制剂

常用环磷酰胺每次 0.5~1.0g/m²，静脉滴注，每月一次，半年后每 3 月一次，持续应用 1 年以上。观察血常规和肝功能；其他有吗替麦考酚酯、硫唑嘌呤、环孢霉素 A、来氟米特、他克莫司等。

（4）对症治疗

有关节症状应用非甾体抗炎药缓解症状，但合并肾损害者不宜使用；合并皮肤症状者用羟氯喹。

（5）其他

重症可用 IVIG、血浆置换术等。

【护理评估】

（1）健康史

了解与本病有关的病因及诱因；了解起病的时间，病程及病情变化的情况。

（2）身体状况

①了解患儿有无发热、乏力、体重下降等全身症状。

②有无食欲缺乏、呕吐、腹痛、腹泻、呕血、便血、尿少、肉眼血尿。

③重点了解患儿皮疹（蝶形红斑、丘疹）出现的时间及变化情况，有无关节疼痛、畸形、功能障碍，肌肉疼痛及压痛，有无皮肤色素沉着。

④有无肾损害的相应体征如水肿、高血压、尿量减少。

（3）心理-社会状况

评估患儿及家长对本病的认知程度，能否积极配合治疗、正确护理。

【护理诊断】

（1）皮肤完整性受损

与疾病所致的血管炎性反应有关。

（2）疼痛

与自身免疫反应引起的关节损害有关。

（3）有感染的危害

与机体免疫功能缺陷有关。

（4）焦虑

与病情反复发作、迁延不愈、面容毁损等有关。

（5）潜在并发症

慢性肾衰竭

【护理措施】

（1）皮肤完整性受损的护理

1）皮肤护理

①每 8 小时检查皮肤一次，保持皮肤完整、清洁、干燥，每天用温水擦洗，忌用有刺激性的碱性肥皂。

②有皮疹、红斑或光敏感者，指导家长在患儿外出时采取遮阳措施，避免阳光直接照射裸露皮肤，忌日光浴。做好局部清创换药处理。避免接触刺激性物品，如染发、烫发剂、定型发胶、农药等。避免服用容易诱发风湿病症状的药物。

2）用药护理：应用非甾体类抗炎药、糖皮质激素、免疫抑制药期间应严密观察有无不良反应，监测肝肾功能。

（2）慢性关节疼痛的护理

1）休息与体位：急性期关节肿胀伴体温升高时，应卧床休息。帮助患儿采取舒适的体位，尽可能保持关节的功能位置，必要时给予石膏托、小夹板固定。避免疼痛部位受压，可用支架支起床上盖被。

2）可采取以下护理措施，协助患儿减轻疼痛

①为患儿创造适宜的环境，避免过于杂乱、吵闹，或过于寂静，以免患儿因感觉超负荷或感觉剥夺而加重疼痛感。

②合理应用非药物性止痛措施，如松弛术，皮肤刺激疗法，分散注意力。

③根据病情使用蜡疗、水疗、磁疗、超短波、红外线等物理治疗方法缓解疼痛，也可按摩肌肉、活动关节、防治肌肉挛缩和关节活动障碍。

④遵医嘱用药，常用的非甾体类抗炎药有布洛芬、萘普生、阿司匹林、吲哚美辛等，告诉患儿及家长按医嘱服药的重要性和有关药物的不良反应。

（3）口腔黏膜受损的防护

注意保持口腔清洁。有口腔黏膜溃疡时加强口腔清洁护理，有感染时用 1:5000 呋喃西林液漱口，局部依据病变情况用抗生素软膏或制霉菌素溶液涂患处。

（4）慢性肾衰竭的护理

1）休息：急性活动期应卧床休息，以减少消耗，保护脏器功能，预防并发症发生。恢复期可适当活动。

2）病情监测：定时测量生命体征，体重；观察水肿的程度，尿量，尿色，尿液检查结果的变化；监测血清电解质，血肌酐，血尿素氮的改变。

（5）饮食护理

1）保持患儿良好的饮食平衡。鼓励进食高糖、高蛋白和高维生素饮食，少食多餐，宜软食，忌食芹菜、无花果、蘑菇、烟熏食物及辛辣等刺激性食物，以促进组织愈合。

2）肾功能不全者，应给予低盐，优质低蛋白饮食，限制水钠摄入。意识障碍者，鼻饲流质饮食。必要时遵医嘱给予静脉补充足够的营养。

【健康教育】

（1）避免诱因

告知患儿及家长避免一切可能诱发本病的因素，如阳光照射、药物及手术等。为避免日晒和寒冷的刺激，外出时可戴宽边帽子，穿长袖衣及长裤。

（2）休息与活动

指导家长在疾病的缓解期，患儿应逐步增加活动，但要注意劳逸结合，避免过度劳累。

（3）皮肤护理指导

告知患儿注意个人卫生，切忌挤压皮肤损害处，预防皮损处感染。

（4）用药指导

应向患儿及其家长详细介绍所用药物的名称、剂量、给药时间和方法等，并教会其观察药物疗效和不良反应。坚持严格按医嘱治疗，不可擅自改变药物剂量或突然停药，保证治疗计划得到落实。

（5）疾病知识教育与心理调适指导

向患儿及家长介绍本病的有关知识，使其了解本病并非“不治之症”，若能及时正确有效治疗，病情可以长期缓解，过正常生活。嘱家长给予患儿精神支持和生活照顾，以维持其良好的心理状态。

第五节　幼年特发性关节炎

　　幼年特发性关节炎（JIA）是一种以慢性关节滑膜炎为特征的自身免疫性疾病。多见于 16 岁以下的儿童，男性多于女性。表现为长期不规则发热及关节肿痛，伴皮疹、肝、脾、淋巴结肿大，若反复发作可致关节畸形和功能丧失。年龄越小，全身症状越重，年长儿则以关节症状为主，可表现多种类型。

【临床表现】

（1）全身型

　　多见于 2~4 岁小儿。以全身症状起病，发热和皮疹为典型症状，每日发热至少持续 2 周以上，呈弛张热，高达 40℃ 以上，伴一过性红斑样皮疹，多见于胸部和四肢，随体温升降时隐时现。关节症状主要是关节痛或关节炎，常在发热时加剧，热退后减轻或缓解。胸膜、心包或心肌也可受累。肝、脾、淋巴结常有不同程度肿大。

（2）多关节型

　　女性多见。发病最初 6 个月受累关节 ≥5 个，多为对称性，大小关节均可受累，颞颌关节受累时导致张口困难。晨僵是本型的特点。反复发作者关节发生强直变形，最终一半以上患儿关节发生强直变形影响关节功能。

（3）少关节型

　　多见于较大儿童。发病最初 6 个月受累关节不超过 4 个，多为非对称性，以膝、踝、肘大关节为主，多无严重的关节活动障碍。少数患儿发生虹膜睫状体炎而造成视力障碍甚至失明。

（4）与附着点炎症相关的关节炎

　　男性多见，多于 8 岁以上起病，首发症状为四肢关节炎，以下肢关节炎多见，如髋、膝、踝关节，表现为肿、痛和活动受限。患儿还可有反复发作的急性虹膜睫状体炎和足跟疼痛。

（5）银屑病性关节炎

　　一个或更多的关节炎合并银屑病，或关节炎合并以下任意两项：①指（趾）炎；②指甲凹陷或指甲脱离；③家族史中一级亲属有银屑病。此型儿童时期罕见，女性多见，表现为 1 个或几个关节受累，常为不对称性，约半数以上患儿有远端指间关节受累及指甲凹陷。关节炎可发生于银屑病发病之前或数月、数年后。40%患者有银屑病家族史。

【辅助检查】

(1) 实验室检查

①血液检查：在活动期可有轻度或中度贫血，多数患儿白细胞计数增多，以中性粒细胞增多为主；红细胞沉降率加快，C反应蛋白、黏蛋白大多升高。

②免疫检测：免疫球蛋白 IgG、IgM、IgA 均增高，部分病例类风湿因子和抗核抗体可为阳性。

(2) 影像学检查

X线检查早期可见关节附近软组织肿胀；晚期可见骨质稀疏和破坏，关节腔变窄，关节面融合，骨膜反应和关节半脱位。

【治疗原则】

减轻或消除关节疼痛和肿胀，预防感染和关节炎症的加重；预防关节功能不全和残疾，恢复关节功能和生活与劳动能力。

(1) 药物疗法

应用水杨酸制剂与非甾体类抗炎药物（阿司匹林、萘普生、布洛芬等）、甲氨蝶呤、羟基氯喹、肾上腺皮质激素、免疫抑制剂等进行抗 JIA 治疗。

(2) 理疗

如清晨热浴、中药热浴对保持关节活动、肌力强度是极为重要的。所有病例都要尽早开始作保护关节活动及维持肌肉强度所设计的锻炼。它有利于防止发生或纠正关节残疾。

(3) 眼科治疗

与眼科医师一起联合治疗 JIA 患儿虹膜睫状体炎，局部使用皮质激素和阿托品能够有效控制眼部炎症。

【护理评估】

(1) 健康史

评估患儿有无特发性关节炎家族史，有无其他免疫系统疾病史，有无较严重感染性疾病病史。

(2) 身体状况

评估体温变化，注意热型；有无皮疹，眼部受损及心力衰竭的表现；有无关节炎症状，如晨僵、疼痛、肿胀、发热、运动障碍及畸形；有无药物不良反应。

（3）心理-社会状况

评估患儿及家长对本病的认知程度，能否在医护人员指导下积极配合治疗、正确护理，评估其家庭整体支持情况。

【护理诊断】

（1）体温过高

与非化脓性炎症有关。

（2）疼痛

与关节炎症和肿胀有关。

（3）躯体活动障碍

与关节疼痛、畸形有关。

（4）焦虑

与发生关节强直畸形有关。

（5）潜在并发症

药物副作用。

【护理措施】

（1）降温护理

①密切监测体温变化，注意热型。观察有无皮疹、眼部受损及心功能不全的表现，有无脱水体征。

②高热时采用物理降温法（有皮疹者忌用乙醇擦浴），及时擦干汗液，更换衣服，以保持皮肤清洁，防止受凉。

③同时要保证患儿摄入充足水分及热量，并给予高热量、高蛋白、高维生素、易消化饮食。

④遵医嘱给予抗炎药物。

（2）减轻关节疼痛，维护关节的正常功能

①急性期应卧床休息，并注意观察关节炎症状，如有无晨僵、疼痛、肿胀、热感、运动障碍及畸形。

②可利用夹板、沙袋固定患肢于舒适的位置或用支被架保护患肢不受压等以减轻疼痛。也可教患儿用放松、分散注意力的方法控制疼痛或局部湿热敷止痛。

③急性期过后尽早开始关节的康复治疗，指导家长帮助患儿做关节的被动运动和按摩，同时将治疗性的运动融入游戏中，如游泳、抛球、骑脚踏车、踢球、捻黏土等，以恢复关节功能，防止畸形。若运动后关

节疼痛肿胀加重可暂时停止运动。鼓励患儿在日常生活中尽量独立，像正常儿童一样生活，并提供帮助独立的设备。对关节畸形的患儿，注意防止外伤。

（3）用药护理

①非甾体类抗炎药常见不良反应有胃肠道反应，对凝血功能、肝、肾和中枢神经系统也有影响。故长期用药的患儿应每2~3个月检查血象和肝、肾功能。

②使用免疫抑制剂应注意观察药物不良反应，如白细胞计数减少等。

（4）心理护理

①关心患儿，多与患儿及家长沟通，了解患儿及其家长的心理感受，并及时给予精神安慰。

②指导患儿及家长作好受损关节的功能锻炼。

【健康教育】

（1）指导父母不要过度保护患儿，多让患儿接触社会，并且多尝试一些新的活动，对其独立性进行奖赏。鼓励患儿参加正常的活动和学习，促进其身心健康的发展。

（2）广泛宣传引发本病的诱因，如寒冷、潮湿、疲劳、营养不良、外伤、精神因素等，介绍本病的治疗进展和有关康复的信息，以提高他们战胜疾病的信心。

第六节 过敏性紫癜

过敏性紫癜又称舒-亨综合征，是以小血管炎为主要病变的系统性血管炎。临床特点除皮肤紫癜外，常伴关节肿痛、腹痛、便血和血尿等。本病以男性多见，2~8岁多见，好发于冬春季。

【临床表现】

多急性起病，发病前1~3周常有上呼吸道感染史，可伴有低热、乏力等全身症状。

(1) 皮肤紫癜

常为首发，四肢和臀部多见，伸侧较多，对称分布，分批出现。皮疹初起为紫红色斑丘疹，压不褪色，之后逐渐呈暗紫色，最后呈棕褐色而消退，可伴荨麻疹和血管神经性水肿。少数重症患儿可表现为大疱伴出血性坏死。

(2) 消化道症状

2/3 患儿可出现由血管炎引起的肠壁水肿、出血、坏死或穿孔，以脐周或下腹部阵发性剧痛为主。

(3) 关节受累

1/3 患儿可表现为关节肿胀、疼痛和活动受限，主要累及膝、踝、肘、腕等大关节，其症状多在数日内消失，不发生关节畸形。

(4) 肾损害

30%~60%患儿出现肾损害。多发生于起病1月内，少数以肾炎为首发症状。症状轻重不一。多数患儿出现血尿、蛋白尿及管型尿，伴血压升高和水肿，称为紫癜性肾炎；少数呈肾病综合征表现。本病肾损害较轻，虽然有些血尿，蛋白尿甚至持续数年，但大多数能完全恢复，仅有少数发展为慢性肾炎。

(5) 其他

部分患儿可有出血倾向，偶可见因颅内出血而出现昏迷、惊厥等症状。

【辅助检查】

(1) 血液检查

白细胞计数正常或轻度增高，中性粒细胞和嗜酸性粒细胞可增高，血小板计数正常或升高，出血时间和凝血时间正常，血块退缩试验正常，部分毛细血管脆性试验可呈阳性反应，一般无贫血表现。

(2) 其他检查

血清 IgA 浓度可升高。出现肾受损时，尿常规检查可出现血尿、蛋白尿、管型尿等。

【治疗原则】

本病尚无特效疗法，治疗的目的是减少毛细血管渗出，缓解过敏症状，把发生并发症的危险降到最低。

（1）一般治疗

急性期卧床休息，注意避免摄入可能致敏的食物，饮食应清淡、少渣。积极寻找过敏原，应用组胺药或静脉注射钙剂脱敏治疗，用大剂量维生素C改善血管壁通透性。

（2）对症治疗

及时治疗感染性疾病；缓解腹痛和关节疼痛可用糖皮质激素；单纯关节肿痛者可用阿司匹林抗凝止痛；有消化道出血者应禁食，应用止血药物，必要时输血；重症者可酌情加用免疫抑制剂。

【护理评估】

（1）健康史

评估患儿有无过敏性紫癜家族史；有无接触病原体（细菌、病毒等）、食入药物（抗生素、解热镇痛药等）、食物（鱼、虾、蛋、奶等）、花粉、疫苗等可疑致敏物，有无感染病史。

（2）身体状况

评估患儿皮疹状况，有无消化道、关节、肾损害症状，有无颅内出血症状等。

（3）心理-社会状况

评估患儿及家长对本病的认知程度，能否正确配合治疗护理。

【护理诊断】

（1）皮肤完整性受损

与血管炎有关。

（2）疼痛

与关节肿痛、肠道超敏反应性炎症有关。

（3）潜在并发症

消化道出血、紫癜性肾炎。

【护理措施】

（1）恢复皮肤的正常形态和功能

①观察皮疹的形态、颜色、数量、分布，有无反复出现等，每日详细记录皮疹变化。

②保持皮肤清洁，防擦伤和患儿抓伤，如有破溃及时处理，防止出血和感染。

③患儿衣着应宽松、柔软，保持清洁、干燥。

④避免接触可能的各种变应原，同时按医嘱使用止血药、脱敏药等。

（2）减轻或消除关节肿痛与腹痛

①观察患儿关节肿胀及疼痛情况，保持关节的功能位置。根据病情选择合适的理疗方法，教会患儿利用放松、娱乐等方法减轻疼痛。

②观察有无腹痛、便血等情况，同时注意腹部体征并及时报告和处理。有消化道出血时，应卧床休息，限制饮食，给予无渣流食，出血量多时禁食，经静脉补充营养。

③观察尿色、尿量，定时做尿常规检查，若有血尿和蛋白尿，提示紫癜性肾炎出现，按肾炎护理。

【健康教育】

（1）过敏性紫癜可反复发作或并发肾损害，给患儿和家长带来长期的痛苦，应对其表示理解，帮助其树立战胜疾病的信心。

（2）教会家长和患儿观察病情，合理调配饮食；指导其尽量避免接触各种可能的过敏原。

（3）指导患儿定期来院复查并针对具体情况予以解释和指导。

第七节 川 崎 病

川崎病（KD）又称皮肤黏膜淋巴结综合征（MCLS），是一种急性全身性中、小动脉炎，表现为发热、皮疹、球结膜充血、口腔黏膜充血、手足红斑和硬性水肿以及颈部淋巴结肿大。

【临床表现】

（1）发热，抗生素治疗无效，体温 39~40℃，呈稽留热或弛张热，持续 7~14 天。

（2）双眼球结合膜充血，无脓性分泌物。

（3）口唇充血皲裂，口腔黏膜弥漫充血，舌乳头明显呈草莓舌。

（4）掌跖红斑，手足硬性水肿，恢复期指趾端自指甲和皮肤交界处出现膜状脱皮，指、趾甲有横沟（Beau线），重者指甲、趾甲亦可脱落。

（5）多形性皮疹，可呈弥漫性红斑，肛周皮肤发红、脱皮。婴儿卡介苗接种处可有充血，结痂。

（6）颈部淋巴结肿大，单侧或双侧，直径在1.5cm以上，常为一过性。

（7）其他：患儿易激惹、烦躁不安，少数有颈项强直、惊厥、昏迷等无菌性脑膜炎表现；有腹痛、呕吐、腹泻、麻痹性肠梗阻、肝大、黄疸，血清转氨酶升高等消化系统症状；或有咳嗽、关节痛、关节炎；心血管系统可有心包炎、心肌炎、心内膜炎、心律失常，甚至心肌梗死、冠状动脉瘤等。

【辅助检查】

（1）心电图（ECG）

早期示窦性心动过速，非特异性ST-T变化；心包炎时可有广泛ST段抬高和低电压；心肌梗死时相应导联有ST段明显抬高，T波倒置及异常Q波。

（2）X线检查

可示肺部纹理增多、模糊或有片状阴影，心影可扩大。

（3）超声心动图

急性期可见心包积液，左室内径增大，二尖瓣、主动脉瓣或三尖瓣反流；可有冠状动脉异常，如冠状动脉扩张、冠状动脉瘤、冠状动脉狭窄。

（4）冠状动脉造影

超声波检查有多发性冠状动脉瘤。

【治疗原则】

（1）阿司匹林治疗

每日30~100mg/kg，分3~4次服用，热退后3天逐渐减量，2周左右减至每日3~5mg/kg，维持6~8周。有冠状动脉病变时，应延长用药时间，直至冠状动脉恢复正常。

（2）静脉注射丙种球蛋白（IVIG）

剂量为 1~2g/kg，推荐剂量为 2g/kg，于 8~12 小时静脉缓慢输入，宜于发病早期（10 天以内）应用，可迅速退热，预防冠状动脉病变的发生。应同时应用阿司匹林，剂量和疗程同上。部分患儿对 IVIG 效果不佳，可重复使用 1~2 次，1%~2% 的病例仍然无效。使用 2g/kg IVIG 的患者 11 个月内不宜接种麻疹、腮腺炎、风疹和水痘疫苗，因为在 MG 中的特异性抗病毒抗体可能会干扰活病毒疫苗的免疫应答延迟 11 个月。其他疫苗不需要延迟。

（3）糖皮质激素治疗

因可促进血栓形成，易发生冠状动脉瘤和影响冠状动脉病变修复，故不宜单独应用。IVIG 治疗无效的患儿可考虑使用糖皮质激素，亦可与阿司匹林和双嘧达莫合并应用。醋酸泼尼松剂量为每日 2mg/kg，用药 2~4 周。

（4）IVIG 非敏感型 KD 的治疗

①继续 IVIG 治疗：首剂 IVIG 后仍发热者，应尽早再次应用 IVIG，可有效预防冠状动脉病变，若治疗过晚，则不能预防冠状动脉损伤。建议再次使用剂量为 2g/kg，一次性输注。②糖皮质激素联用阿司匹林治疗：有学者建议 IVIG 非敏感型 KD 可以在 IVIG 使用的基础上联合使用糖皮质激素加阿司匹林。

（5）其他治疗

①抗血小板聚集：除阿司匹林外，可加用双嘧达莫，每日 3~5mg/kg。②对症治疗：根据病情给予对症及支持疗法，如补充液体、保护肝脏、控制心力衰竭、纠正心律失常等，有心肌梗死时应及时进行溶栓治疗。③心脏手术：严重的冠状动脉病变需要进行冠状动脉搭桥术。

【护理评估】

（1）健康史

详细询问患儿病初有无感染，抗生素治疗是否有效，近期是否与传染病患儿接触或服用其他药物，既往有无其他免疫系统疾病等。

（2）身体状况

了解患儿发热程度、热型及热程；皮疹出现的时间、形态和分布；有无双眼结膜充血、杨梅舌及口腔黏膜改变；颈部淋巴结是否肿大；手、足有无硬性肿胀、指（趾）大片状脱皮。监测生命体征，心脏检查有无异常。

（3）心理-社会状况

本病为自限性疾病，但病程长，治疗费用高，少数患儿可并发心脏损害，故应评估家长对该病的了解程度，是否恐惧、焦虑。

【护理诊断】

（1）体温过高	（2）口腔黏膜改变
与感染、免疫反应等因素有关。	与血管炎有关。

（3）皮肤完整性受损	（4）焦虑（家长）	（5）潜在并发症
与血管炎有关。	与缺乏本病知识有关。	心脏炎、心内膜炎、心律失常。

【护理措施】

（1）注意休息	（2）饮食护理
急性期患儿应绝对卧床休息，维持病室适宜的温湿度。	评估患儿体液状态，给予营养丰富、清淡、易消化的流质或半流质饮食。禁食生、辛、硬的食物。鼓励患儿多饮水，必要时静脉补液。

（3）病情观察	（4）皮肤黏膜对症护理
监测体温变化、警惕发生高热惊厥；观察皮疹消退情况；监测心脏变化，及时发现潜在并发症，及时采取必要的护理措施。	每日温水擦洗皮肤，衣被质地柔软而清洁；剪短指甲，以免抓伤和擦伤；每次便后清洗臀部；对半脱的痂皮用干净剪刀剪除，患儿指或趾端大片状膜样脱屑忌强行撕脱，防止出血和继发感染；观察口腔黏膜病损情况，每日口腔护理2~3次，口唇干裂者涂润唇油；保持口腔、眼部、外阴及肛门清洁，预防感染。

（5）用药护理

遵医嘱正确使用丙种球蛋白、阿司匹林、抗凝剂等药物，注意观察应用阿司匹林有无出血倾向和 IVIG 有无超敏反应等情况，一旦发生及时处理。

（6）心理护理

及时向家属交待病情及预后，理解家长的焦虑心理，并给予安慰。

【健康教育】

（1）川崎病为自限性疾病，多数预后良好。

（2）指导家长注意观察病情，交待出院后遵医嘱坚持服药。

（3）定期带患儿复查，对于无冠状动脉病变的患儿，于出院后 1 个月、3 个月、6 个月及 1 年全面检查 1 次。有冠状动脉损害者应长期密切随访，出院 1 年后每 6~12 个月 1 次，直至冠状动脉完全恢复正常。

第十一章　遗传代谢性疾病患儿的护理

第一节　唐氏综合征

唐氏综合征又称 21-三体综合征，以前也称先天愚型，是人类最早被确定的染色体病，在活产婴儿中发生率约为 1:1000~1:600，孕妇年龄越大，发生率越高。

【临床表现】

(1) 典型特殊面容

患儿出生时即已有明显的特殊面容，表现为：眼距宽、眼裂小、眼外侧上斜、内眦赘皮，鼻根低平，耳小而圆、耳轮上缘过度折叠，硬腭窄小，舌厚、舌常伸出口外。

(2) 智力障碍

智力障碍是本综合征最突出、最严重的表现，但程度不一致。

(3) 发育迟缓

体格发育迟缓，身材矮小，头围小于正常，骨龄常落后于年龄，出牙延迟且常错位，头发细软而少，四肢短，手指粗短，韧带松弛，关节可过度弯曲，小指向内弯曲。动作发育和性发育延迟。

(4) 皮肤纹理特征

通贯手、atd 角增大；第 4、5 指桡箕增多，脚拇趾球胫侧弓形纹和第 5 趾只有一条褶纹等。

(5) 伴发畸形

30% 的患儿伴有先天性心脏病、消化道畸形，腭、唇裂，多指（趾）畸形等。

(6) 免疫功能低下

易患各种感染，白血病的发生率也增加 10~30 倍。

【辅助检查】

(1) 标准型

47，XX（XY），+21 占 90%～95%。由于亲代（患儿父母亲）的生殖细胞在减数分裂时染色体不分离所致。

（2）易位型

占 2.5%～5%。多为罗伯逊易位，额外的 21 号染色体长臂易位到另一近端着丝粒染色体上。有 D/G 易位和 G/G 易位。D/G 易位最常见，D 组染色体中以 14 号染色体为主，核型为 46，XX（XY），-14，+t（14q21q），少数为 15 号染色体。其次为 G/G 易位。

（3）嵌合体型

占 2%～4%，患儿体内有两种或两种以上细胞株，一株正常，另一株为 21-三体细胞。核型为 46，XX（XY）/47，XX（XY），+21。本型是受精卵在早期分裂过程中染色体不分离所引起。

【治疗原则】

（1）加强教育和训练，使其逐步自理生活，从事力所能及的劳动。

（2）促进精神活动：无特效药物，可试用 γ-氨酪酸、谷氨酸、维生素 B_6、叶酸等。

（3）预防感染。

（4）如伴有其他畸形可手术矫正。

【护理评估】

（1）健康史

询问母亲的妊娠年龄，孕早期有无受过病毒感染，有无接触过放射线及使用过某些化学药物；了解家族中有无类似疾病。

（2）身体状况

观察患儿是否有唐氏综合征的特殊面容，是否智力低下，手掌皮纹是否异常；检查心脏是否有杂音；测量身高及头围的大小。

（3）心理-社会状况

评估患儿是否因特殊面容、智力低下易被伙伴嘲笑而产生自卑心理。家长是否存在焦虑、内疚心理，既担心患儿的预后，又担心下一个孩子是否正常。评估家长对该病的认识程度，父母角色是否称职，家庭环境状况等。

【护理诊断】

（1）成长发育的改变	（2）自理缺陷
与患唐氏综合征有关。	与智能低下有关。
（3）有感染的危险	（4）焦虑（家长）
与免疫力低下有关。	与患儿智力低下有关。

【护理措施】

（1）加强教育和促进智力发育	（2）加强生活护理，培养自理能力
帮助家长制订教育、训练方案，以开发患儿智力，使患儿通过训练能逐步生活自理，从事简单劳动，提高生活质量。	细心照顾患儿，协助吃饭、穿衣，定期洗澡，防止意外伤害。细心喂养，少量多餐，保证营养均衡。保持皮肤清洁、干燥，尤其是下颌及颈部，以免皮肤糜烂。
（3）预防感染	（4）心理护理
保持空气清新，注意室内通风；尽量避免接触感染者，呼吸道感染者接触患儿时需戴口罩；注意个人卫生，保持口腔、鼻腔清洁，勤洗手，加强皮肤护理。	当家长知道孩子患有唐氏综合征时，常难以接受并表现出忧伤、自责，护士应理解家长的心情并耐心给予开导，提供有关患儿养育、家庭照顾的知识，使他们尽快面对疾病。

【健康教育】

（1）35 岁以上妇女妊娠后应做羊水细胞检查。

（2）注意发现易位染色体携带者，子代有唐氏综合征者，或姨表姐妹中有此患者的，应及早检查子亲代的染色体核型。

（3）孕期应防病毒感染，避免接受 X 线照射，勿滥用药物。

第二节　苯丙酮尿症

　　苯丙酮尿症（PKU）是常见的氨基酸代谢障碍疾病，主要是由于苯丙氨酸羟化酶或合成辅酶四氢生物蝶呤的相关酶缺乏或活性降低，使体内各组织不能将苯丙氨酸转化为酪氨酸，导致苯丙氨酸及其代谢物在体内蓄积，引起一系列的功能异常，且患儿尿中排出大量苯丙酮酸等代谢产物。

【临床表现】

（1）患儿出生时正常，一般在 3~6 个月时始出现症状。1 岁时症状明显。

（2）神经系统：以智能发育落后为主，可有表情呆滞、易激惹，可伴有惊厥，如未经治疗，大都发展为严重的智力障碍。BH$_4$（四氢生物蝶呤）缺乏型神经系统症状出现早且重，常见肌张力减低、嗜睡或惊厥、智能落后明显。

（3）外貌：出生时毛发色泽正常，生后数月后因黑色素合成不足。毛发、皮肤和虹膜色泽变浅，面部可有湿疹样皮疹。

（4）尿和汗液有"霉臭"或呈"鼠尿"味。常有呕吐。

【辅助检查】

（1）新生儿期筛查

新生儿喂奶 3 日后，采集足根末梢血，吸在厚滤纸上，晾干后采用 Guthrie 细菌生长抑制试验半定量测定，当苯丙氨酸含量高于 0.24mmol/L 时应复查或采静脉血进行苯丙氨酸和酪氨酸定量测定。

（2）尿三氯化铁试验和 2,4-二硝基苯肼试验

用于较大婴儿和儿童的筛查，将三氯化铁滴入尿液，如立即出现绿色反应，则为阳性，表明尿中苯丙氨酸浓度增高。当用 2,4-二硝基苯肼试验测尿中苯丙氨酸时，黄色沉淀为阳性。

（3）血游离氨基酸分析和尿液有机酸分析

可为本病提供生物化学诊断依据。

（4）脑电图

可有异常。

【治疗原则】

（1）饮食治疗

饮食治疗的原则是使苯丙氨酸的摄入量既能保证生长和代谢的最低需要，又要避免血中含量过高。婴儿给予低苯丙氨酸奶粉；幼儿以淀粉类、蔬菜水果等低蛋白饮食为主。苯丙氨酸需要量，一般生后 2 个月内需 $50\sim70mg/(kg\cdot d)$，$3\sim6$ 个月需 $40mg/(kg\cdot d)$，2 岁需 $25\sim30mg/(kg\cdot d)$，4 岁以上 $10\sim30mg/(kg\cdot d)$，以维持血苯丙氨酸浓度在 $0.12\sim0.6mmol/L$（$2\sim10mg/dl$）为宜。饮食控制需持续到青春期以后。

（2）伴有惊厥者，使用抗惊厥药物。

（3）BH_4 缺乏型患儿除饮食控制外，还应给予 BH_4、5-羟色氨酸和左旋多巴。

【护理评估】

（1）健康史

了解家族中是否有类似疾病；了解父母是否近亲结婚，患儿是否有智力低下及体格发育落后，了解喂养、饮食情况及尿液气味。

（2）身体状况

观察皮肤、毛发颜色；闻尿液、汗液气味；测量身高、体重、头围等。

（3）心理-社会状况

评估家长对本病的认识程度，是否掌握饮食治疗的方法，父母角色是否称职，家庭经济和环境状况，家长是否焦虑。

【护理诊断】

（1）生长发育改变

与高浓度苯丙氨酸导致脑细胞受损有关。

（2）有皮肤完整性受损的危险

与尿液和汗液的刺激有关。

（3）焦虑（家长）

与疾病可能导致患儿的智能发育落后有关。

【护理措施】

（1）饮食控制

低苯丙氨酸饮食，以防脑损害及智力低下的发生，使摄入苯丙氨酸的量既能保证生长发育和体内代谢的最低需要，又能使血中苯丙氨酸浓度维持在 0.12~0.60mmol/L。对婴儿可喂特制的低苯丙氨酸奶粉，对幼儿添加辅食时应以淀粉类、蔬菜和水果等低蛋白质食物为主，忌用肉、蛋、豆类等高蛋白质食物。应尽早在 3 个月以前开始治疗，超过 1 岁以后开始治疗者虽然可改善抽搐症状，但智力低下不能逆转。治疗时应根据年龄定期随访血中苯丙氨酸浓度，同时注意生长发育情况。饮食控制应至少持续到青春期以后。

（2）皮肤护理

因高浓度的苯丙酮尿和汗液刺激，使皮肤的完整性易受到损害，常患湿疹。故需勤换尿布，保持皮肤干燥，对皮肤皱褶处（特别是腋下、腹股沟）应保持清洁，有湿疹时应及时处理。

（3）家庭支持

协助制订饮食治疗方案，提供遗传咨询。

【健康教育】

（1）向家长讲述本病的有关知识。

（2）宣传新生儿出生数日后应做常规筛查。

（3）指导家长辨别尿液的特殊气味。

（4）强调饮食治疗的重要性，督促定期复查。

第三节　糖原累积病

糖原累积病（GSD）是一类由于先天性酶缺陷所造成的糖原代谢障碍疾病。糖原合成和分解代谢中所必需的各种酶至少有 8 种，由于这些酶缺陷所造成的临床疾病有 12 型，以 I 型最多见。其共同的生化特征是糖原贮存异常，绝大多数是糖原在肝脏、肌肉、肾脏贮量增加，仅少数疾病的糖原贮量正常，而糖原分子结构异常。

【临床表现】

①患儿表现轻重不一,重症在新生儿即可出现严重低血糖、酸中毒、呼吸困难和肝肿大等,轻症仅表现为生长发育迟缓、腹部膨胀等;②由于糖代谢紊乱和慢性酸中毒,患儿身材矮小,骨龄落后,骨质疏松;③腹部因肝脏肿大而膨隆,肌肉松弛,四肢伸侧皮下常可见黄色瘤,身体各部比例和智能等正常;④时有低血糖和腹泻发生;⑤患儿常有鼻出血等出血倾向。

【辅助检查】

(1) 血生化检查

①清晨空腹血糖较低,甚至发生低血糖,糖原升高。
②葡萄糖耐量试验上升极峰不一定很高,但降落缓慢。
③血清丙酮酸、三酰甘油酯、磷脂、胆固醇和尿酸等增高。

(2) 血小板功能检查

血小板黏附和聚集功能低下。

(3) 分子生物学检测

分子生物学检测能鉴定患儿携带的突变等位基因,亦可用于携带者检测和产前诊断。

【治疗原则】

治疗的目的是保持正常血糖水平以阻断异常的生化过程,减轻临床症状。

(1) 可采用日间多次少量进食和夜间使用鼻饲管持续静脉输入高碳水化合物液的治疗方案,以维持血糖水平在 $4\sim5mmol/L$。

(2) 为避免长期鼻饲的困难,在患儿 1 岁以后也可用每 $4\sim6$ 小时口服生玉米淀粉 $1.6g/kg$ 混悬液的替代方法,效果同样良好。

(3) 饮食治疗需注意补充各种微量元素和矿物质。

【护理评估】

(1) 健康史

评估患儿有无糖原累积病家族史。

（2）身体状况

评估患儿生长发育情况，了解有无肝肿大，有无腹泻、惊厥、酸中毒、呼吸困难等低血糖表现。

（3）心理-社会状况

评估患儿家长对本病的认知程度，能否积极配合治疗与正确护理患儿。

【护理诊断】

（1）活动无耐力

与酶缺乏致低血糖有关。

（2）生长发育迟缓

与糖代谢障碍有关。

（3）有感染的危险

与免疫力低下有关。

（4）有受伤的危险

与骨质疏松和血小板功能低下有关。

【护理措施】

（1）合理饮食，防止低血糖

给予高蛋白、低脂肪、丰富的维生素和无机盐，总热量不宜过高的食物。各种谷类、瘦肉、蛋、鱼、蔬菜等为常选食物；乳类应根据年龄和病情灵活掌握；糖果、甜点等含糖量高的食品应忌选。少量多餐，在两餐之间和夜间应加1~2次淀粉类食物，根据不同年龄和血糖浓度及时调整食物种类，保证必要营养物质供给。避免剧烈运动，以防止低血糖。

（2）预防酸中毒

低脂肪饮食可减少酮体与血脂的产生，防止酸中毒发生。因患儿有高乳酸血症，故常用碳酸氢钠纠正酸中毒，禁用乳酸钠，用药时应防止外溢，以免引起组织坏死。

（3）预防感染

指导家长给予患儿适度锻炼，增强体质，避免患儿与感染者接触，一旦发现患儿有感染迹象，及时给予治疗，以免诱发低血糖和酸中毒。

（4）心理护理

作好患儿的心理护理，增强其心理承受力，帮助其正确对待生长发育的改变。

（5）注意安全

婴儿应置于安全环境中，避免坠床，会行走患儿应注意避免各种创伤引起的出血。

【健康教育】

（1）教会家长正确喂养及选择食物的方法，保证患儿生长发育的营养需求。

（2）教会家长监测血糖的方法，维持血糖在 4~5mmol/L。

（3）定期复诊，检查患儿生长发育情况，有无肝脏、心血管、凝血功能的损害。

（4）如生育二胎，应进行遗传咨询和产前基因诊断。

第四节　肝豆状核变性

肝豆状核变性（HLD）又称 Wilson 病（WD），是一种常染色体隐性遗传性铜代谢障碍所致的肝硬化和以基底节为主的脑部变性疾病。临床上表现为进行性加重的锥体外系症状、肝硬化、精神症状、肾损害及角膜色素环（K-F 环）。本病在中国较多见，好发于青少年，男性比女性稍多。

【临床表现】

（1）肝损害

发病隐匿，常在 6~8 岁逐渐出现反复的疲劳、食欲不振、呕吐、黄疸、水肿或腹腔积液。部分可并发病毒性肝炎。少数迅速发展呈急性肝功能衰竭。约 15% 的患儿在出现肝病症状前可发生溶血性贫血。

（2）神经-精神损害

多在 12 岁以后出现构语困难，动作笨拙或不自主运动、表情呆板、吞咽困难、肌张力改变等。晚期精神症状明显，常见行为异常和智能障碍。

（3）肾损害

出现肾结石、血尿、蛋白尿、糖尿、氨基酸尿、肾小管性酸中毒的表现。

（4）其他

也可出现背部和关节疼痛。

【辅助检查】

（1）实验室检查

①血清铜蓝蛋白测定：正常人 200～400mg/L，患儿常低于 200mg/L。

②尿铜测定：24 小时尿铜排出，正常人低于 40μg/24h，患儿明显增高，常达 100~1000μg/24h。

③肝细胞铜含量测定：正常人约为 45μg/g（干重），患儿可高达 200~3000μg/g（干重）。

④核素铜结合试验：一次给予患者^{64}Cu 或^{67}Cu 0.3～0.5μCi 静脉注射，于 1、2、4、24 和 48 小时各采血样一次，检测其放射量。正常人在 4~48 小时呈持续上升，而患者在 4 小时以后持续下降，48 小时血样的计数仅为 4 小时的一半。

⑤基因诊断：已开始应用 RFLP 法进行 DNA 分析进行早期诊断。

（2）特殊检查

①裂隙灯检查：在角膜周缘可看到棕黄色环状物，即 K-F 环。

②X 线检查：常见骨质疏松，关节间隙变窄或骨赘生。

③头颅 CT 或 MRI 检查：豆状核密度改变。

【治疗原则】

（1）减少铜的摄入和增加铜的排出。

（2）药物治疗

①铜络合剂：应长期服用 D-青霉胺，于饭前半小时口服。对青霉胺有不良反应时可改服三乙撑四胺，长期应用可致铁缺乏。

②锌剂：硫酸锌毒性较低，可长期服用，餐前 30 分钟服；葡萄糖酸锌饭后服用。

③可服用中成药肝豆片。

④静脉用二巯丙磺钠、依地酸钙钠等。

（3）对症治疗

保肝治疗，可用多种维生素、能量合剂等；针对锥体外系症状，可选用苯海索（安坦）或东莨菪碱；有溶血发生时，可用肾上腺皮质激素或血浆替换疗法。

（4）手术治疗

必要时行肝移植。

【护理评估】

（1）健康史

评估患儿有无肝豆状核变性家族史，发现相关症状的年龄。

（2）身体状况

评估患儿有无食欲不振、呕吐、黄疸等肝功损害症状；有无不自主运动，吞咽困难等锥体外系病变的表现；有无肾脏、关节损害的表现等。

（3）心理-社会状况

评估患儿及家长对本病的认知程度，能否积极配合治疗及正确护理。

【护理诊断】

（1）营养失调：低于机体需要量

与肝功能损害造成的食欲下降、消化功能下降有关。

（2）有受伤的危险

与锥体外系损害造成的吞咽困难、肌无力、骨质疏松等有关。

（3）焦虑

与本病治疗时间长、有遗传的可能有关。

（4）知识缺乏

与患儿及家长缺乏本病的相关知识有关。

（5）潜在并发症

暴发性肝功能衰竭、肾功能损害等。

【护理措施】

（1）病情观察

①观察生命体征、血氧饱和度、肝肾功能变化情况。

②观察有无肌无力加重出现肌无力危象等并发症，并观察吞咽、视觉障碍程度。

③了解自理能力和相关需要，有无担忧、焦虑、自卑等异常心理。

④了解肝功能的变化情况，如血清总蛋白有无降低、球蛋白有无增高，晚期发生肝硬化时肝穿刺活检测定有无大量铜过剩（可能超过正常值的5倍以上）。

⑤肾功能的改变，出现氨基酸尿症，或有血尿素氮和肌酐增高及蛋白尿时，表示有肾小管的损害。

（2） 用药观察

在驱铜治疗时，密切注意观察患者的各种反应，如低血钙、低血钾等。如有发生、及时补钙、补钾并监测心电图变化。

（3） 饮食护理

针对不同患儿的不同症状做好相应的饮食护理。控制患儿每天饮食中铜的含量 1~1.5mg。

禁止使用铜制的炊具、器皿烧煮食物，禁食用含铜高的食物，如肥猪肉、动物内脏和动物血、牛肉等；各种豆类、坚果类和菌类、贝类、鱿鱼、河蚌、螺蛳、牡蛎和虾蟹类；龙骨、乌贼、全蝎、僵蚕等动物性中药；巧克力、可可、咖啡等。

适量吃低铜食物如精白米、面、猪瘦肉、鸡鸭瘦肉、马铃薯、小白菜、萝卜、藕、橘子、苹果、桃子及砂糖等。适量选用锌、镁含量高的食物，可抑制铜在肠道吸收。食用高糖类饮食，有利于保护肝，同时促进铜的排出。

（4） 心理护理

①热情接待新入院的患儿及家长，详细介绍入院须知，让他们尽快熟悉环境，以积极的心态适应角色的转换。帮助患儿建立良好的人际关系，包括医患关系、护患关系、患儿与患儿之间的关系等。

②对焦虑、烦躁的患儿主动与他们交朋友，促膝谈心，让患儿对我们确立良好的信任。对自己病情提出疑问的患儿，做好科学的解释工作，缓解他们的身心压力。

③对于出现躁狂等精神症状的患儿，密切观察，一旦有初期表现立刻报告医师，及时应用镇静药，保证患儿不因精神症状而致伤害或影响治疗。

第十二章　运动系统畸形患儿的护理

第一节　先天性斜颈

先天性斜颈可分为两种。一种是在颈椎发育缺陷的基础上发生的，如半椎体畸形所致的斜颈，即先天性骨性斜颈，少见；另一种是由于一侧胸锁乳突肌纤维化和缩短而引起的，即先天性肌性斜颈，多见，其病因及发病机制有产伤学说、宫内学说等。总之，胸锁乳突肌挛缩斜颈是各种原因的综合表现，宫内胎位不正、受压、牵引及分娩时的损伤、缺血有可能是主要原因。

【临床表现】

（1）颈部肿块

一般于出生后即可触及，位于胸锁乳突肌内，呈梭形，长2~4cm，宽1~2cm，质地较硬，无压痛，于出生后第3周时最为明显，3个月后即逐渐消失，一般不超过6个月。

（2）斜颈

患儿头斜向肿块侧（患侧），并随着患儿的发育，斜颈畸形日益加重。

（3）面部不对称

一般于2岁以后即显示面部五官呈不对称状，主要表现如下。

①患侧眼睛下降：由于胸锁乳突肌挛缩，致使患侧眼睛位置由原来的水平状向下方移位，而健侧眼睛则上升。

②下颌转向健侧：亦因胸锁乳突肌收缩之故致使患侧乳突肌前移而出现整个下颌（颏部）向对侧旋转变位。

③双侧颜面变形：由于头部旋转，致双侧面孔大小不一，健侧丰满呈圆形，患侧则狭而平板。

④眼外角线至口角线变异：测量双眼外角至同侧口角线的距离，显示患侧变短，且随年龄增加而日益明显。除以上表现外，患儿整个面部

包括鼻子、耳朵等均逐渐呈现不对称性改变，并于成年时基本定型，此时如行手术矫正，颌面部外形异形更大。因此对其治疗力争在学龄前进行，不宜迟于 12 岁。

（4）其他表现

①伴发畸形：有的患儿出现髋关节脱位、颈椎椎骨畸形。颈椎侧弯，有的患儿有视力疲劳而影响视力。

②视力障碍：因斜颈引起双眼不在同一水平位上，易产生视力疲劳而影响视力。

③颈椎侧弯：主要是由于头颈旋向健侧，因而引起向健侧的代偿性侧弯。

【辅助检查】

X 线片检查，排除颈椎畸形之斜颈。

【治疗原则】

尽量早期诊断，尽早治疗。否则畸形和继发性改变随年龄增长而加重，面部不对称和视觉不在一个平面将难以改变。

（1）非手术治疗	（2）手术治疗
1 岁以内患儿通过按摩、热敷、体位矫正、封闭、手法扳正的物理治疗，多数可获得矫正。	适用于 1 岁以上儿童。切断挛缩的胸锁乳突肌，术后可用头颈胸石膏固定于过度矫正位，4~6 周拆除。然后用矫正器、功能康复操、牵引、扳正系统康复。

【护理评估】

（1）健康史

应询问产妇有无宫内感染史、难产史、斜颈的家族史以及颈部肿块出现和消失的时间。

（2）身体状况

应注意评估颈部肿块的部位、形状、质地，颈部是否可触及条索状肌肉，头部倾斜畸形的姿态，测量两侧眼外眦角至口角的距离以了解面部畸形的程度，枕颈椎及上胸椎有否呈脊柱侧弯畸形及其程度。

（3）心理-社会状况

评估家长对该病预后及治疗的认识程度。有无认识不足或焦虑。评估小儿外形变化对患儿心理以及社会生活的影响。

【护理诊断】

### （1）运动障碍	### （2）体象紊乱
与颈部向患侧作矫正畸形引起活动受限有关。	与斜颈造成的颈面部畸形有关。

### （3）社会交往障碍	### （4）知识缺乏
与斜颈造成的颈面部畸形有关。	与患儿父母缺乏相应的知识有关。

【护理措施】

（1）术前护理

①体位：患儿卧床时，应将健侧靠近墙壁，以吸引其颈部有意转向患侧；同时也可在患儿患侧上方悬吊彩色气球，以获同样效果。

②局部按摩和热敷：用拇指指腹轻轻缓慢按摩患侧胸锁乳突肌肿块部位，时间不限，每日重复多次；在患儿睡眠时，将头置于矫形位（头偏向健侧，下颌转向患侧），然后用 45℃ 左右的热沙袋置于患侧颈部，既行热敷，又起固定作用。注意沙袋温度不宜过高，以防烫伤皮肤。

③手法牵拉矫正：胸锁乳突肌手法牵拉是治疗 1 岁以内斜颈患儿的主要措施。因此，应指导患儿家属，使之熟练掌握而且应手法轻柔，防止损伤颈部软组织。方法是，操作者一手固定患侧肩关节，另一手逐渐将头拉向健侧，继之再将下颏转向患侧。如此手法，每日进行 100~200 次，分 4~8 次完成，坚持 6 个月至 1 年。

④心理护理：患儿住院后，常对住院环境陌生，对治疗、护理恐惧。护理人员应以热情的态度对待患儿，使之消除不良心理，积极配合治疗。

⑤术前日剃头，清洁颈部皮肤。

（2）术后护理

①病情观察：全身麻醉未清醒之前，密切观察患儿呼吸、进食及伤口渗血情况，警惕颈部伤口血肿压迫气道而影响呼吸。

②由于术后体位改变使患儿不适应，有时可出现恶心、呕吐而影响进食，注意多关心照顾患儿，用讲故事、玩玩具等分散患儿注意力，并注意合理安排饮食。

③患儿皮肤娇嫩，注意防止压疮等并发症发生。冬季应注意保暖。若佩戴颈托应经常打开查看皮肤情况，以防颈托压迫颈部皮肤出现皮肤破损。

④解除患儿的精神负担：鼓励年长儿建立信心，坚持自觉接受治疗，消除因斜颈带来的自卑心理。

【健康教育】

（1）对于适合用非手术疗法进行治疗的患儿，应将非手术疗法的具体方法教给患儿家长，坚持不懈治疗，以取得理想效果。

（2）对于手术治疗的患儿，应嘱家长在拆除颈托后注意帮助患儿克服术前头向患侧偏斜的习惯。

（3）去除牵引或颈托固定后，应立即进行颈肌的牵拉训练，避免松解的颈肌软组织再度粘连挛缩，时间不少于1年。

（4）2个月后复诊。

第二节 产伤瘫痪

产伤瘫痪（OBPP）简称为产瘫，是分娩时因胎儿过大、臀位产或产道相对狭小，使新生儿的臂丛神经受到过度牵拉及损伤而引起的上肢瘫痪，故又称之为分娩性臂丛神经损伤。表现为患侧手臂会不对称的向后扭，患侧手臂变得软弱，主动运动减少或消失，患侧手臂感觉缺陷，对疼痛、温度、触觉缺失，出现继发性的软组织挛缩，通过手术及配合术后功能锻炼使外观得到改善，实现功能重建、恢复。其病因与发病机制主要有 3 种观点（压迫理论、牵拉理论和其他理论）及 3 大因素（胎位异常、胎儿超重及助产不利）。

【临床表现】

Tassin（1984）根据产瘫神经根的受损规律将其分为 4 型。

（1）Ⅰ型

C_5、C_6 神经根损伤。表现为典型的 Erb 麻痹，即肩外展、屈肘不能。通常第一个月内开始自行恢复，出生 4~6 个月可完全康复，但约 10% 患儿遗有不同程度的肩关节功能障碍。

（·2）Ⅱ型

C_5、C_6、C_7 神经根损伤。表现为肩外展、屈肘、伸腕不能。大多数病例从出生 1 个月开始恢复，约 65% 可达到完全正常，但剩余病例可遗有不同程度的肩关节功能障碍。

（3）Ⅲ型

C_5~T_1 神经根损伤。表现为全上肢瘫痪，但无 Horner 征。此型仅 50% 以下患儿可完全自行恢复，多数患有肩、肘或前臂旋转障碍，约 25% 患儿的伸腕、伸指功能不能恢复。

（4）Ⅳ型

Ⅲ型伴 Horner 征。除Ⅲ型表现外，尚有上眼睑下垂、瞳孔缩小、眼球内陷、半脸无汗等星状神经节受损表现。该型无自行完全恢复可能，且至少 2% 患儿由于合并脊髓损伤而出现行走发育延迟、步态不稳及患足变小。此外，患肢可遗有 2%~20% 的短缩，通常 6 岁以后明显。脊髓造影结合 CT 扫描或 MRI 对神经根节前损伤有诊断价值，神经-肌电图检查可发现神经损伤的系列表现。

【辅助检查】

（1）肌电图检查

损伤神经一般于 3 周后出现显著变性，可发现去神经纤维颤动电位。

（2）组胺潮红试验

用 1:1000 磷酸组胺作皮内注射，出现系列三联反应为阳性。系列三联反应包括：①立即出现直径 10mm 的红斑；②在红斑上形成丘疹；③

30 秒后，在红斑周围出现 20~40mm 的红晕。

【治疗原则】

（1）保守治疗

诊断婴儿产瘫后，父母应学会做患肢各关节的被动活动，有助于预防各种挛缩的发生。操作者双手握住患儿肘部作肩关节内收位被动外旋及上举，可预防或减轻肩关节内旋挛缩。一手将患手上举，另一手将翘起的肩胛骨下角向下压，可预防或减轻大圆肌及背阔肌挛缩；一手将患手置于对侧肩部，另一手将翘起的肩胛骨脊柱缘向肋骨方向推压，可预防或减轻肩关节外旋挛缩。电刺激有促进神经再生的作用，应常规使用。定期的神经-肌电图检查，不仅有助于对自行恢复的监测，也有利于神经再生。

（2）手术治疗

手术指征：一般将"3个月末时无肱二头肌收缩"作为探查臂丛神经的手术指征。虽然对此仍有争议，但目前许多产瘫中心均倾向于采用此标准，这是由于早期手术不仅疗效较确切，且可避免已恢复动作的不可逆丧失。由于产瘫时神经-肌电图的检查结果常较实际恢复乐观，故其在确定手术时机上的价值已受到质疑。

（3）手术方式

①臂丛神经探查和神经移植术。
②膈神经移位术。
③副神经移位术。
④肋间神经移位术。
⑤颈丛运动支移位术。

【护理评估】

（1）健康史

评估患儿出生时的体重、出生时的胎位、是否有难产史。

（2）身体状况

评估生命体征包括体温、脉搏、呼吸、血压；观察切口有无渗血、感染及愈合不良等并发症。

（3）心理-社会状况

评估患儿家长对疾病的病理性质、病变程度等的担忧情况；如手术致正常生理结构和功能改变者，家长担忧手术对今后生活、工作及社交带来的不利影响；由于切口疼痛、不舒适的折磨或对并发症的担忧，可使患儿家长再次出现焦虑，甚至将正常的术后反应视为手术不成功或并发症，加重对疾病预后不客观的猜疑，以致少数患儿家长担心患儿长期遗留心理障碍而不能恢复正常生活。

【护理诊断】

（1）肢体活动障碍

与臂丛神经损伤有关。

（2）潜在并发症

出血、感染、肌肉萎缩、关节挛缩等。

（3）知识缺乏（家长）

与缺乏本病相关康复护理知识有关。

【护理措施】

（1）麻醉后护理

①术后尽可能为患儿创建一个良好的休养环境，减少干扰，室温在20~25℃为宜，保持床单位的清洁干燥无渣屑。

②术后予以去枕平卧位，将头偏向一侧，防止呕吐物进入患儿呼吸道造成窒息或吸入性肺炎。

③密切观察患儿生命体征，严密观察患儿口唇及呼吸变化，如突然出现发绀、呼吸急促时，应及时采取相应措施。

④若切口引流位于锁骨上窝处，给患者取仰卧位，平卧2天后可下地活动。卧床时指导患儿经常更换卧位姿势，防止压疮的形成。

（2）饮食护理

对患儿及家长进行正确的饮食指导，观察患儿在进食和吞咽时有无呛咳和进食困难现象。清醒3~6小时后，指导家属喂食，让患儿先练习吞咽，适应后再进流食。饮食从流质→半流质→普食逐渐过渡。

（3）疼痛护理

切口疼痛以及贴胸绷带使用限制了患儿的深呼吸，经常给患儿拍背，避免肺不张、肺炎或呼吸窘迫发生。严密观察切口周围情况，保持切口敷料清洁干燥，预防感染。

疼痛对于患儿是一个不良的刺激，认真听取有表达能力的患儿对疼痛的描述，结合部位、性质、持续时间进行评估。可分散患儿注意力，如多与患儿交谈、听音乐等，以提高患儿对疼痛的耐受性。必要时遵医嘱应用镇痛药物。

（4）其他护理

术后患者患侧佩戴支具5~6周，在支具接触头面部处，用绷带或纱布衬垫，防止由于支具与皮肤摩擦造成的皮肤损伤。保持患肢抬高位，促进末梢血液循环。

（5）康复训练

①术后24小时根据患儿损伤部位、性质，开始康复训练。轻柔地、向心性按摩患肢，每日3次，每次15~20分钟。抬高患肢，用绷带或三角巾将患肢固定于胸前，促进血液和淋巴液回流，减轻局部肿胀。

②去除外固定后，练习肩关节上举、外展、后伸、屈肘、伸腕、屈腕、对掌等动作，每日进行2次，每次15~20分钟，逐渐延长至30分钟。并指导家属做肩关节被动外旋训练，以预防关节挛缩致肩关节内旋畸形。被动运动与按摩结合进行。

③抗阻练习：当肌力达到Ⅳ级时，进行抗阻练习，包括等张练习、等长练习和等速练习。每日进行10组等长练习，每组10次，每次收缩10秒，放松10秒。以Delorne提出的渐进抗阻练习法（PRE）进行等张练习，以10RM量的1/2、2/3及全量各做10次，共3组，每组间歇30秒，每日重复3~5次，每周3次。等速练习在每秒60°~180°范围内，从每秒60°的速度以每秒30°的间隔递增至每秒180°，再以每秒30°的间隔从每秒180°递减至每秒60°，各做一组训练，每组训练10次，每组间隔30秒，每周3次。

以上3种肌力练习综合应用，以等长练习→等张练习→等速练习的次序进行。并随着病程的推移和功能的进展，循序渐进，逐步进展。

【健康教育】

（1）做好出院指导

①与患儿家长一起制定训练方案，将娱乐活动与康复训练融为一体，使患儿在快乐有趣的氛围中活动，配合训练治疗。

②神经恢复顺序一般是先浅痛觉，后深痛觉，最后是运动功能。恢复时间一般为 3~6 个月。

③患儿术后每 3 个月进行 1 次复查，根据神经功能恢复情况，制定修改下一个训练方案。

④在恢复期间，做理疗和功能练习，要耐心等待，避免未到恢复时间家属以手术无效而再次到处求医。

⑤出院后随着患儿年龄增长，需要做好心理护理，让患儿不要对康复训练有对抗情绪，增强他们康复信心。

（2）嘱家长保持患儿肩关节内收和肘关节屈曲 90°，并用绷带把上肢固定到胸壁上，定期复查，根据恢复情况开始做理疗和功能活动。

（3）每 6 个月做一次肌电图，观察神经生长情况。

（4）对手部感觉丧失的患儿行安全教育，避免接触冷、热和锐利物品。经常检查手部皮肤有无受压征象等。

第三节　注射性臀肌挛缩症

臀肌挛缩（GMC）是由多种原因引起的一组以髋关节功能障碍为主要表现的临床症候群。可表现出特有的步态、姿势异常和特有的体征。婴幼儿期常有明确臀部药物注射史，4 岁左右开始出现症状，绝大多数为双侧受累，单侧少见，双侧单侧发病之比约为 3∶1，男性多于女性，约为 2∶1。GMC 的致病原因目前尚不完全明确，多数学者认为肌内注射及药物因素是本病的主要致病因素。还有人认为与遗传因素体质因素等有关。

【临床表现】

（1）症状

①臀部外上 1/4 处有皮肤凹陷，该部位可扪及与臀大肌纤维走行方向一致的挛缩带，当髋关节被动内收、内旋和屈曲时挛缩带更为明显。

②姿势和步态异常：站立时双下肢轻度外旋，双膝并拢时下蹲受限。

（2）体征

①弹响髋：侧卧位屈曲髋关节时，臀大肌条状挛缩带划过大粗隆所产生的弹声。

②双下肢交腿受限：因受臀大肌挛缩带的影响，患儿不能在膝上交叉两下肢。

③两下肢伸直并拢后不能完成屈膝屈髋动作。

【辅助检查】

X线检查，早期骨盆和髋关节无明显改变，晚期因挛缩带的牵拉导致骨盆继发性变形、股骨颈干角增大以及股骨上端外旋畸形。

【治疗原则】

（1）非手术治疗

主要适用于无明显膝、髋关节功能障碍的患儿。治疗方法如下：
①手法按摩，患者屈膝侧卧，被动强压膝外侧，使股内收。
②并膝下蹲锻炼。
③两腿分开站立，同时做屈髋、屈膝、并膝动作及下压膝外侧。
④高频电局部治疗。

（2）手术治疗

主要有臀肌筋膜松解术和臀肌起点下移术两种手术方式。

【护理评估】

（1）健康史

询问患儿有无注射史、有无该病的家族遗传史、用药情况及身体免疫情况。

（2）身体状况

评估患儿行走时的姿势和步态；观察肌肉挛缩的程度和局部皮肤有无压疮破溃等表现。

（3）心理-社会状况

评估患儿有无自卑情绪、家长和患儿对疾病的认知程度及对手术的期望值和信心。

【护理诊断】

（1）躯体活动障碍

与臀部肌肉挛缩有关。

（2）体象紊乱

与臀肌挛缩造成的步态、姿势异常有关。

（3）焦虑

与担心手术风险及术后效果有关。

（4）知识缺乏（家长）

与缺乏本病康复护理、功能锻炼的相关知识有关。

（5）潜在并发症

出血、感染、压疮等。

【护理措施】

（1）术前护理

1）入院时，热情接待患儿，向患儿做好入院指南宣教，介绍病室环境、住院制度（查房、卫生、探视、作息等制度）及主要责任护士的姓名，耐心解释患儿及家长提出的问题。了解患儿生活习惯，采用个性化的沟通技巧，消除患者陌生感和恐惧感。

2）入院后向患儿及家长介绍主要检查项目的目的、注意事项及如何配合，完善各项检查。指导患者进食高蛋白、高热量、高纤维素食物。因为疾病有步态异常，影响患儿的正常生活，常给患儿带来自卑心理，同时因患者普遍年龄较小，心理承受能力差，护士应当了解患者的身体感受和心理状态，用适当的安慰性语言及时给予帮助，取得患儿的信任，增强其自信心。

3）术前护理：向患儿及家长介绍疾病的相关知识，治疗护理的措施，讲解各项术前准备的目的和意义以及手术的必要性。

①指导患儿术前练习床上排尿、排便。

②术前1天行术野备皮，备皮时防止损伤皮肤。

③术前常规禁食，嘱患者洗头、沐浴更衣、修剪指甲。

④注意避免受寒，保证充足睡眠。

⑤向患儿及家长讲解肌内注射术前针的目的。

⑥做好安慰解释工作，减轻患儿及家长的焦虑、紧张心理。

（2）术后护理

1）心理疏导：由于臀肌挛缩症患儿多数为学龄儿童，突出表现为"外八字步态"、"跳步症"，常因此受到同学嘲笑而出现自卑心理，对手术的期望值非常高；另一方面因为对手术过程不了解，怕疼痛而产生恐惧心理，因此应耐心细致地进行安慰，取得其信任，尽可能以通俗易懂的语言介绍手术方法、过程及如何配合手术，以有效地解除患儿心理压力，从而以最佳心理状态配合手术。

2）压疮的护理

①术后4小时后更换体位，由仰卧位转为俯卧位。俯卧位时间依患儿耐受程度及切口渗血决定。若患儿耐受能力强，伤口渗血少则俯卧位时间长；反之则缩短俯卧位时间。一般仰卧位时间2~3小时后更换到俯卧位；②俯卧位时，胸前垫枕，预防肋弓处压疮；③术后24小时内严格交接班，一旦发现骶尾部变红、变暗，立即俯卧位，尽量避免仰卧位或减少仰卧位时间，以解除局部受压，减少皮肤损害；④麻醉未清醒前去枕平卧位，头侧向一边，4~6小时取俯卧位，定时协助患儿翻身，防止压疮发生。

3）饮食护理：麻醉未清醒前禁食，醒后4~6小时予少量饮水后如无不适，给予正常饮食，多食蔬菜、水果，多饮水，预防便秘。

4）伤口疼痛护理：密切观察伤口敷料有无渗血，必要时用细软沙袋压迫伤口止血，也可用宽胶布加压包扎3天，3天后改为腹带包扎，定时换药。由于麻醉作用逐渐消失，伤口开始疼痛，应及时评估患儿疼痛程度，给患儿讲故事、唱儿歌以分散其注意力，或指导家长给予安抚。咳嗽、深呼吸时用手轻压伤口，必要时遵医嘱准确使用镇痛药，观察镇痛效果。

5）功能锻炼：术后功能锻炼是臀肌挛缩症患儿巩固疗效极为重要的措施。

①主动肌肉收缩运动，术后使双下肢处于并膝伸直位，麻醉清醒后即开始股四头肌静位收缩，足部运动及臀部肌肉夹紧运动，每次 5 秒，每日 3 组，每组 20 次。

②术后 6 小时良好肢位：去枕平卧，用绷带将双膝并拢缠绕，膝下垫软枕，屈髋 60°，屈膝 30°，固定 24 小时。观察伤口渗血情况，渗血或引流不多时可拔除引流，开始功能锻炼。

③术后 24~48 小时，协助与指导患儿在床上作双下肢的交叉运动，屈曲内收双髋关节，练习起坐，每日 3 次，每次 30 分钟。

④术后 48 小时，协助患儿下床走一字步。抬头挺胸，双肩水平，双下肢交叉直线行走。每日 3 次，每次 30 分钟。

⑤术后 3~4 天，在走一字步的基础上逐步增加臀外展并膝下蹲练习。双足并拢，双手平举，足跟不能离地，腰背部挺直，下蹲。速度要缓慢，防止髋关节外展、外旋，每日 3 次，重复上述动作 200 次。

⑥术后第 7 天，在纠正异常步态的基础上，进行腿部锻炼（跷二郎腿），跷腿时端坐于靠背椅上，背部紧贴靠背，一腿过膝，交叉架于另一腿上，左右腿交叉，进行左右摆臂主动伸展运动。每日 3 次，每次 30 分钟。

⑦抱膝下蹲，伤口拆线后指导患儿双手抱膝下蹲，同时站立时双足前后分开，前面下肢膝关节屈曲，后面下肢膝关节伸直，双手抱前膝关节，身体前倾，坚持 10 秒，每日 3 组，每组 20 次。

【健康教育】

挛缩松解术后可因臀肌再粘连而复发，故术后采用主动运动及功能锻炼以克服弹响征及蛙腿征，延长残存的挛缩组织，改善肢体不等长障碍，防止浅层阔筋膜张肌髂胫束断端再粘连，巩固松解效果是很重要的，因此在巩固上述功能锻炼的基础上，出院后做膝关节功能锻炼是必要的，教会家长及患儿如下方法。

（1）坐位

双髋、双膝屈曲，然后双髋再向外分开至最大，并使两足心在体前相对并拢，双手按压膝关节内侧，双腿尽量内靠拢，还原，重复 5 次。

（2）平卧位	**（3）站立位**
一侧患肢髋膝关节屈曲，向内倾倒至最大位，然后再向外倾倒至最大位，还原，左右重复交替5次。	两足前后分开，位于前面的膝关节屈曲，后面的膝关节伸直，双手压于前膝关节，身体慢慢向前倾，维持5秒，还原，左右交替重复5次。出院后坚持作2~6个月，以下蹲、坐起自如为理想标准。

第四节 先天性髋关节脱位

发育性髋关节发育不良（DDH）又称先天性髋关节脱位，是四肢发育畸形中最常见的一种。我国的发生率为1‰~2‰，男女之比为1:（5~6）。单双侧之比、左右侧之比均为15:1。发病原因与机械因素、内分泌诱导的关节松弛、原发性髋臼发育不良和遗传因素等有关。发病机制主要是出生时以关节囊松弛为主要病理改变，随着年龄增大和脱位程度加重，特别是开始行走后，可逐渐加重，致髂骨翼处形成假臼。

【临床表现】

（1）站立前期

新生儿和婴儿临床表现较轻，症状常常不明显。主要特点是髋臼发育不良，关节不稳定。往往不能引起家长的注意。如果发现有下列体征应视为有先天性髋关节脱位的可能。

①两侧股内侧皮肤皱褶不对称，患侧皮皱加深增多。

②患者会阴部增宽，双侧脱位时更为明显。

③患者髋关节活动少，活动时受限。蹬踩力量较健侧弱。常处于屈曲位，不能伸直。

④患者肢体短缩。

⑤牵拉患者下肢时有弹响声或弹响感，有时患者会哭闹。

（2）脱位期

患儿一般开始行走的时间较正常儿晚。

①单侧脱位时，患儿步态跛行。

②双侧脱位者，站立时骨盆前倾，臀部后耸，腰部前凸特别明显，行走呈鸭行步态。

③患儿仰卧位，双侧髋、膝关节各屈曲 90°时，双侧膝关节不在同一平面。

④推拉患侧股骨时，股骨头可上下移动，似打气筒样，髋关节外展活动受限。

⑤Trendelenburg 征（单足站立试验）呈阳性，即在正常情况，用单足站立时，臀中肌、臀小肌收缩，对侧骨盆抬起，才能保持身体平衡，内收肌紧张。站立时，由于患侧有先天性髋关节脱位，臀中肌、臀小肌松弛，对侧骨盆不但不能抬起，反而下降。

【辅助检查】

X 线检查能进一步明确髋关节脱位的类型和程度。婴儿在出生后 2～3 个月内，股骨头骨骺骨化中心尚未形成，X 线检查仍依靠股骨颈的近侧端与髋臼关系来测量。骨化中心出现后，拍片时将双下肢并拢，将患肢上推和下位各拍一张片进行对比测量，则变化更明显可靠。

【治疗原则】

尽早诊断，及时治疗。出生后一旦确诊先天性髋关节脱位，应立即开始治疗，可望获得一个功能接近正常的髋关节。治疗开始时的年龄越大，效果越差。

（1）保守治疗

保守治疗的理论基础是 Harris 定律，即头臼同心是髋关节发育的基本条件。为了实现复位后髋关节的稳定必须具备以下条件。

①选择一个维持髋关节稳定的姿势，传统的蛙式位是最理想的姿势，但不利于股骨头的血液供应。

②根据患者的不同年龄选择支具、夹板或石膏固定，要求稳定、舒适、方便、便于尿液和粪便管理，最好能使髋关节保持适当活动。

③选择髋关节发育的最适宜的年龄，年龄越小越好，一般以 3 岁以下为宜。

④头臼比例应相称，如比例失调，则不能维持髋关节的稳定，甚至治疗失败。

⑤复位维持一定的时间，使关节囊回缩至接近正常，去掉固定后可不再脱位，通常需 3~6 个月的时间，患者年龄越小，固定时间越短。

(2) 手术治疗

常用术式为髋关节切开复位和股骨骨盆截骨直角钢板固定术。

①Salter 骨盆截骨术。

②Pemberton 髋臼成形术。

③股骨旋转截骨术及股骨短缩截骨术。

【护理评估】

(1) 健康史

了解患儿是否有先天性髋关节脱位的家族史，以及患儿是否是顺产，分娩时是否为臀位。

(2) 身体状况

在护理过程中，应根据患儿的年龄不同，重点检查该年龄段特征性的症状和体征。并可根据 X 线检查结果，评估患儿髋关节脱位的类型和程度。

(3) 心理-社会状况

本病越早治疗，治愈的可能性越大。应重点评估患儿家长是否具有科学的育儿知识、是否了解本病早发现、早诊断、早治疗的必要性以及对患儿体态的变化有无焦虑。

【护理诊断】

(1) 躯体活动障碍

与髋关节脱位有关。

(2) 体象紊乱

与步态异常和体态改变有关。

(3) 焦虑（家长）

与患儿活动障碍有关。

(4) 潜在并发症

出血、感染、压疮等。

(5) 知识缺乏

与患儿家长缺乏相应的育儿知识及外固定的护理知识有关。

【护理措施】

（1）麻醉护理

全麻术后专人守候在床旁，防呕吐、误吸及呼吸道分泌物阻塞气管。去枕平卧，头偏向一侧。一旦出现误吸而憋气、呛咳、发绀、呼吸困难等窒息症状时应紧急抢救，抽吸异物，乃至气管切开。

（2）密切观察切口渗血情况

对行石膏固定的患儿，应严密观察切口敷料是否清洁干燥，如有血性渗出应遵医嘱预防性地应用止血药，出血较多时及时报告医师，遵医嘱加大止血力度，输血、输液、扩容、防治休克。

（3）石膏护理

①使患肢持续抬高位，以利于血液回流，观察肢体末端是否发紫发凉及屈伸趾情况。

②石膏干后应定时翻身，预防压疮。

③保持石膏不被尿液浸湿。

④观察石膏固定肢体皮肤有无摩擦、卡压等现象，发现异常及时通知医师给予修整。

⑤对于蛙式石膏及髋人字石膏固定的患儿，因背、腹部被湿冷石膏包裹、压迫等原因，偶可诱发以急性胃扩张为主要表现的石膏综合征。故应及时烘干石膏，检查松紧度，观察是否有腹痛、呕吐症状，监测血容量。术后不宜过量进食。

⑥注意倾听患儿啼哭及幼儿主诉，观察血液循环情况。

（4）皮肤护理

①每天给患儿擦洗全身，保持皮肤清洁干爽。

②及时更换患儿尿布，定时接留患儿尿液，大小便污染后及时擦拭，保持皮肤干爽，防止尿布性皮炎发生。每天进行会阴冲洗，严防会阴部湿疹。

③保持床单位整洁，防止零食、碎屑磨损皮肤。

④对长期卧床患儿，每班检查皮肤情况，定时变换体位，减轻皮肤受压，预防压疮发生。

（5）功能锻炼

①术后第3天开始翻身，每2小时1次。以健腿为轴、双手上举进行轴线翻身，翻身后检查脚尖不可接触床面。

②注意观察石膏边缘皮肤是否完整，石膏固定期间做肌肉收缩和放松活动，以足趾的屈伸活动为主，保持石膏以外的肢体正常活动，并注意抬高患肢，直到拆除石膏，以防关节僵硬萎缩。

③如石膏内皮肤瘙痒，一般可用钝器敲击石膏外层，不可用棍棒插入石膏内。告知患儿勿将玩具塞入石膏内，以免局部受压。

(6) 饮食护理

①增进营养，多食富含蛋白质的食物，如鱼类、鸡蛋豆制品等增加钙质。

②保持排便通畅，多饮水，多食蔬菜、水果，如青菜、香蕉等。若便秘可给予开塞露纳肛。

【健康教育】

（1）加强新生儿出生后的早期体检工作，以提高先天性髋关节脱位的检出率，防止漏诊、误诊。

（2）向家长宣传有关育儿的知识，如避免将新生儿或婴幼儿的髋伸直包裹，以免导致髋关节发育不良，引起或加重髋关节脱位；新生儿均应穿连体袜套4个月，可预防和及早治疗先天性髋关节脱位。

（3）如患儿不住院治疗，应详细告知固定位置的重要意义，使家长不会因各种原因而随意解除外固定装置。

第五节　先天性马蹄内翻足

先天性马蹄内翻足亦称先天性畸形足，是比较常见的先天畸形，发病率为1‰，男女之比为3:1。多为单侧，亦可为双侧。先天性马蹄内翻畸形的真正病因迄今不清，多数学者认为该畸形为胚胎早期受内、外因素的影响引起发育异常所致，也与胎儿足在子宫内位置不正有关。

【临床表现】

①出生后一侧或双侧足显示程度不等内翻下垂畸形。轻者足前部内收、下垂，足跖面出现皱褶，背伸外展有弹性阻力。

②至小儿学走路后，畸形逐渐加重，足部及小腿肌力平衡失调，健

康肌挛缩，加之体重影响，足内翻下垂加重，步态不稳，跛行，用足背外缘着地。

③延误治疗畸形愈加严重，足前部向后内翻，足背负重部位产生胼胝及滑囊，胫骨内旋加重。

【辅助检查】

本病根据临床表现均能作出诊断，一般不需依据 X 线检查确诊。但对于判断马蹄内翻足畸形程度和对治疗疗效的客观评价，X 线检查是不可缺少的。马蹄内翻足的患儿足部诸骨的骨化中心出现较晚。

【治疗原则】

（1）手术治疗为主，包括手法矫正石膏固定。

（2）软组织手术

①跟腱延长术：为应用最多的软组织手术，主要是纠正足跖屈下垂。

②跖腱膜切断术。

③关节囊和韧带松解术。

④胫前肌腱外移术。

（3）截骨矫形术

适用于重度患儿，骨骼已有较严重的畸形者。较常应用的为跟骨楔形截骨术。

（4）关节融合术

多采用跗部三关节融合术，适用于 10~12 岁以上畸形严重的患儿，以及部分成年患者。

【护理评估】

（1）健康史

了解患儿是否有先天性马蹄内翻足的家族史、母亲孕期胎位等各项指标是否正常，并了解患儿出生体重情况。

（2）身体状况

重点评估患儿足部畸形的形态和程度、站立行走的姿态改变情况、患侧小腿及足部的肌肉发育情况。结合X线检查结果进一步了解患儿骨化中心发育情况，骨骼有无畸形改变。

（3）心理-社会状况

对于较大的患儿，应重点评估患儿是否因外表的畸形产生自卑心理。并评估患儿家长对本病的了解、认识程度及是否存在焦虑心理。

【护理诊断】

（1）躯体活动障碍

与患儿足部畸形、使用矫形器具及手术有关。

（2）体象紊乱

与患儿足部畸形有关。

（3）知识缺乏

与患儿家长缺乏疾病相关知识有关。

（4）焦虑

与足部畸形和身体移动障碍有关。

【护理措施】

（1）麻醉后护理

术后4~6小时去枕平卧，头偏向一侧，防止呕吐物误入气管，密切观察生命体征变化。

（2）石膏固定护理

①保持石膏清洁干燥，观察肢端皮肤颜色、温度、肿胀、感觉及运动情况，并定时抬高患肢，预防肿胀，遇有血液循环障碍，立即报告医师，并协助处理。告知家长不可用棒子插入石膏内，勿塞物品入石膏内。

②密切观察石膏表面及石膏边缘有无血迹，若有血迹应用铅笔沿着血迹边界做记号，并告知医师。遵医嘱合理使用抗生素防止感染。

（3）勤翻身，预防压疮

每班观察和检查露在石膏外面的皮肤，并保持皮肤清洁干燥，观察排便情况，注意保持会阴清洁。嘱多饮水预防泌尿系感染。

（4）手法扳正矫形

婴儿出生后，一经发现畸形即开始用手法扳正矫形。具体手法：一手握住患肢踝关节上部，另一手以手掌顶住足底，大鱼际肌紧贴足底外侧。先将足前部外展，足底外翻，然后将足跟向下牵拉，最后将足前部背屈，维持在矫形过正位，同时在跟腱部内踝下方进行按摩。如此每日3~5次，每次3~5分钟。手法扳正应轻柔，不可急于求成用力过猛，防止损伤骨骺及软组织、皮肤。

（5）做好使用矫形器具的护理

【健康教育】

（1）指导家长出院后继续做好石膏护理，每日进行功能锻炼。

（2）指导家长给予患儿合理膳食，注意增加辅食。

（3）告知家长术后3周门诊复查，患儿如有不适，及时就诊。

（4）向家长强调术后石膏固定3周，去掉石膏后，白天穿矫形鞋，夜间用支具架保护1~2年，坚持到儿童骨科门诊随诊直至术后约2年，这是防止畸形复发的重要保证。

第六节　先天性并指畸形

先天性并指畸形是儿童较为常见的先天性缺陷，是儿童骨科最常见的手部畸形之一，其发病率仅低于多指畸形，以中指和环指为最多见，可双侧发病。

【临床表现】

（1）单纯性并指

如果并指位于示指与中指或者（和）中指与环指时，临床只有患肢之间的软组织并联。并联可以从少量的皮肤粘连到两个或以上手指完全的粘连，两手指间无正常的指蹼，手指发育一般不受影响，手指无明显的弯曲畸形，手指能主动屈曲、伸直，每个手指有各自的甲床、指甲。部分病例两个甚至多个手指共用一指甲，如果并指位于两个长度相差较大的手指，如环指与小指，则不但局部并联畸形，而且随之生长发育，其中较长手指的发育就会受到影响，表现为侧弯、屈曲畸形，长期会影响手指的关节功能和外观。

（2）骨性并指

对于手指发育的影响较单纯性并指更严重，而且往往表现为受累的手指发育偏小，其弯曲畸形也更早。更严重的病例，可见正常的指骨分节消失，两个手指共用一套肌腱和血管神经。

【辅助检查】

通过临床体检即可诊断，X 线检查有利于分类。对于单纯性并指，X 线检查可以明确无骨质改变，而骨性并指，可表现为部分指骨粘连，临床以远端指骨互相融合多见，极少数可以多个指骨的粘连、融合，甚至指骨无分节。

【治疗原则】

根据并指的位置、临床分型、手指发育情况和就诊年龄决定手术时间和方法。

（1）单纯性并指

1）如果并指位于长度相差不大的手指，临床发育未见明显的影响，可在 3~4 岁时手术，有利于手术时组织的分离和术后护理。

2）如果并指长度相差明显而且影响手指的正常发育，一般在 1 岁左右行手指分离术，有利于手指的发育。手术要点包括以下 4 个方面。

①多采用"Z"形皮瓣，也可以用"S"形或者"M"形皮瓣，防止术后瘢痕影响手指的屈伸活动。

②并指近端的指蹼成形术对于手指功能的恢复十分重要，有 Bauer 法（在掌指关节背侧行一矩形皮瓣，然后远端行"Z"形切开）、Skoog 法（在掌指关节的掌侧和背侧各行一三角形皮瓣）。

③皮瓣缝合后局部皮下组织仍有暴露者，以全厚游离皮瓣植皮缝合，局部打包加压，植皮尽量位于功能相对次要部位，有利于另一手指的功能。

④多个手指，最好行分期手术，防止手指坏死的发生，一般间隔为3~6个月。

（2）骨性并指

分离术一般在1岁左右进行，共有指骨分离需尽量对称，骨质暴露部分局部皮瓣转移覆盖，有利于组织恢复存活，保持外观的丰满度。

【护理评估】

（1）健康史

了解患儿年龄、体重、一般健康状况；询问有无家族史。

（2）身体状况

了解患儿关节活动度及功能的改变程度，有无肢端感觉、运动或血供异常等。

（3）心理-社会状况

了解患儿及家长对疾病治疗有无充分认识、心理状态、能否积极配合，亲属对疾病治疗的认知和支持程度。

【护理诊断】

（1）手指活动障碍

与连指畸形造成手指功能下降有关。

（2）体象紊乱

与连指畸形有关。

（3）潜在并发症

感染、皮瓣缺血等。

（4）焦虑

与家长担心手术效果有关。

【护理措施】

（1）体位护理：术后保持患肢为抬高位，促进末梢血液循环。

（2）发热护理：38℃以内可以观察，38.3℃给以物理降温，超过39℃给以药物降温。

（3）密切观察切口周围情况，保持切口敷料清洁干燥，预防感染，如伤口疼痛指导患儿做缓慢的深呼吸动作，以使紧张的肌肉放松，减少产生疼痛的刺激因素。护理人员操作要轻柔，以免加重患儿疼痛。

（4）心理护理：做好家长的健康宣教，讲解疾病相关知识，减轻家长的焦虑情绪；同时对于年长的患儿做好沟通，减轻患儿的自卑心理，树立战胜疾病的信心。

【健康教育】

（1）指导家长患儿功能锻炼的方法和步骤。

（2）告知患儿多食富含营养、易消化的食物。

（3）定时换药及门诊复查，如有指端血液循环不良、伤口感染等紧急情况，应及时返院治疗。

第七节　肱骨髁上骨折

肱骨髁上骨折是指肱骨干与肱骨髁交界处发生的骨折，以肘部疼痛，肿胀明显甚至有张力性水疱，肘部畸形，活动障碍为主要表现，肱骨髁上骨折以小儿最多见，占儿童肘部骨折的 30%~40%，好发年龄为5~12岁。早期处理不当易发生缺血性挛缩，晚期可出现肘内翻等畸形。

【临床表现】

（1）多见于儿童，有外伤史，伤后肘关节局部不能活动，肿胀明显。肘部骨性三角关系存在，表示未脱位。肘处于半屈位，肘窝饱满，且可在肘窝触到肱骨近折端。

（2）5~6岁以下的儿童，肱骨髁上骨折应注意和肱骨远端全骺分离相鉴别。因肱骨小头的骨化中心在1岁左右出现，而滑车的骨化中心在10岁左右才出现，故骨骺全分离在X线片无骨折线，桡骨纵轴线与肱骨小头关系不改，但与肱骨下端关系改变，肘部肿胀，环周压痛。

（3）伸直型肱骨髁上骨折的特点是：骨折线位于肱骨下段鹰嘴窝水平或其上方，骨折的方向为前下至后上，骨折向前成角，远折端向后移位。屈曲型肱骨髁上骨折的骨折线可为横断，骨折向后成角，远折端向前移位或无明显移位。

【辅助检查】

常规 X 线正、侧位片即可确诊及分型。单纯肱骨小头骨折在 X 线片上可以以桡骨纵轴线不通过肱骨小头而确诊。在诊断中应注意桡动脉搏动及正中神经的功能。

【治疗原则】

（1）手法复位小夹板固定

肱骨干各型骨折均可在局麻下或臂丛麻醉下行手法整复，根据 X 线片判断移位情况，分析受伤原因，采取复位手法。麻醉后，纵向牵引纠正重叠，推按骨折两断端复位，小夹板固定。长管型石膏亦可固定，但限制肩、肘关节活动。石膏过重造成骨端分离，影响骨折愈合。无移位肱骨干骨折仅用夹板或石膏托固定。

（2）骨折合并桡神经损伤

骨折无移位，神经多为挫伤，小夹板或石膏固定，观察1~3 个月，神经无恢复可手术探查。骨折移位明显，桡神经有嵌入骨折断端可能。手法复位可造成神经断裂，应特别小心。手术探查神经时，同时做骨折复位内固定。晚期神经损伤多为压迫或粘连，应考虑手术治疗。

（3）开放骨折

伤势轻无神经受损，可彻底清创，封闭伤口，闭合复位外固定，变开放伤为闭合伤。伤情重错位多可彻底清创，探查神经、血管，同时复位固定骨折。

（4）有移位的骨折

在臂丛或全麻下手法复位，长臂石膏固定4~6周。手法复位的要点为：先纵向牵引纠正重叠移位，再侧方挤压纠正侧方移位，最后纠正前后移位。桡侧侧方移位不必完全纠正，尺侧侧方移位应矫枉过正，以避免发生肘内翻畸形。屈曲型骨折，复位后固定于半伸直位；伸直型骨折，复位后固定于<90°屈曲位，以骨折稳定又不影响手部循环为度。若屈曲位影响循环，稍伸直后骨折又不稳定，可在 C 型臂透视机下经皮克氏针交叉固定，外加石膏托适当屈曲位外固定；亦可牵引治疗，消肿后再用石膏固定。

（5） 陈旧性肱骨干骨折不愈合

肱骨干骨折无论用石膏或小夹板固定，因肢体重量悬吊作用很少发生重叠、旋转及成角畸形，因牵拉过度造成延迟愈合或不愈合者多见，用石膏固定尤为常见。治疗肱骨干骨折时，要注意骨折断端分离，早期发现及时处理。已经不愈合者，应手术内固定并植骨促进愈合。

【护理评估】

（1） 健康史

了解患儿有无外伤史。

（2） 身体状况

评估患儿关节的活动度、查看肢体有无肿胀，初步评估患儿属于哪种骨折类型。

（3） 心理-社会状况

了解患儿自身及家长对疾病的认知程度及焦虑状态。

【护理诊断】

（1） 躯体活动障碍

与骨折、牵引或外固定有关。

（2） 有周围神经血管功能障碍的可能

与骨折处肿胀压迫或骨折固定不当有关。

（3） 焦虑

与担心预后及疼痛有关。

（4） 知识缺乏

与患儿及家长缺乏骨折固定后的护理知识及功能锻炼知识有关。

【护理措施】

（1）术前护理

①按小儿外科疾病术前护理常规护理。

②全面评估患者：包括健康史及其相关因素、身体状况、生命体征，以及神志、精神状态、行动能力等。

③心理护理：骨折初期患肢疼痛、畸形、功能障碍，患儿易出现焦虑、恐惧、紧张等不良情绪。此时，护士要加强心理护理，多与患儿及家长沟通，介绍成功病例，增强其信心，消除不良情绪，积极配合治疗。

④饮食指导：骨折期间供给患儿富含营养易消化的普食，应多吃水果、蔬菜、牛奶、豆制品及瘦肉，并注意补充钙、铁、磷、维生素等，多饮水。

（2）术后护理

①按小儿外科一般护理常规及全麻手术后护理常规护理。

②严密观察患儿生命体征及患儿神志、瞳孔的变化，如神志未完全清醒，应去枕平卧，头偏向一侧，防止误吸。给予心电监护、低流量吸氧，监测体温、脉搏、呼吸、血压、血氧饱和度，有异常及时处理。

③输液管的各连接处紧密衔接，并注意保护补液肢体，避免患儿完全清醒时躁动不安，拔脱留置针管，必要时用输液泵控制输液速度，确保液体入量。

④功能锻炼：鼓励患儿活动固定肢体的各关节以及全身其他关节，有利于肢体血液循环，防止肌肉萎缩、关节僵硬及骨质脱钙等。早期，即术后1~2周内进行握拳伸指和屈伸腕关节等活动，中期，即术后3~4周内进行耸肩等活动，后期解除牵引后应积极主动地进行肘关节屈伸活动。功能锻炼应遵循以主动锻炼为主，被动活动为辅，严禁强力推拉，应区分有利和不利的主动运动。伸直型骨折宜多做屈肘活动，屈曲型骨折宜多做伸肘活动，早、中期限制肩外展、内旋活动，防止肘内翻。

⑤体位与活动：患肢应抬高制动，可下床活动的患儿，以三角巾将患肢悬吊于胸前；卧床时，于患侧胸壁垫一软枕以抬高患肢。移动患儿前，要妥善固定患肢；移动患儿时，要重点托扶保护受伤部位，缓慢移动，妥善安置，以免引起或加重疼痛。

【健康教育】

（1）告知家长早期功能锻炼可促进血液循环，加速机体新陈代谢，减少并发症，加速骨折愈合，并能促进患肢肿胀消退，防止肌肉萎缩，防止关节粘连。早期麻醉消失即可进行手指、腕关节屈伸活动，协助并指导患儿进行指间关节、掌指关节的活动，如伸指、握拳、抓捏、腕关节前屈背伸运动，前臂肌肉收缩活动，关节活动要循序渐进，逐渐增加活动的强度。依据患儿的适应能力，每个动作做 12~24 次，每日 2 次。活动以患儿不疲劳为度，并嘱患儿做患肢肌肉收缩活动，每个动作做24~36 次，每日 2~3 次。加做肘关节伸屈和前臂的旋转活动，肩关节可做耸肩活动，也可在健肢的托扶下做外展活动，但是活动范围要小，以患儿适应为度。在功能锻炼过程中需注意动作的质量性、时间性和安全性，劳逸结合，不可急于求成。

（2）指导家长对于合并有神经损伤患儿，一是教会患儿意念性活动，二是协助患儿活动上述各个关节，以减少各种并发症发生。

第八节　股骨干骨折

股骨干骨折是，股骨转子下 2cm 至股骨髁上 2cm 的股骨干骨折。以局部肿胀、疼痛、压痛，功能丧失，出现缩短、成角和旋转畸形，可扪及骨擦音、异常活动为主要表现为小儿常见的骨折类型，占 10%~15%，多数骨折由强大的直接暴力所致。

【临床表现】

局部疼痛、肿胀和畸形较明显，活动障碍，出现反常活动、骨擦音。股骨干骨折可因出血量大而出现休克症状和体征。

【辅助检查】

髋或膝关节正、侧位 X 线摄片可确定骨折的部位、类型和移位情况。

【治疗原则】

（1）3 岁以下婴幼儿均用悬吊皮牵引（Bryant 征）治疗，新生儿用 Pavlik 吊带制动。

（2）3~6 岁用托马架水平位皮牵引，大于 7 岁宜行骨牵引，并根据骨折部位，以下折端对上折端原则，调整牵引方向。

（3）手术治疗的适应证包括开放性骨折，合并股动脉损伤的下 1/3 骨折，陈旧有移位骨折以及经保守治疗无效的骨折。常用切开复位、钢板螺钉或弹力髓内针内固定，石膏外固定术处理。

【护理评估】

（1）健康史

了解患儿是否有难产史，是否有交通、高处坠落伤、重物打击伤，以明确外力的方式、性质和程度，从而评估伤情。

（2）身体状况

了解伤肢情况，包括患肢是否有成角畸形；足背动脉有无搏动，肢端末梢有无活动障碍，以了解有无血管损伤；患肢是否有缩短畸形，患肢的感觉是否正常，以了解有无神经损伤。

（3）心理-社会状况

评估患儿及家长对疾病的认识和对康复的期望值，以便针对性地疏导。

【护理诊断】

（1）躯体活动障碍

与股骨干骨折、牵引、石膏固定有关。

（2）知识缺乏

与年长儿及家长缺乏本病康复护理、功能锻炼相关知识有关。

（3）恐惧

与剧烈疼痛、担心手术风险及预后有关。

（4）潜在并发症

休克、感染、压疮等。

【护理措施】

(1) 一般护理

①心理护理：由于股骨干骨折多由强大的暴力所致，骨折时常伴有严重软组织损伤、大量出血、内脏损伤、颅脑损伤等危及生命安全的情况，患儿多恐惧不安，应稳定患儿的情绪，配合医师采取有效的抢救措施。

②饮食：给予高蛋白、高钙、高维生素饮食，需急症手术者则禁食。

③体位：抬高患肢，以改善患肢末梢循环。

(2) 保守治疗的护理

①保证牵引有效：不能随意增、减牵引重量，以免导致过度牵引或达不到牵引的效果。小儿悬吊牵引时，牵引重量以能使臀部稍稍悬离床面为宜，且应适当约束躯干，防止牵引装置滑脱至膝下而压迫腓总神经。在牵引过程中，要定时测量肢体长度和进行床旁 X 线检查，了解牵引重量是否合适。

②指导、督促患儿进行功能锻炼：伤后 1~2 周内应练习患肢股四头肌等长收缩；同时被动活动髌骨（左右推动髌骨）；还应练习踝关节和足部其他小关节；第 3 周健足踩床，双手撑床或吊架抬臀练习髋、膝关节活动，防止股间肌和膝关节粘连。

③病情观察：观察患肢末梢血液循环、感觉和运动情况，尤其对于股骨下 1/3 骨折的患儿，应注意有无刺伤或压迫腘动脉、静脉和神经征象。

(3) 手术后护理

1）饮食：鼓励进食促进骨折愈合的食物，如排骨汤、牛奶、鸡蛋等。

2）体位：抬高患肢，以利于患肢末梢血液循环。

3）病情观察：监测生命体征、患肢及伤口局部情况。观察切口周围有无渗出，患肢有无肿胀。

4）行髋人字石膏固定的患儿，术后 3 天或石膏干燥后，应平卧位、俯卧位交替休息，轴线翻身，每日 2~3 次，消瘦患儿适当增加翻身次数。

5）通常术后3~5天开始给予被动活动石膏外远端关节；当患儿能耐受伤口疼痛时应鼓励其主动活动远端关节。患儿活动主要为足趾背伸、趾屈活动、踝关节活动及患肢抗阻力活动。

6）患侧肌肉的等长收缩训练，应先教会患儿健侧肢体活动的方法，再活动患侧肢体。

7）术后1个月如X线示骨折复位恢复良好，则去除外固定，患肢不负重，患儿可床上活动。床上活动患儿可屈髋、屈膝及髋关节背伸。但应注意禁止患肢旋转活动，因其影响骨折端的稳定，导致骨不连接。

8）术后3个月如X线示骨折复位恢复良好，患儿可下床活动，充分练习关节活动，逐渐负重活动。

【健康教育】

（1）指导家长采取正确体位，抬高患肢，促进末梢血液循环，教会定时翻身，查看皮肤，预防压疮。

（2）告知家长术后2~3个月后行X线片复查。

（3）告知患儿及家长功能锻炼的方法，并督促必须尽早实施，持之以恒。出院后定期随访。

第九节　骨　肉　瘤

骨肉瘤是一种最常见的原发性恶性骨肿瘤，恶性程度高。以10~20岁发病者居多，多见于长管状骨干骺端，约70%发生在股骨下端和胫骨上端。骨肉瘤有如下特点：①恶性程度高，预后差，一般在数月内出现肺转移，截肢后5年存活率低于20%。②多见于青少年，大多在10~25岁，男性较多。③肿瘤多位于骨端，好发部位为股骨下端及胫骨上端。骨端近关节处可见肿块，触之硬度不一，有压痛，局部皮温高，静脉怒张，可伴有病理性骨折。④肿瘤多为溶骨性，少数成骨性。⑤疼痛为骨肉瘤的早期症状，可发生在肿瘤出现以前，易与成长痛混淆，起初为间断性疼痛，逐渐为持续性剧烈疼痛，尤以夜间痛为甚。恶性瘤细胞直接形成类骨样组织，因此又称为骨肉瘤。肺转移的发生率较高，大部分病例死于肺转移。

【临床表现】

（1）症状

主要症状为疼痛。开始呈间歇隐痛，逐渐转为持续性剧痛，夜间疼痛加重而影响睡眠。

（2）体征

病变局部肿胀，迅速发展成肿块，表面皮肤温度高，静脉怒张，可出现震颤和血管杂音。

【辅助检查】

X线检查示骨质表现为成骨性、溶骨性或混合性破坏，病变多起于骺端。常见放射状骨化"日光线"征。

【治疗原则】

宜采用综合治疗。术前大剂量化疗，然后做根治性瘤段切除、灭活再植或置入假体的保肢术。无保肢条件者行截肢术，截肢平面应超过病骨的近侧关节。术后仍需大剂量化疗。

【护理评估】

（1）健康史

了解患儿局部疼痛的时间及性质，是否影响睡眠，止痛药效果如何，是否有外伤史和骨折史；了解患儿既往健康状况及家庭成员中是否有恶性肿瘤史。

（2）身体状况

了解患儿身体情况，包括患肢骨端近关节处是否有肿块，皮肤是否紧张发亮，局部有无红、肿、热、痛及静脉曲张，是否有恶病质表现。肿块的范围、硬度、是否有压痛，局部温度是否增高，是否可触及搏动。是否有肢体纵向叩击痛，以判断是否有病理性骨折。

（3）心理-社会状况

了解患儿及家长对疾病的认识及其对治疗的态度，心理承受程度和家属的心理状态，患儿及家长对本病的治疗方法、预后的认知程度及心理承受能力，家庭对患儿的手术、化疗和放疗的经济承受能力。

【护理诊断】

（1）躯体活动障碍

与疼痛、关节功能受限、制动有关。

（2）活动无耐力

与长期卧床、化疗、恶病质有关。

（3）体象紊乱

与截肢、化疗不良反应有关。

（4）恐惧

与本病疼痛严重、进展快等有关。

（5）疼痛

与疾病引起的骨质破坏有关。

【护理措施】

（1）病情观察

密切观察患儿患肢疼痛的程度，创口有无渗血、渗液及渗出量的性质。观察局部灭活后的组织反应、肿胀程度，表面皮肤的血液循环和温度，有无全身反应。

（2）体位护理

术后抬高患肢，膝部手术后，膝关节屈曲15°，踝关节屈曲90°，髋关节外展中立或内旋，防止发生内收外旋脱位。

（3）伤口疼痛的护理

手术后的切口疼痛可能会影响患儿的饮食、休息和睡眠，从而影响伤口的愈合，故应重视术后疼痛的控制，积极采取镇痛措施。注意伤口渗血情况，出血多时要及时报告医师，更换敷料，加压包扎；如有截肢断端大出血，应立即压迫止血或以止血带止血并及时输血。

（4）生活护理

患儿手术后需卧床休息，护士应做好生活护理，勤巡视，满足患儿的日常生活需要。

（5）化疗护理

化疗药物的主要不良反应有胃肠道反应、骨髓抑制、肝损害、心肌受损、感染等。其中胃肠道反应最常见，可在化疗前30分钟给予止吐药物，以预防恶心、呕吐。定期检查血常规观察有无骨髓抑制，一般用药后 7~10 天，即可有白细胞和血小板的下降。若白细胞降至 $3×10^9/L$、血小板降至 $80×10^9/L$，应停止用药，给予患儿支持治疗。密切监测心、肝、肾功能以及定期做心电图检查。鼓励患儿多饮水，预防泌尿系感染。

（6）截肢术后护理

①体位：术后 24~48 小时应抬高患肢，预防肿胀。下肢截肢者，每 3~4 小时俯卧 20~30 分钟，并将残肢以枕头支托，压迫向下；仰卧位时，不可抬高患肢，以免造成膝关节的屈曲挛缩。

②观察和预防术后出血：注意观察截肢术后伤口渗血情况，创口引流液的性状和引流量。发现异常，及时报告医师。

③疼痛护理：大多数截肢患儿在术后一段时间内会感到已切除的肢体仍然有疼痛或异常感觉，疼痛多为持续性，夜间痛为甚，属精神因素性疼痛。对于持续时间长的患儿，可轻叩残端，或用理疗、封闭、神经阻断方法消除患肢痛。

④指导患儿进行残肢锻炼：股截肢的患儿易出现屈髋外展畸形，要及早进行内收后伸的练习。一般在两周拆线后，在截肢残端制作临时假肢，以促进早期功能锻炼，消除水肿，促进残端成熟。

⑤活动与休息：不能下床走动的患儿，可用轮椅将其推至室外活动。当患儿无法良好休息和睡眠时，应安排和创造安静舒适的环境，指导患儿做松弛活动，或在睡前服用镇静药，以保证睡眠质量。

【健康教育】

（1）保持身心健康

指导患儿及家长保持稳定情绪，消除消极的心理反应，积极乐观地面对生活，树立战胜疾病的信心。

（2）提高生存质量

向患儿及家长宣教保证营养物质的摄入和增强抵抗力的重要性。消除患儿对疼痛的恐惧，引导其从精神和身体的紧张中解脱，合理使用药物镇静或其他综合镇痛法以减轻或消除疼痛。

（3）坚持功能锻炼

根据患儿情况制定康复锻炼计划，指导患儿进行各种形式力所能及的功能锻炼，恢复和调节肢体的适应能力，最大限度地促进和提高患儿的生活自理能力。

（4）使用助行器

指导患儿及家长使用各种助行器，如拐杖、轮椅等，锻炼使用助行器的协调性、灵活性，尽快适应新的行走方式。

（5）配合特殊治疗

对需要继续化疗、放疗者，不要轻易中止治疗。

（6）定期复诊

了解肿瘤切除部位骨修复情况，严防过早负重导致病理性骨折。

第十三章　传染性疾病患儿的护理

第一节　麻　疹

麻疹是由麻疹病毒引起的急性出疹性呼吸道传染病，以发热、上呼吸道感染、结膜炎、口腔麻疹黏膜斑（又称科氏斑，Koplik spots）、全身斑丘疹及疹退后遗留色素沉着为特征。本病传染性强，几乎所有未接受免疫的儿童接触麻疹后都会发病，病后大多数可获得终身免疫。

【临床表现】

（1）潜伏期

一般 6~18 天，平均 10 天左右。潜伏期末可有轻度发热、精神不振、全身不适。

（2）前驱期（出疹前期）

发热开始至出疹，一般 3~4 天。①发热：多为中度以上发热，热型不一；②上呼吸道感染症状：发热，伴有流涕、咳嗽、流泪、咽部充血等，结膜充血、流泪、畏光及眼睑水肿是本病的特点；③麻疹黏膜斑：是麻疹早期特有体征，一般在出疹前 1~2 天出现，最早见于第二磨牙相对的颊黏膜，为直径 0.5~1.0mm 的灰白色小点，周围有红晕，一般 1~2 天内迅速增多，可累及整个颊黏膜，出疹后 1~2 天迅速消失；④部分病例可有非特异性症状，如全身不适、食欲下降、精神不振、呕吐、腹泻等。

（3）出疹期

一般 3~5 天，多在发热 3~4 天后出疹。皮疹出疹的先后顺序：耳后、发际、额、面、颈部，自上而下蔓延至躯干、四肢，最后至手掌与足底。皮疹初为红色斑丘疹，疹间可见正常皮肤，逐渐融合成片，色加深呈暗红。此时全身中毒症状加重，体温可突然高达 40.0~40.5℃，咳嗽加剧，伴嗜睡或烦躁不安，甚至谵妄、抽搐。此期肺部可闻及干湿性啰音。

（4）恢复期

一般3~5天。若无并发症，出疹3~4天后皮疹按出疹先后顺序开始消退，随着皮疹消退，体温逐渐降至正常，全身症状逐渐改善。疹退后皮肤出现糠麸样脱屑，且有棕色色素沉着，一般7~10天痊愈。

（5）并发症

肺炎最常见，其次为喉炎、心肌炎、脑炎等。少数患儿病程不典型，表现为轻型麻疹、重型麻疹、异型麻疹（非典型麻疹综合征）等。

【辅助检查】

（1）血常规检查

白细胞计数减少，淋巴细胞相对增多。

（2）血清学检查

采用酶联免疫吸附试验（ELISA）进行麻疹病毒特异性 IgM 抗体检测，出疹早期可为阳性。

（3）病毒学检查

前驱期或出疹初期从呼吸道分泌物中分离出麻疹病毒，用免疫荧光法检测到麻疹病毒抗原，可早期快速协助诊断。

【治疗原则】

主要是对症治疗，控制感染，防止并发症。

（1）一般治疗

卧床休息，保持室内适当的温湿度；保持水、电解质及酸碱平衡，必要时静脉补液。

（2）对症治疗

高热时可酌情使用少量退热剂，但应避免急骤退热，特别是出疹期。烦躁者可适当应用镇静剂。

（3）并发症的治疗

并发肺炎时给予抗生素治疗，必要时给氧，剧烈咳嗽者可用镇咳祛痰剂或雾化吸入；并发脑炎时，给予控制惊厥、脱水剂等。

【护理评估】

(1) 健康史

询问患儿有无与麻疹患者接触史，出疹前有无发热、咳嗽、畏光、流泪及口腔黏膜改变等；询问出疹顺序及皮疹性状，发热与皮疹的关系；询问患儿的营养状况及既往史，有无接种麻疹减毒活疫苗及接种时间。

(2) 身体状况

评估患儿的生命体征、神志等；观察皮疹性状、分布、颜色及疹间皮肤是否正常；有无肺炎、喉炎、脑炎等并发症。

(3) 心理-社会状况

评估患儿及其家长的心理状况、对疾病的认知程度及应对方式。

【护理诊断】

(1) 体温过高

与病毒血症、继发感染有关。

(2) 皮肤完整性受损

与麻疹病毒引起的皮损有关。

(3) 营养失调：低于机体需要量

与食欲下降、高热消耗过多有关。

(4) 潜在并发症

肺炎、脑炎、心肌炎。

【护理措施】

(1) 休息与活动

卧床休息至皮疹消退、体温正常。保持室内空气新鲜，室内温湿度适宜，衣被清洁、合适。

(2) 饮食护理

以清淡、易消化、营养丰富的流食、半流食为宜，少量多餐。鼓励多饮水，必要时按医嘱静脉补液，补充热量及维生素。恢复期应添加高蛋白、高能量及多种维生素的食物，无须忌口。

(3) 观察病情

麻疹并发症多，护理时应注意密切监测病情，及早发现并立即配合医师进行处理。

①患儿出现持续高热、咳嗽加剧、呼吸困难及肺部细湿啰音等为并发肺炎表现。

②患儿出现抽搐、意识障碍、脑膜刺激征等为并发脑炎表现。

③患儿出现声音嘶哑、犬吠样咳嗽、吸气性呼吸困难及三凹征等为并发喉炎表现。

（4）对症处理

①发热护理：处理高热时兼顾透疹，禁用冷敷及乙醇擦浴，以免引起末梢循环障碍导致皮疹突然隐退，影响出疹。如体温达到40℃以上，可用小剂量退热药或温水擦浴，使体温稍降以免诱发惊厥。

②皮肤护理：勤换衣服，保持皮肤清洁、干燥。勤剪指甲，避免患儿抓伤皮肤引起继发感染。

③口、眼、耳、鼻部护理：可用生理盐水或2%硼酸溶液洗漱口腔；用生理盐水清洗双眼，再滴入抗生素滴眼液或眼药膏，加服鱼肝油防维生素A缺乏症，应避免强光刺激。防止眼泪及呕吐物流入耳道，引起中耳炎；鼻腔分泌物多时可用生理盐水将棉签润湿后，轻轻拭除以保持鼻腔通畅。

（5）预防感染传播

①隔离患儿：隔离患儿至出疹后5天，并发肺炎则延长至出疹后10天。密切接触的易感儿，须隔离观察3周，若接触后接受过免疫制剂则延长至4周。

②切断传播途径：每日用紫外线消毒麻疹患儿病房、通风半小时左右，衣物用后在阳光下暴晒。医务人员接触患儿前后洗手、更换隔离衣。

③保护易感人群：麻疹流行期易感儿应避免去公共场所。幼儿园等需晨间检查，8个月以上未患过麻疹均应接种麻疹减毒活疫苗，5~6岁复种。流行期间可应急接种，防止传染病扩散。体弱、易感儿接触麻疹后，应及早注射人血丙种球蛋白等。

【健康教育】

（1）由于麻疹传染性强，为控制疾病流行，需向家长介绍麻疹流行特点、病程、隔离时间、早期症状、并发症和预后，使其有充分的心理准备，积极配合治疗。

（2）无并发症者可在家中治疗护理。指导家长做好消毒隔离、皮肤护理及病情观察等。

第二节　水　痘

水痘是指由水痘-带状疱疹病毒（VZV）引起的传染性极强的儿童期出疹性疾病。其临床特点为皮肤和黏膜同时存在斑疹、丘疹、疱疹及结痂，全身症状轻微。水痘多见于儿童，2～6 岁为发病高峰。四季都可发病，多发生于冬春季。患儿感染后可获得持久免疫，但以后可发生带状疱疹。

【临床表现】

（1）典型水痘

潜伏期一般为 2 周左右。前驱期仅 1 天左右，表现为低热、不适、流涕、咳嗽等，常在起病当日或次日出疹。①皮疹特点：成批出现，初为红色斑疹或丘疹，6～8 小时演变成水疱疹，壁薄易破形成溃疡，24 小时内疱液转为浑浊，然后从中心干缩而结痂。故常同时存在斑疹、丘疹、水疱疹和结痂疹。皮疹可出现在口腔、结膜、生殖器等黏膜处。②出疹顺序：皮疹呈向心性分布，初见于发际处，随后见于躯干，至头皮和面部，四肢远端较少。有痒感。

（2）重型水痘

多发生在肿瘤或免疫功能低下的患儿，患儿持续高热和全身中毒症状明显，皮疹分布广泛，可融合形成大疱型疱疹或出血性皮疹，可继发感染或伴血小板减少而发生暴发性紫癜。

（3）先天性水痘

孕妇在妊娠早期感染水痘，可导致多发性先天畸形和自主神经系统受累，患儿常在 1 岁内死亡，存活者留有严重神经系统伤残。接近预产期感染水痘，可导致新生儿水痘，病死高。

（4）并发症

常见为皮肤继发性细菌感染。少数病例可发生心肌炎、肝炎等。

【辅助检查】

（1）血常规检查

外周白细胞计数大多正常或稍低。

（2）疱疹刮片检查

瑞氏染色可见多核巨细胞，苏木素-伊红染色可见核内包涵体。

（3）血清学检查

补体结合抗体高效价或双份血清抗体效价 4 倍以上可明确病原。

【治疗原则】

（1）对症治疗

皮肤瘙痒可局部涂炉甘石洗剂或口服抗组胺药，必要时可给予少量镇静剂。

（2）抗病毒治疗

首选抗水痘-带状疱状疹病毒的药物为阿昔洛韦。口服 80mg/（kg·d），每日 4 次，共用 5 天，但只在水痘发病 24 小时内才有效。重症患者需静脉给药，剂量为 80mg/（kg·d），分 3 次，每次输入时间应在 1 小时内，疗程 7 天或无新的皮疹出现后 48 小时，可酌情选用 α-干扰素。

【护理评估】

（1）健康史

评估患儿有无水痘接触史，是否接种过水痘疫苗，发热持续多长时间，出疹的顺序，有无其他疾病。

（2）身体状况

评估患儿皮疹情况，有无皮肤感染、紫癜，有无喉炎、肺炎、心肌炎、脑炎等表现。

（3）心理-社会状态

评估患儿及家长对本病的认知程度，能否正确配合治疗、正确护理。

【护理诊断】

（1）体温过高

与病毒血症、继发感染有关。

（2）皮肤完整性受损

与水痘病毒引起的皮损及继发感染有关。

（3）知识缺乏

与患儿家长缺乏本病护理相关知识有关。

（4）潜在并发症

肺炎、脑炎、败血症等。

【护理措施】

（1）休息与活动

卧床休息至热退、症状减轻。保持室内空气新鲜，温湿度适宜，衣被清洁，不宜过厚，以免患儿不适而增加皮肤瘙痒感。

（2）饮食护理

给予营养丰富、清淡、易消化的流食、半流食为宜，少量多餐；鼓励患儿多饮水，保证机体足够的营养。

（3）观察病情

水痘发病过程一般顺利，偶有播散性水痘，应注意观察，呼吸系统和神经系统相应症状以便及早发现，并给予相应的治疗及护理。

（4）皮肤护理

①勤换内衣，保持皮肤清洁、干燥。

②剪短指甲，小婴儿可戴连指手套，避免抓破皮疹。

③注意观察疱疹，如无破损，可用温水洗浴后涂擦炉甘石洗剂或5%碳酸氢钠溶液；也可遵医嘱口服抗组胺药物；疱疹已破溃、有继发感染者，局部可用抗生素软膏，或遵医嘱口服抗生素控制感染。

（5）预防感染传播

①管理传染源：隔离患儿至疱疹全部结痂为止，易感儿接触后应隔离观察3周。

②保护易感儿：尽量避免易感儿、孕妇与水痘患儿接触，幼儿园等机构应做好晨间检查，防止扩散。免疫力低下或缺陷者，接触水痘患儿后立即用减毒活疫苗，其保护率可达85%～95%，可持续10年以上。

【健康教育】

（1）水痘具有传染性，皮肤瘙痒明显，须向家长介绍水痘流行特点、病程、隔离时间、并发症和预后，减轻其焦虑心理。

（2）对社区人群进行相关知识宣教，重点应加强预防知识教育，如流行期间避免易感患儿去公共场所。

（3）无并发症的患儿可在家中隔离治疗，向家长示范皮肤护理方法，防止继发感染。

第三节　传染性单核细胞增多症

传染性单核细胞增多症是由 EB 病毒（EBV）所致的急性自限性传染病。主要侵犯儿童和青少年，其临床特征为发热、咽喉炎、淋巴结肿大、外周血淋巴细胞显著增多并出现异常淋巴细胞、嗜异性凝集试验阳性、感染后体内出现抗 EBV 抗体。

【临床表现】

（1）症状及体征

潜伏期 5~15 天，一般为 9~11 天。起病急缓不一。约 40% 患儿有前驱症状，历时 4~5 天，如乏力、头痛、畏寒、纳差、恶心、稀便等。本病的症状虽多样化，但大多数可出现较典型的症状，表现为发热、淋巴结肿大、咽痛、肝脾肿大、皮疹、神经系统症状。

（2）并发症

①呼吸系统：约 30% 患儿可并发咽部细菌感染。5% 左右患儿可出现间质性肺炎。

②泌尿系统：部分患儿可出现水肿、蛋白尿、尿中管型及血尿素氮增高等类似肾炎的变化，病变多为可逆性。

③心血管系统：约 6% 患儿并发心肌炎。

④神经系统及其他：可出现脑膜炎、脑膜脑炎、周围神经病变，发生率约为 1%。其他并发症有脾破裂、溶血性贫血、胃肠道出血、腮腺肿大等。

【辅助检查】

（1）血常规

早期白细胞计数正常。发病后 10~12 天白细胞总数常有升高，高者可达（30~60）×10^9/L，第 3 周恢复正常。

(2) 骨髓象

缺乏诊断意义，但可除外其他疾病如血液病等。

(3) 嗜异性凝集试验

嗜异性凝集试验的阳性率达 80%～90%。

(4) EB 病毒抗体测定

患儿受 EB 病毒感染后，可以产生膜壳抗体、抗膜抗体、早期抗体、中和抗体、补体结合抗体、病毒相关核抗体等。

【治疗原则】

本病大多能自愈，无需特异性治疗，以对症治疗为主。当并发细菌感染，如咽部、扁桃体炎时，可选用青霉素 G、红霉素等抗生素。肾上腺皮质激素可用于重症患儿，如咽部、喉头有严重水肿，出现神经系统并发症、血小板减少性紫癜、心肌炎、心包炎等，可改善症状，消除炎症。

【护理评估】

(1) 健康史

了解患儿发病前有无 EB 病毒感染证据及身体不适感。

(2) 身体状况

了解有无出现较典型的症状，如发热、颈部淋巴结肿大等；有无生命体征异常，如体温升高、血压下降等。

(3) 心理-社会状况

评估患儿及家长对本病的认知程度及应对能力，来自家庭及社会的支持程度。

【护理诊断】

(1) 体温过高

与病毒感染有关。

(2) 疼痛

与咽部炎症、淋巴结肿大有关。

(3) 知识缺乏（家长）

与缺乏本病相关知识，不能正确地配合治疗与护理有关。

（4）潜在并发症

心肌炎、脑膜炎。

【护理措施】

（1）环境与休息

保持病室内空气新鲜、流通、温湿度适宜，每日空气消毒。发病初期应卧床休息2~3周，以减少心肌耗氧量，减轻心脏负担。脾大时应避免剧烈运动（特别是在发病的第2周），以免发生外伤性脾破裂。

（2）降温护理

注意观察体温变化及伴随的症状，体温超过38.5℃应给予物理或药物降温。使用药物后注意观察患儿体温、血压、尿量等。出汗多者应及时更换衣物，保持皮肤清洁，鼓励患儿多饮水，以防虚脱。

（3）饮食护理

患儿因咽部肿胀、疼痛不愿进食，应鼓励患儿少食多餐，进食高热量、高蛋白、清淡、易消化食物。逐渐增加粗纤维食物，确保排便通畅。

（4）皮肤护理

注意保持皮肤清洁，每日用温水清洗皮肤，及时更换衣服，衣服应质地柔软、清洁干燥，避免刺激皮肤。保持手的清洁更重要，应剪短指甲，勿搔抓皮肤，防止皮肤破溃感染。

（5）心理护理

针对患儿及家长思想负担重，对本病缺乏认识的现象，对年长儿可通过安慰、鼓励的形式做好心理护理，对年幼儿要用亲切、和蔼的态度去关心，并建立感情，使用语言和非语言的方式沟通，建立信任。对于患儿家属，除了关心和安慰外，还要及时说明病情预后情况，以及诊疗、护理措施，使他们能够理解和支持诊疗计划，并能积极主动地配合治疗。

【健康教育】

（1）向患儿家长介绍患儿病情、诊疗及护理措施，取得其理解并能积极配合。

（2）嘱淋巴结肿大的患儿要注意定期复查血常规，因淋巴结消退比较慢，可达数月之久。如发现颈部淋巴结肿痛、体温升高等情况，应及时就诊。

第四节　流行性腮腺炎

流行性腮腺炎是儿童常见的急性呼吸道传染病，是指由腮腺炎病毒引起的急性呼吸道传染病。病毒对腺体和神经组织具有亲和力。其临床特征为唾液腺肿大，尤以腮腺肿大最常见，可并发脑膜脑炎、睾丸炎、胰腺炎和其他腺体受累。本病传染性强，常在幼儿园和学校中流行，一次感染后可获得终身免疫。

【临床表现】

典型病例以腮腺炎为主要表现。潜伏期 14～25 天，平均 18 天。大多数无前驱期症状。

（1）腮腺肿大

常为首发症状。一般先起于一侧，2～3 天内波及对侧，也有两侧同时肿大或始终限于一侧。肿胀以耳垂为中心，向周围弥漫肿大，局部不红，边缘不清，轻度压痛，咀嚼食物时疼痛加重。在上颌第二磨牙旁的颊黏膜处可见红肿的腮腺管口。腮腺肿大 3～5 天达高峰，1 周左右消退。不典型病例可无腮腺肿大，而以单纯睾丸炎或脑膜脑炎的症状出现。

（2）下颌下腺、舌下腺肿大

腮腺肿胀时，常波及下颌下腺和舌下腺。下颌下腺肿大时颈前下颌处明显肿胀，可触及椭圆形腺体。舌下腺肿大时可见舌下及颈前下颌肿胀。

（3）发热

病程中患儿可有不同程度的发热，持续时间长短不一，亦有体温始终正常者，可伴头痛、乏力、肌痛、食欲减退等。

（4）并发症

①脑膜脑炎：较常见，一般在腮腺炎高峰期出现，表现为发热、头

痛、呕吐、颈强直等，脑脊液呈无菌性脑膜炎样改变。大多数预后良好，常在 2 周内恢复正常，多无后遗症。如侵犯脑实质，可能有神经系统后遗症甚至死亡。

②睾丸炎：多为单侧，初为睾丸疼痛，随之肿胀伴剧烈触痛，一般 10 日左右消退。部分患儿可发生单侧或双侧睾丸萎缩，如双侧萎缩可致不育症。

③卵巢炎：5%~7%的青春期后女性可并发卵巢炎，症状多数较轻，可伴有下腹痛及压痛、月经不调等，不影响受孕。

④胰腺炎：重症胰腺炎较少见。常发生在腮腺肿大数日后，表现为上腹部剧痛和触痛，伴发热、寒战、反复呕吐等。

⑤其他：中耳炎、心肌炎、肾炎等也有出现。

【辅助检查】

（1）血常规检查

白细胞计数正常或稍低，淋巴细胞相对增多，有并发症时白细胞计数及中性粒细胞可增多。

（2）血尿淀粉酶检测

90%患儿血尿淀粉酶升高，并与腮腺肿胀一致，第 1 周达高峰，第 2 周左右恢复正常。

（3）血脂肪酶检测

增高有助于胰腺炎的诊断。

（4）特异性抗体测定

血清特异性 IgM 抗体阳性提示近期感染。

（5）病毒分离

患者唾液、脑脊液、尿或血中可分离出病毒。

【治疗原则】

流行性腮腺炎是自限性疾病，无特殊治疗，对症处理为主。高热、头痛者可给予解热、镇痛药物。早期可使用利巴韦林，15mg/kg 静脉滴注，疗程 5~7 天。重症者可短期使用激素治疗，也可用青黛散调醋涂敷于肿痛处，每日 1~2 次。

【护理评估】

(1) 健康史

评估患儿有无与流行性腮腺炎患儿接触史，评估患儿家庭、幼儿园或学校环境对患儿健康的影响。

(2) 身体状况

评估患儿腮腺肿大情况，附近腺体如下颌下腺、舌下腺及对侧腮腺有无受累，评估有无睾丸炎、胰腺炎、脑膜炎等并发症。

(3) 心理-社会状况

评估患儿及家长对本病的认知程度，能否正确配合治疗与护理。

【护理诊断】

(1) 体温过高

与病毒感染有关。

(2) 疼痛

与腮腺非化脓性炎症有关。

(3) 有传播感染的危险

与病毒有传染性有关。

(4) 潜在并发症

脑膜脑炎、睾丸炎、胰腺炎。

【护理措施】

(1) 休息与活动

保证休息，防止过劳，发热伴有并发症者应卧床休息至热退。

(2) 饮食护理

给予清淡、易消化、营养丰富的半流食或软食，忌酸、辣、干、硬食物，以免唾液分泌增加及咀嚼加剧疼痛。

(3) 对症处理

①降温：高热者给予物理降温或药物降温，鼓励患儿多饮水，保证休息。

②减轻疼痛：保持口腔清洁，进食后用温生理盐水或4%硼酸溶液漱口，防止继发感染。腮腺肿胀处局部冷敷，减轻炎性充血及疼痛。亦可用中药湿敷。

(4) 观察病情

注意有无脑膜脑炎、睾丸炎、急性胰腺炎等临床表现，如有立即给予相应的治疗和护理。睾丸肿痛时可局部间歇冷敷，并用"丁"字带托起阴囊，以减轻疼痛。

（5）预防感染传播

①管理传染源：隔离患儿至腮腺肿大消退后 3 天。有接触史的易感儿应观察 3 周。

②切断传播途径：流行期间加强幼儿园等机构的晨间检查，保持室内空气流通，对患儿口、鼻分泌物及污染物进行消毒。

③保护易感儿：易感患儿可接种腮腺炎减毒活疫苗。

【健康教育】

（1）流行性腮腺炎具有传染性，为控制疾病流行，应向家长说明隔离治疗的重要性，使其能配合治疗。无并发症的患儿可在家中隔离治疗。

（2）指导家长做好隔离、发热、饮食、清洁口腔、用药的护理，学会观察病情以便及时就诊。

（3）作好患儿和家长的心理护理，向家长介绍减轻腮腺疼痛的方法，使患儿配合治疗。

第五节 手足口病

手足口病（HFMD）是由肠道病毒感染引起的一种以手、足、口腔等部位散在斑丘疹、疱疹为特征的出疹性疾病。大多预后良好，少数病例可出现脑膜炎、脑炎、脑脊髓炎、肺水肿等，致死原因主要为脑干脑炎及神经源性肺水肿。

【临床表现】

潜伏期多为 2~10 天，平均 3~5 天。根据临床表现，将肠道病毒 71 型（EV71）感染分为以下 5 期：

（1）第 1 期（手足口出疹期）

急性起病，主要表现为发热，手、足、口、臀等部位出疹（斑丘疹、丘疹、小疱疹），疱疹周围可有炎性红晕，疱内液体较少。可伴有咳嗽、流涕、食欲缺乏等症状。部分患儿仅表现为皮疹或疱疹性咽峡炎，个别患儿可无皮疹。此期病例属于手足口病普通病例，绝大多数患儿在一周内痊愈，预后良好。

（2）第2期（神经系统受累期）

少数患儿可出现中枢神经系统损害，多发生在病程1~5天，表现为精神差、嗜睡、易惊、头痛、呕吐、烦躁、肢体抖动、急性肢体无力、颈项强直等。此期病例属于手足口病重症病例重型，大多数患儿可痊愈。

（3）第3期（心肺功能衰竭前期）

多发生在病程5天内。表现为心率、呼吸增快，出冷汗，面色苍白，皮肤花纹，四肢发凉，指（趾）发绀，血压降低，血糖升高。此期病例属于手足口病重症病例危重型。及时发现上述表现并正确治疗，是降低病死率的关键。

（4）第4期（心肺功能衰竭期）

病情继续发展，患儿出现心肺功能衰竭，多发生在病程5天内。表现为心动过速或过缓，呼吸浅促，口唇发绀，咳粉红色泡沫痰或血性液体，持续血压降低或休克。此期病例属于手足口病重症病例危重型，病死率较高。

（5）第5期（恢复期）

体温逐渐恢复正常，神经系统受累症状和心肺功能逐渐恢复；少数可遗留神经系统后遗症状。

【辅助检查】

（1）血常规检查

白细胞计数正常或降低，病情危重者白细胞计数可明显升高。

（2）脑脊液检查

外观清亮，压力增高，白细胞计数增多，多以单核细胞为主，蛋白正常或轻度增多，糖和氯化物正常。

（3）血清学检查

急性期与恢复期血清EV71等肠道病毒中和抗体有4倍以上的升高。

【治疗原则】

（1）普通病例

无需住院治疗，注意隔离，避免交叉感染。适当休息，清淡饮食，作好口腔和皮肤护理。

（2）重症病例

使用甘露醇等脱水利尿剂降低颅内高压；适当控制液体入量；及时应用血管活性药物，同时给予氧疗和呼吸支持；酌情使用丙种球蛋白、糖皮质激素；根据病情应用呼吸机，进行正压通气或高频通气。

（3）恢复期治疗

给予支持疗法，促进各脏器功能恢复；肢体功能障碍者给予康复治疗。

【护理评估】

（1）健康史

评估患儿有无手足口病接触史，发热时间。

（2）身体状况

评估患儿出疹情况，有无神经系统、心肺功能等损害的表现。

（3）心理-社会状况

评估患儿及家长对本病的认知程度，能否正确配合治疗与护理。

【护理诊断】

（1）体温过高

与病毒感染有关。

（2）皮肤完整性受损

与病毒引起的皮损有关。

（3）潜在并发症

脑膜炎、肺水肿、呼吸衰竭、心力衰竭。

【护理措施】

（1）维持正常体温

保持室内适宜温湿度，患儿衣被不宜过厚，汗湿的衣被要及时更换。密切监测患儿体温并记录，及时采取物理降温，必要时遵医嘱药物降温。鼓励患儿多饮水，以补充高热消耗的大量水分。

（2）口腔、饮食护理

给予患儿营养丰富、易消化、流质或半流质饮食，减少对口腔黏膜的刺激。保持口腔清洁，进食前后用生理盐水漱口。有口腔溃疡的患儿可将维生素 B_2 粉剂涂于口腔糜烂部位，或涂以碘甘油，以消炎止痛，促进溃疡面愈合。

(3) 皮肤护理

保持患儿衣被清洁，剪短患儿指甲以免抓破皮疹。手足部疱疹未破溃处涂炉甘石洗剂或 5% 碳酸氢钠溶液；疱疹已破溃者、有继发感染者，局部应用抗生素软膏。臀部有皮疹的患儿，保持臀部清洁干燥，及时清理患儿的大小便。

(4) 病情观察

密切观察病情，尤其是重症患儿。若患儿出现烦躁不安、嗜睡、肢体抖动、呼吸及心率增快等表现，提示有神经系统受累或心肺功能衰竭的表现，应立即通知医师，积极配合治疗，给予相应护理。保持呼吸道通畅，积极控制颅内压，酌情使用糖皮质激素、人血丙种球蛋白等治疗。使用脱水剂等药物治疗时，应观察药物的作用及不良反应。

(5) 消毒隔离

病房每天开窗通风至少 2 次，并定时消毒病房内空气及患儿用物。医护人员接触患儿前后均要消毒双手。尽量减少陪护及探视人员，并作好陪护宣教，要求勤洗手、戴口罩等。

【健康教育】

(1) 应向家长介绍手足口病的流行特点、临床表现及预防措施。

(2) 不需住院治疗的患儿可在家中隔离，教会家长作好口腔护理、皮肤护理及病情观察，如有病情变化应及时到医院就诊。

(3) 流行期间不要带孩子到公共场所，并教会孩子养成良好的卫生习惯，加强锻炼，增强机体抵抗力。

第六节　流行性乙型脑炎

流行性乙型脑炎简称乙脑，又称日本脑炎，是指由乙脑病毒引起的急性中枢神经系统传染病。重症病死率高，常遗留神经系统后遗症。临床特征为高热、惊厥、意识障碍、呼吸衰竭。自应用乙脑疫苗以来，发病率已明显降低。

【临床表现】

（1）潜伏期

4~21天，一般为10~14天。

（2）前驱期

一般为1~3天，病毒进入血液形成病毒血症时即骤然起病。患儿发热、寒战，伴头痛、恶心和呕吐，部分患儿有嗜睡及轻度颈项强直。

（3）极期

持续7天左右。持续高热5~10天，多呈稽留热；可出现轻重不等的意识障碍、抽搐或惊厥、颅内高压症。锥体束和锥体外束征。浅反射减退或消失，深反射先亢进后减退或消失；脑膜刺激征阳性；呼吸衰竭是主要死因。

（4）恢复期

一般于2周左右可完全恢复。体温在3~5天内逐渐下降至正常，抽搐由减轻至停止，神经、精神症状逐渐好转。少数重症患儿仍有神志不清、语言障碍、吞咽障碍、四肢僵硬等，需1~6个月逐渐恢复。

（5）后遗症期

指恢复期神经系统残存的症状超过6个月未恢复者。主要表现为意识障碍、智力发育障碍、失语、癫痫发作等。

【辅助检查】

（1）血常规检查

外周血白细胞计数增高，病初中性粒细胞达0.80以上。

（2）脑脊液检查

压力增高，外观无色透明或微浑，白细胞计数轻度增加，发病早期以中性粒细胞为主，以后淋巴细胞增多。蛋白轻度增高，糖正常或稍高，氯化物正常。

（3）血清学检查

乙脑病毒特异性IgM抗体在病后3~4天即可出现，2周达到高峰，有早期诊断价值。

【治疗原则】

目前尚无特效药物，主要是对症治疗。其中，处理好"三关"即高热、惊厥、呼吸衰竭是抢救乙脑患儿的关键。

（1）降温

退热剂对乙脑患儿持续高热的降温效果不大，应采用物理和药物降温相结合的方法，将肛温控制在38℃左右。药物降温可用25%安乃近溶液滴鼻或安乃近肌注，高热伴惊厥者可用亚冬眠疗法。

（2）抗惊厥

反复或持续惊厥会加重脑缺氧和脑损伤，因而控制惊厥非常重要。可选用地西泮每次0.1～0.3mg/kg肌注或缓慢静注，苯巴比妥每次5～10mg/kg肌注或10%水合氯醛每次40～60mg/kg保留灌肠。使用时两种药物交替，每4～6小时一次。

（3）防治中枢性呼吸衰竭

脑水肿、颅内压增高、脑疝等均可导致中枢性呼吸衰竭。可用20%甘露醇、酚妥拉明静注，以降低颅内压、减轻脑水肿、改善微循环和减轻脑血流障碍。发生中枢性呼吸衰竭时可用呼吸兴奋剂，必要时还可选用东莨菪碱改善微循环。

【护理评估】

（1）健康史

评估患儿有无与乙脑病人、动物接触史；了解其生活环境中是否接触猪、蚊。

（2）身体状况

评估患儿体温、神经系统症状的轻重程度；评估患儿有无惊厥、呼吸衰竭等并发症。

（3）心理-社会状况

评估患儿及家长对本病的认知程度，家长能否积极治疗、正确护理。

【护理诊断】

（1）体温过高

与乙型脑炎病毒感染有关。

（2）急性意识障碍

与中枢神经系统受损有关。

（3）焦虑（家长）

与本病预后差有关。

（4）潜在并发症

惊厥、呼吸衰竭。

【护理措施】

（1）降低体温

患儿卧床休息，保持室内适宜温湿度，衣被不可过厚，密切观察和记录患儿的体温，及时采取有效降温措施。高热患儿可采用冰袋冷敷、冷盐水灌肠等物理方法降温，亦可遵医嘱给予药物降温或采用亚冬眠疗法。降温过程中注意观察体温、脉搏、呼吸、血压。患儿出汗较多时，应及时更换被褥及衣服，保持皮肤清洁干燥。

（2）控制惊厥

密切观察患儿病情，及时发现惊厥先兆表现，一旦出现烦躁不安、口角或指（趾）抽动、两眼凝视、四肢抽搐等。应立即通知医师，并及时配合处理。让患儿取仰卧位，头偏向一侧，松解衣服和领口，清除口鼻分泌物；用牙垫或开口器置于患儿上下白齿之间，防止咬伤舌头，或用舌钳拉出舌头，以防止舌后坠阻塞呼吸道。同时，遵医嘱使用止惊药物。

（3）防治呼吸衰竭

观察患儿生命体征并及时记录，随时保持呼吸道通畅，并备好急救药品及抢救器械。使用脱水剂时，注意观察药物疗效及不良反应。

（4）保持呼吸道通畅

指导患儿进行有效咳嗽，协助患儿翻身、拍背，以利分泌物排出。定时雾化吸入以稀化痰液，必要时用吸引器吸痰。同时给氧，以减轻脑损伤。吸痰不可过频，否则可刺激黏液产生过多。必要时行气管切开术。

（5）心理护理

加强与患儿沟通，建立良好的护患关系，增加患儿的安全感。向家长介绍疾病的相关知识，鼓励其参与治疗和护理计划。与家长充分沟通，耐心倾听，增强信任感，减轻其自责和焦虑情绪。

【健康教育】

（1）康复护理指导

有后遗症的患儿应坚持康复训练和治疗，鼓励患儿及其家长积极配合，并教会家长切实可行的康复疗法，如肢体功能锻炼、语言训练等，并定期复诊。

（2）作好社区预防乙脑的宣教工作

大力开展防蚊、灭蚊工作。夏、秋季是乙脑高发季节，应积极消灭蚊虫滋生地。流行季节居室应安装纱门、纱窗防蚊，并使用驱蚊油、蚊帐等防止蚊虫叮咬。乙脑流行地区 1~10 岁的儿童可接种乙型脑炎疫苗，并在流行季节前 1 个月接种完成，可有效预防乙脑的发生。

第七节　中毒型细菌性痢疾

中毒型细菌性痢疾是急性细菌性痢疾的危重型，起病急骤，临床以突发高热、反复惊厥、嗜睡、昏迷，迅速发生休克和呼吸衰竭为特征。病死率较高。

【临床表现】

潜伏期多为 1~2 天，短者数小时，长者 8 天。患儿突发高热，体温可达 40℃以上，迅速发生呼吸衰竭、休克或昏迷而肠道症状不明显，甚至无腹泻、腹痛。根据临床特点，将中毒型细菌性痢疾分为 4 型。

（1）休克型（皮肤内脏微循环障碍型）

主要表现为感染性休克。早期为微循环障碍，患儿面色苍白、肢端厥冷、脉搏细数、呼吸增快、血压正常或偏低，脉压小；随着病情进展，出现微循环瘀血、缺氧、面色青灰、皮肤花纹、血压明显降低或测不出、心音低钝、少尿无尿；后期可伴心、肺、肾等多器官功能障碍。

（2）脑型（脑微循环障碍型）

以颅内高压、脑水肿、脑疝和呼吸衰竭为主。患儿有剧烈头痛、呕吐、血压升高，心率相对缓慢，肌张力增高，反复惊厥及昏迷。严重者呼吸节律不齐，两侧瞳孔大小不等，对光反射消失。

（3）肺型（肺微循环障碍型）

又称呼吸窘迫综合征，以肺微循环障碍为主，常在中毒型细菌性痢疾脑型或休克型基础上发展而来，病情危重，病死率高。

（4）混合型

同时或先后出现两型以上的征象，预后差，病死率高。

【辅助检查】

（1）血常规

白细胞计数及中性粒细胞比例增高，并发弥散性血管内凝血时，血小板减少。

（2）粪常规

黏液脓血便中可见大量脓细胞、红细胞和巨噬细胞。疑似中毒型细菌性痢疾而未排便者，可用冷盐水灌肠，必要时多次镜检粪便。

（3）粪培养

可分离出志贺菌属痢疾杆菌。

（4）免疫学检测

可采用免疫荧光抗体等方法检测粪便的细菌抗原，有助于早期诊断，但易出现假阳性。

（5）特异性核酸检测

采用核酸杂交或聚合酶链反应可直接检查粪便中的痢疾杆菌核酸，具有灵敏度高、特异性强、快捷方便等优点。

【治疗原则】

（1）控制感染

常选用两种痢疾杆菌敏感的抗生素，如阿米卡星、头孢噻肟钠或头孢曲松钠等静脉滴注，病情好转后改为口服。

（2）降温、控制惊厥

高热时可应用物理降温、药物降温或亚冬眠疗法。持续惊厥患儿可用地西泮肌内注射或静脉注射（每次≤10mg）；或用水合氯醛保留灌肠；或苯巴比妥钠肌内注射。

（3）抗休克治疗

扩充血容量，纠正酸中毒，维持水、电解质平衡；在充分扩容的基础上应用血管活性药物，常用药物有东莨菪碱、酚妥拉明、多巴胺等；

及早应用糖皮质激素。

（4）防治脑水肿

首选20%甘露醇，每次0.5~1.0g/kg，静脉滴注，每6~8小时1次，疗程3~5天，可与利尿剂交替使用，也可短期静脉注射地塞米松。

（5）防治呼吸衰竭

若出现呼吸衰竭及早使用呼吸机。

【护理评估】

（1）健康史

评估患儿有无与细菌性痢疾患儿接触史；评估其生活环境及生活习惯有无造成消化道传染病传播的风险。

（2）身体状况

评估患儿有无高热，休克、脑损害（惊厥、昏迷等）、呼吸衰竭的表现。

（3）心理-社会状况

评估患儿及家长对本病的认知程度，能否积极配合治疗与护理。

【护理诊断】

（1）体温过高

与毒血症有关。

（2）组织灌注不足

与微循环障碍有关。

（3）焦虑

与病情危重有关。

（4）潜在并发症

脑疝、呼吸衰竭等。

【护理措施】

（1）休息与活动

保证休息，伴有并发症者应严格卧床休息。

（2）饮食护理

给以营养丰富、易消化的流质或半流质食物，多饮水，促进毒素排出。

（3）观察病情

密切观察患儿生命体征、神志、面色、皮温、尿量等变化，以判断是否出现休克，观察意识状态、瞳孔，注意颅内压增高表现。

（4）对症处理

①高热者给予物理降温，必要时遵医嘱药物降温或亚冬眠疗法，保持室内空气流通，温湿度适宜。

②发生呼吸衰竭时，必须保持呼吸道通畅，给予氧气吸入，做好人工呼吸、气管插管、气管切开的准备工作，必要时遵医嘱使用呼吸机。保证抽搐患儿的安全，防止外伤。

（5）用药护理

维持有效的血液循环：建立并维持静脉通道，保证输液顺利，注意补液速度。遵医嘱进行抗休克治疗。积极防治脑水肿，遵医嘱给予镇静剂、脱水剂、利尿剂等。

（6）预防感染传播

①管理传染源：采取消化道隔离措施，对餐饮行业及幼儿园等机构员工定期做粪培养，及早发现带菌者并予以治疗。

②切断传播途径：搞好环境卫生，加强对饮食、饮水、粪便等管理及消灭苍蝇。培养良好的个人卫生习惯，做到饭前、便后洗手，不喝生水，不随地排便。

③保护易感儿：中毒型细菌性痢疾流行期间口服痢疾减毒活菌苗。有密切接触者应医学观察7天。

【健康教育】

指导儿童注意饮食卫生和生活规律，不吃生冷、不洁食物；向患儿家长介绍中毒型细菌性痢疾的传播方式及预防措施。

第八节　猩红热

猩红热是指由 A 组 β 溶血性链球菌引起的急性出疹性传染病。临床以发热、咽炎、草莓舌、全身鲜红色皮疹、疹退后脱皮为特征。少数患者病后 2~5 周可发生急性肾小球肾炎或风湿热。多见于 3~7 岁儿童。

【临床表现】

（1）潜伏期

通常为 2~3 天，短者 1 天，长者 5~6 天。

（2）前驱期

一般不超过 24 小时，少数可达 2 天。起病急，可出现畏寒、高热伴头痛、恶心、呕吐、咽痛，婴儿起病时烦躁或惊厥。护理体检轻者仅咽部或扁桃体充血，重者咽及软腭有脓性渗出物和点状红疹或出血性红疹，可有假膜形成。颈及颌下淋巴结肿大有压痛。

（3）出疹期

皮疹于发病 24 小时左右迅速出现，其顺序先为耳后颈部、胸部、躯干、上肢，最后到下肢，24 小时内遍及全身。皮疹的特点为全身皮肤弥漫性充血发红，其间广泛存在密集而均匀的红色细小丘疹，呈鸡皮样，触之沙纸感。面部潮红无皮疹，口唇周围发白，形成口周苍白圈。皮肤皱折处如腋窝、肘窝及腹股沟等处，皮疹密集，其间有出血点，形成明显的横纹线，称为帕氏线。在皮疹密集外的腹部、手足上可见到粟状汗疱疹。

（4）恢复期

皮疹于 3~5 天颜色转暗，逐渐隐退，并按出疹先后顺序脱皮，皮疹愈多，脱屑愈明显。轻者呈细屑状或片状屑，重者有时呈大片脱皮，以指（趾）部明显。全身中毒症状及局部炎症也很快消退。此期持续 1 周左右。

【辅助检查】

（1）血常规检查

白细胞总数增加，以中性粒细胞为主，严重者可出现中毒颗粒。

（2）血清学检查

可用免疫荧光法检测咽拭子涂片进行快速诊断。

（3）细菌培养

从鼻咽拭子或其他病灶内取标本做细菌培养。

【治疗原则】

（1）一般治疗

给患儿以充足的热量。发热、咽痛期间可给予流质或半流质饮食，保持口腔清洁，较大儿童可用温盐水漱口。高热患儿，应使用物理或药物降温。

（2）抗菌治疗

首选青霉素。青霉素剂量每日 5 万 U/kg，分 2 次肌内注射；严重感染者，剂量可加大到 10 万～20 万 U/kg，静脉滴注。对青霉素过敏或耐药者，可用红霉素或头孢菌素类抗生素治疗。

【护理评估】

（1）健康史

评估患儿有无与猩红热患者接触史，评估其生活环境对其患该病的影响。

（2）身体状况

评估患儿的出疹情况，有无高热、咽痛等上呼吸道感染症状，有无惊厥征象。

（3）心理-社会状况

评估患儿及家长对本病的认知程度，能否正确配合治疗与护理。

【护理诊断】

（1）体温过高

与毒血症有关。

（2）舒适度减弱：咽痛、头痛、皮肤瘙痒

与炎症反应及皮疹有关。

（3）皮肤完整性受损

与猩红热皮疹有关。

【护理措施】

（1）降低体温

监测体温变化，高热时可用物理降温，必要时遵医嘱使用退热剂，及时更换汗湿衣物。保持室内空气流通，温湿度适宜。

（2）减轻疼痛

保持口腔清洁，鼓励患儿多饮水或用温盐水漱口；咽部疼痛明显时，给予富有营养、易消化的流质、半流质或软食，忌酸、辣、干、硬食物。保证患儿有足够的休息时间，可指导患儿通过分散注意力的方式缓解疼痛，如听音乐、看电视等。

（3）皮肤护理

及时评估患儿出疹情况，保持皮肤清洁，勤换衣服。告知患儿尽量避免抓挠皮肤，勤剪指甲，避免患儿抓伤皮肤引起继发感染。沐浴时避免水温过高，避免使用刺激性强的肥皂或沐浴液，以免加重皮肤瘙痒。告知患儿在恢复期脱皮时，应待皮屑自然脱落，不宜人为剥离，以免损伤皮肤。

（4）预防感染传播

明确诊断后及时隔离，隔离期限至少为 1 周。病情不需住院患儿，尽可能在家隔离治疗。最好咽拭子培养 3 次阴性后解除隔离。对密切接触者应严密观察，有条件者可做咽拭子培养。对可疑病例，应及时采取隔离措施。

【健康教育】

（1）向患儿及家长讲解疾病的相关知识，如疾病的传播方式、主要临床表现等。

（2）加强卫生宣教，平时注意个人卫生，勤晒被褥，注意室内通风换气，流行季节儿童避免去公共场所，以杜绝猩红热的暴发流行。

第九节 原发性肺结核

原发性肺结核是结核杆菌初次侵入肺部后发生的原发感染，是儿童肺结核的主要类型，包括原发复合征和支气管淋巴结结核，两者在临床上很难区别，但 X 线表现不同。

【临床表现】

（1）轻者可无症状，也可有低热、食欲缺乏、疲乏、盗汗等结核中毒症状。婴幼儿及症状较重者可急性起病，高热可达 39~40℃ ，但一般情况尚好，与发热不相称，持续 2~3 周后转为低热，并伴结核中毒症状，干咳和轻度呼吸困难是最常见的症状。婴儿还可表现为体重不增或生长发育障碍。

（2）当胸内淋巴结高度增大时，可产生一系列压迫症状，出现喘鸣、声嘶、胸部静脉怒张、类似百日咳样痉挛性咳嗽等。

（3）部分高度过敏状态患儿可出现疱疹性结膜炎、皮肤结节性红斑及一过性多发性关节炎。

（4）体格检查可见周围淋巴结不同程度的肿大。肺部体征不明显，与肺内病变不一致。婴儿可伴肝大。

【辅助检查】

（1）结核菌素试验

呈强阳性或由阴性转为阳性者，应做进一步检查。

（2）胸部 X 线检查

确定肺结核病灶的、部位、分期范围、疾病发展情况等，是诊断肺结核的重要方法之一。

（3）纤维支气管镜检查

结核病变蔓延至支气管内造成支气管结核，可通过纤维支气管镜检查发现病变。

【治疗原则】

（1）无明显症状的原发性肺结核

选用标准疗法，每日服用 RFP（利福平）、INH/H（异烟肼）和（或）EMB（乙胺丁醇），疗程 9~12 个月。

（2）活动性原发性肺结核

宜采用直接督导下短程化疗。强化治疗阶段宜用 3~4 种杀菌药。INH、RFP、PZA/Z（吡嗪酰胺）或 SM（链霉素），2~3 个月后以 INH、RFP 或 EMB 巩固维持治疗，常用方案为 2HRZ/4HR（数字代表月数）。

【护理评估】

(1) 健康史

详细询问患者的接触史，近期有无患过其他急性传染病，如麻疹、百日咳等。既往身体、营养状况及疾病史；有无卡介苗接种史。

(2) 身体状况

有无发热，尤其是午后低热；有无结核中毒症状；有无浅表淋巴结肿大，尤其是颈部淋巴结肿大。

(3) 心理-社会状况

评估患儿及其家长的心理状况。了解家庭和社区对结核病的认识程度和防治态度。

【护理诊断】

(1) 营养失调：低于机体需要量

与食欲下降、能量消耗过多有关。

(2) 活动无耐力

与结核杆菌感染有关。

(3) 舒适度减弱：发热、咳嗽

与结核杆菌感染所致结核性炎症有关。

(4) 有传播感染的可能

与感染未控制、结核菌排出有关。

(5) 知识缺乏

与家长及患儿缺乏结核病防治的相关知识有关。

【护理措施】

(1) 休息

建立合理的生活制度，保证患儿充足的睡眠。保持室内空气流通，阳光充足；除严重的结核病患儿绝对卧床休息外，一般患儿不要求绝对卧床休息，可在室内、室外进行适当活动。

(2) 饮食护理

保证营养供给，给予高蛋白、高热能、富含维生素和钙质的食物，以增强机体抵抗力，提高机体修复能力。

(3) 用药护理

由于抗结核药物大多有胃肠道反应和肝损害，故要注意患儿的食欲变化和复查肝功。使用链霉素的患儿，需注意有无听神经损害的表现，发现异常及时与医师联系。

（4）皮肤护理

结核病患儿出汗多，应保持皮肤清洁，及时更换汗湿衣物。

（5）消毒隔离

结核病患儿活动期应进行呼吸道隔离，对患儿呼吸道分泌物，先消毒后弃去，对餐具、痰杯等进行消毒处理。病房每日通风至少 3 次，紫外线消毒每日 2 次。避免与其他急性传染病（如麻疹、百日咳等）患儿接触，以免加重病情。

【健康教育】

（1）知识教育

向家长和患儿介绍肺结核的病因、传播途径及消毒隔离措施。指导家长对居室和用具进行消毒处理。教育患儿不随地吐痰，避免将疾病传染给他人。

（2）加强营养和休息

结核病是慢性消耗性疾病，向家长和患儿讲解营养和休息的重要性，争取家庭支持，促进早日康复。

（3）用药指导

化疗是治愈肺结核的关键，要遵循早期、联合、全程规律、适量的原则。指导观察药物疗效及不良反应，发现不良反应及时就诊。定期复查，根据病情调整治疗方案。

第十节　结核性脑膜炎

结核性脑膜炎简称结脑，是结核杆菌侵犯脑膜所引起的炎症，是儿童结核病最严重的类型。常在结核原发感染后 1 年以内发生，尤其在初染结核 3~6 个月最易发，多见于 3 岁以内婴幼儿。自普及卡介苗接种和有效抗结核药物应用以来，结核性脑膜炎的发病率明显降低，预后有很大改善，但若诊断不及时和治疗不当，病死率及后遗症的发生率仍较高，早期诊断和合理治疗是改善结核性脑膜炎预后的关键。

【临床表现】

(1) 典型结核性脑膜炎

起病较缓慢。根据病程大致分为 3 期。

①早期（前驱期）：持续 1~2 周，主要表现为懒动、少言、精神呆滞、激惹好哭、睡眠不安等性格改变和精神状态变化。同时伴有低热，消瘦，食欲缺乏，便秘，无原因呕吐、头痛。

②中期（脑膜刺激期）：持续 1~2 周，因颅内压增高致剧烈头痛、喷射性呕吐、嗜睡、烦躁不安、惊厥等，可出现脑膜刺激征、颈强直，布鲁津斯基征、凯尔尼格征阳性。婴幼儿可表现为前囟紧张膨隆、颅缝裂开。此期可出现脑神经障碍，面神经瘫痪最常见，其次为动眼神经和外展神经麻痹。部分患儿可出现脑炎体征，如定向障碍、运动障碍或语言障碍。

③晚期（昏迷期）：持续 1~3 周，以上症状逐渐加重，意识由朦胧进入浅昏迷，继而昏迷，阵挛性或强直性惊厥频繁发作。患儿极度消瘦，呈舟状腹，可出现水、电解质代谢紊乱。最终因出现脑疝而死亡。

(2) 不典型结核性脑膜炎

①起病急，进展较快，有时仅以惊厥为主；②早期出现脑实质损害时，表现为舞蹈病或精神障碍；③早期出现脑血管损害时，表现为肢体瘫痪；④合并脑结核球时可出现颅内肿瘤表现；⑤颅外结核病变极端严重时，将结核性脑膜炎的脑膜炎表现掩盖，不易识别；⑥抗结核治疗过程中发生脑膜炎时，常表现为顿挫型。

(3) 并发症及后遗症

最常见的并发症为脑积水、脑实质损害、脑出血和脑神经障碍。严重后遗症为脑积水、肢体瘫痪、智力低下、失明、失语、癫痫及尿崩症等。晚期结核性脑膜炎发生后遗症者约占 2/3。

【辅助检查】

(1) 脑脊液检查

脑脊液涂片结核杆菌培养阳性可确诊结核性脑膜炎。

(2) X 线、CT 或 MRI 检查

约 85% 结核性脑膜炎患儿的胸部 X 线平片有结核病改变，其中 90%

为活动性病变，呈粟粒型肺结核者占48%。胸部X线片证明有血行播散性结核病灶，对确诊结核性脑膜炎有很大意义。脑CT和MRI能显示结核性脑膜炎的病变特征、部位和范围。

（3）结核菌素试验

阳性对诊断有帮助，严重患儿可呈阴性反应。

（4）眼底检查

可见视盘水肿、视神经炎或脉络膜粟粒状结核结节。

【治疗原则】

（1）抗结核药物

分强化期和巩固期治疗2个阶段。强化期联合应用INH、RFP、PZA 3个月，病情重者或恢复较慢可延长到6个月。巩固期治疗联合应用INH和RFP，一般患儿结核性脑膜炎总疗程为1年，若脑脊液培养阳性或病情重、症状缓解缓慢者，疗程可延长到18个月。

（2）糖皮质激素治疗

激素的剂量要适中，泼尼松1.5~2mg/（kg·d），最大量每天不超过45mg。氢化可的松在急性期可静脉滴注1~2周，剂量5mg/（kg·d）。对于中、晚期结核性脑膜炎患儿可加用甲泼尼龙2~5mg/（kg·d），根据病情静点1周左右逐渐减至1~2mg/（kg·d），总疗程1~2周，改为泼尼松口服。激素于用药6~8周后缓慢减量，根据病情在2~3个月内减完。

（3）颅内高压的治疗

①乙酰唑胺：作用较慢，剂量为20~40mg/（kg·d），分2~3次口服，疗程宜长，1~2个月。

②脱水治疗：常用的高渗液有20%甘露醇。

③侧脑室穿刺引流：适用于颅内压急剧升高，用其他降颅压措施无效；急性梗阻性脑积水，有严重颅高压；慢性脑积水急性发作或慢性进行性脑积水用其他降颅压措施无效。

【护理评估】

（1）健康史

询问患儿卡介苗接种史、结核病接触史、既往结核病史及近期急性传染病史；询问营养状况及疾病史。

（2）身体状况

了解有无结核中毒症状，观察患儿生命体征、神志、囟门张力，有无脑膜刺激征及脑神经障碍。

（3）心理-社会状况

评估家长的心理状况，了解家长对结核性脑膜炎的认识、护理和预防知识，以便指导。

【护理诊断】

（1）营养失调：低于机体需要量

与摄入不足和消耗增加有关。

（2）有皮肤完整性受损的危险

与长期卧床、排泄物局部刺激及机体免疫力降低有关。

（3）焦虑

与病程长、预后差有关。

（4）有传播结核感染的危险

与结核杆菌排出有关。

（5）潜在并发症

脑积水、脑出血等

【护理措施】

（1）休息与活动

患儿应卧床休息，取仰卧位时，将上半身抬高 20～30°，有利于静脉回流，降低颅内压。头偏向一侧，避免多次搬动患儿颈部或突然变换体位。病房定时通风，光线柔和，医疗、护理操作尽量集中进行。

（2）饮食护理

给予高热能、高蛋白、高维生素、易消化的食物，忌食辛辣、坚硬、油炸食物，少量多餐。昏迷患儿可给予鼻饲或胃肠外营养；鼻饲速度不宜过快，压力不宜过大。每次鼻饲量不超过 200ml，间隔时间<2 小时，胃管每周更换 1 次。患儿病情好转，能自行吞咽时，可停止鼻饲。

（3）观察病情

①监测生命体征：定时测量生命体征、神志等，发现异常及时报告医生，以便急救。

②观察瞳孔：观察瞳孔大小，是否等大、等圆，对光反应是否灵敏，如瞳孔不等大，对光反射减弱或消失，提示脑疝形成。

③观察头痛程度，与呕吐的相互关系，使用脱水剂后症状能否改善，如头痛伴喷射性呕吐说明颅内压增高。

（4）用药护理

遵医嘱给予脱水利尿剂、抗结核药物、糖皮质激素等药物，注意输液速度和药物不良反应。

（5）对症处理

①保持呼吸道通畅，有呼吸功能障碍的患儿，应松开衣领，头偏向一侧，及时清理呼吸道分泌物及呕吐物；吸氧，必要时用人工呼吸机辅助呼吸。

②保持床铺平整、清洁；及时清除呕吐物和大小便，保持皮肤干燥、清洁；昏迷和瘫痪患儿，每2小时翻身、拍背一次，防止压疮和坠积性肺炎的发生。

③昏迷、不能闭眼者，可涂眼膏并用纱布覆盖，保护角膜；每日清洁口腔2~3次，以免因呕吐致口腔局部细菌繁殖。

④配合医生做好腰椎穿刺或侧脑室穿刺引流，做好术后护理，腰椎穿刺后4~6小时内应平卧，防止脑疝发生。

（6）消毒隔离

对伴有肺部结核病灶的患儿，采取呼吸道隔离措施，并对患儿呼吸道分泌物、餐具、痰杯等进行消毒处理。

（7）心理护理

由于结核性脑膜炎病程长、变化多、易反复，患儿及家长心理负担重。加强与患儿家长的沟通，提供心理支持，减轻患者及家属的焦虑心理，使其积极配合治疗和护理。

【健康教育】

（1）指导患儿及家长严格执行治疗计划，坚持全程、合理用药，指导进行病情及药物不良反应的观察，介绍结核病复发的时间多发生在停药后2~3年，复发的危险因素有营养不良、使用免疫抑制剂等。

（2）指导家长帮助患儿养成合理的生活习惯，劳逸结合。

（3）指导患儿避免与开放性肺结核患者接触，防止重复感染。

（4）对有后遗症的患儿，指导家长进行康复训练。

第十四章　寄生虫病患儿的护理

第一节　蛔　虫　病

蛔虫病是蛔虫寄生于人体所致的疾病，是儿童寄生虫病发生率最高的一种。轻者无明显症状，重者可引起肠梗阻、胆道蛔虫等多种严重并发症。

【临床表现】

（1）幼虫移行引起的症状

短期内大量吞食感染性蛔虫卵，移行至肺引起蛔虫性哮喘，严重者可致肺炎，表现发热、乏力、阵发性咳嗽、胸闷、痰少。重症者可出现哮喘样发作，表现为端坐呼吸，胸痛、咽部异物感，少数可出现痰中带血、鼻出血、声音嘶哑，严重感染时蚴虫还可侵入脑、肝、脾、肾，引起相应的临床表现，如癫痫、肝大、腹痛等。

（2）成虫引起的症状

表现为食欲下降、腹泻、便秘、腹痛等。腹痛多以脐周为主，反复发作，常伴有贫血、营养不良、生长发育迟缓。严重感染的小儿可引起智能低下、异食癖、磨牙等表现。

（3）超敏反应

蛔虫作为变应原可引起皮肤、结膜、肠黏膜超敏反应，表现为荨麻疹、腹胀、腹痛及结膜炎等。

（4）并发症

①胆道蛔虫病：最常见，表现为急剧腹部绞痛、恶心、呕吐，可吐蛔虫或胆汁，患儿屈体弯腰，面色苍白，腹部检查仅有右上腹压痛。

②胆道感染：表现为发热、右上部疼痛、黄疸、外周血白细胞计数增高。

③蛔虫性肠梗阻：是常见的并发症，多为不完全性肠梗阻，表现为阵发性腹痛、呕吐，可触及条索样包块。

④肠穿孔：表现为全腹疼痛、压痛及反跳痛、肌紧张。

【辅助检查】

（1）病原体检查

粪便直接涂片方法简单，蛔虫卵检出率高，是诊断肠道蛔虫病的主要方法。

（2）血常规检查

白细胞计数多正常。急性感染初期及幼虫移行期，白细胞和嗜酸性粒细胞增多。

（3）免疫学检查

阳性可提示早期蛔虫感染，有助于流行病学调查，成虫抗原皮内试验阳性率可达 80% 以上。

（4）胸部 X 线检查

双肺可显示点状、片状或絮状阴影。

【治疗原则】

（1）驱虫治疗

首选药物甲苯达唑，为广谱驱虫药，2 岁以上的小儿每次 100mg，每日 2 次，连服 3 天。此外有枸橼酸哌嗪（驱蛔灵）、左旋咪唑、阿苯达唑等。

（2）并发症治疗

①胆道蛔虫病：给以解痉止痛、驱虫、控制感染，纠正水、电解质紊乱及酸中毒。内科治疗效果不佳者，必要时可手术治疗。

②不完全性肠梗阻：给以禁食、胃肠减压、解痉止痛治疗，待腹痛缓解后再进行驱虫治疗。完全性肠梗阻、阑尾炎、肠穿孔、腹膜炎应及时外科手术。

【护理评估】

（1）健康史

评估患儿有无不洁饮食史，有无饮生水、吃生菜的习惯；评估其生活环境对其患蛔虫病的影响。

（2）身体状况

评估患儿有无蛔虫感染常见症状，如食欲缺乏、脐周痛、恶心呕吐等；评估患儿有无相关并发症如肺炎、胆道蛔虫症、肠梗阻等。

（3）心理-社会状况

评估患儿及家长对本病的认知程度，能否及时就诊，正确治疗、正确预防。

【护理诊断】

（1）疼痛

与蛔虫引起肠痉挛有关。

（2）营养失调：低于机体需要量

与蛔虫影响营养吸收有关。

（3）知识缺乏

与缺乏卫生知识有关。

（4）潜在并发症

胆道蛔虫症、肠梗阻、肠穿孔、腹膜炎。

【护理措施】

（1）加强营养

增进患儿食欲，供给含高热量、高蛋白质和丰富维生素的食物。

（2）密切观察病情变化

注意观察患儿生命体征及临床症状，及时发现并发症。

（3）减轻疼痛

可局部按揉或俯卧位用软枕垫压腹部以缓解疼痛，如疼痛剧烈遵医嘱应用解痉镇痛药，如颠茄或阿托品。

（4）用药护理

驱蛔虫药作用较缓慢，常于用药后2~4天蛔虫才从粪便排出。可于驱虫后10天重复给药1次。观察驱虫药疗效及药物不良反应，甲苯达唑偶见胃肠不适、呕吐、腹泻、头痛、头晕、皮疹、发热等不良反应，服药期间不忌饮食。2岁以下幼儿不宜服用。

【健康教育】

（1）加强卫生宣传，指导家长和患儿注意卫生，餐前便后洗手，不吮手指，瓜果、蔬菜要洗干净。

（2）控制传染源是控制传染的重要措施。治疗肠蛔虫病患者，对易感者定期查治，尤其是幼儿园、小学及农村居民等，在感染高峰后 2～3 个月（如冬季或秋季），可集体服用驱虫药物。

（3）改善环境卫生。培养儿童良好的饮食习惯，加强粪便管理，对人类粪便进行无害化处理，消灭苍蝇。

（4）指导患儿定期随访，首次服药 3～6 个月后宜再次服药，以防重复感染。

第二节 蛲 虫 病

蛲虫病是蛲虫寄生于人体小肠下段至直肠所致的一种儿童时期常见的寄生虫病，以肛门和会阴部瘙痒、睡眠不安为特征，在集体托幼机构可引起流行。

【临床表现】

（1）肛门瘙痒

最常见的症状是肛门及会阴部皮肤瘙痒，多在睡眠后发作而影响睡眠。局部皮肤可因抓破而继发感染。重度感染时可导致胃肠功能紊乱，出现呕吐、腹泻、发热、腹痛等。

（2）其他方面

神经精神方面表现焦虑不安、夜惊、哭闹、烦躁消瘦；消化系统可出现食欲减退、恶心、呕吐、腹泻、腹痛等。

（3）并发症

蛲虫在肛门移行至女孩尿道或阴道时，可引起尿道感染和阴道感染，如钻入阑尾或腹膜，还可致阑尾炎、腹膜炎。

【辅助检查】

（1）病原学诊断

检出蛲虫成虫或蛲虫卵是确诊的主要依据。常用方法有：①透明胶纸粘卵法。②肛周检查成虫。

（2）血常规检查

嗜酸性粒细胞增多。

【治疗原则】

（1）驱虫治疗

阿苯达唑：2 岁以上儿童200mg，1 次顿服；或甲苯达唑100mg，1 次顿服，或 1 日分 2 次服或 1 次顿服。

（2）外用药

每晚睡前清洗会阴及肛周后，用 2% 氧化氨基汞软膏或 10% 氧化锌软膏涂擦，有杀虫止痒的作用。

【护理评估】

（1）健康史

评估患儿有无与蛲虫病人接触史，评估其生活环境、生活习惯对患儿患蛲虫病有无影响。

（2）身体状况

评估患儿有无肛周、会阴皮肤瘙痒，夜眠不安，腹痛、腹泻等蛲虫感染症状。

（3）心理-社会状况

评估患儿及家长对本病的认知程度，能否及时就诊，正确治疗与护理，正确预防。

【护理诊断】

（1）舒适改变

与蛲虫引起的皮肤瘙痒有关。

（2）知识缺乏

与患儿及家长缺乏蛲虫病防治知识有关。

【护理措施】

（1）加强营养，保证睡眠充足，环境清洁，患儿衣服、被褥经常清洗，高温消毒。

（2）每晚睡前用温水洗净肛门及会阴后涂抹药膏，可杀虫止痒。

（3）遵医嘱给予驱虫药，观察驱虫效果。

（4）指导家长夜间检查成虫和收集虫卵的方法，可在夜间患儿入睡后 1~3 小时，观察肛周、会阴部皮肤皱褶处有无乳白色小线虫，并用透明胶纸或蘸过生理盐水的棉花获取虫卵。

【健康教育】

（1）宣传个人卫生、培养良好的饮食习惯

饭前、便后洗手，勤剪指甲，不吮手指，婴幼儿尽早穿封裆裤。注意饮食卫生，瓜果、蔬菜要洗干净。

（2）切断传播途径

对患者所在地应搞好环境卫生，衣服、被褥需煮沸或用开水浸泡后在日光下暴晒，连续 10 天；对玩具、座椅等进行消毒。

（3）普查普治患者

儿童机构中应定期进行普查、普治，可以有效地控制该病的传播。对密切接触患儿者应同时进行治疗，以杜绝再感染。

第十五章 常见肿瘤患儿的护理

第一节 急性白血病

白血病是造血干细胞增殖分化异常而引起的恶性增殖性疾病。小儿白血病占儿童各种恶性肿瘤的首位，好发年龄覆盖整个小儿年龄时期，即从出生后到14岁，但以2~5岁多见。白血病的临床分型种类较多，其中小儿白血病中约97%为急性白血病，约3%为慢性白血病。而急性白血病主要又可分为急性淋巴细胞白血病和急性髓系白血病两大类。

【临床表现】

（1）发热

最常见。多数起病时即有发热，热型不定，一般不伴寒战，白血病患儿发热多为低热且抗生素治疗无效；合并感染时，常伴有持续高热，多为呼吸道炎症、齿龈炎、皮肤疖肿、肾盂肾炎和败血症等。

（2）贫血

出现较早，进行性加重，表现为颜面苍白、虚弱无力、活动后呼吸急促等。贫血是由于骨髓造血干细胞受抑制所致。

（3）出血

皮肤、黏膜出血多见，表现为紫癜、淤斑、鼻出血、牙龈出血、消化道出血及血尿；偶见颅内出血，是白血病的主要死因之一。

（4）白血病细胞浸润的表现

①肝脾大、淋巴结肿大：纵隔淋巴结肿大时可致呛咳、呼吸困难、静脉回流受阻等压迫症状。

②骨骼、关节疼痛：多见于急性淋巴细胞白血病。骨痛的原因是骨髓腔内白血病细胞大量增生，压迫、破坏邻近骨质及浸润骨膜。白血病细胞浸润眶骨、颅骨、胸骨、肋骨或肝、肾、肌肉等组织出现肿块。

③中枢神经系统症状：白血病细胞侵犯脑实质和（或）脑膜导致中枢神经系统白血病（CNSL），出现头痛、呕吐、嗜睡，甚至昏迷、视盘水肿、脑膜刺激征、惊厥等颅内压增高的表现，脑脊液中可查出白血病细胞

④其他症状：可浸润皮肤、心脏、睾丸、眼眶、肾、肌肉等器官而出现相关症状。

【辅助检查】

（1）血常规

白细胞计数高低不一，以原始和幼稚细胞为主，成熟中性粒细胞减少。红细胞及血红蛋白均减少，呈正细胞正色素性贫血。网织红细胞计数较低，血小板减少。

（2）骨髓象

骨髓穿刺检查对白血病诊断、临床分型、指导治疗、判定疗效及预后估计等具有重大意义。典型的骨髓象：该类型白血病的原始及幼稚细胞极度增生，幼红细胞及巨核细胞减少。少数患儿的骨髓表现为增生低下。

【治疗原则】

化学治疗是目前治疗小儿白血病的主要手段，应采取早期、充分、联合用药的化疗原则。主要包括诱导缓解治疗、巩固强化治疗、联合化疗、间歇化疗。另外骨髓移植也是目前治疗白血病最可靠的手段。

【护理评估】

（1）健康史

了解患儿的家族中有无恶性肿瘤患者或白血病患者；了解有无放射线、辐射、重金属等接触史。

（2）身体状况

了解患儿的贫血程度，注意有无出血倾向及征象，肝、脾、淋巴结肿大情况，有无骨痛、关节痛等。监测患儿的生命体征。

（3）心理-社会状况

评估患儿及家长的心理状态，对病情的认识程度。评估家庭背景、家庭经济状况及其支持系统。

【护理诊断】

（1）体温过高 　　与白细胞浸润、坏死组织重吸收和（或）感染有关。	**（2）活动无耐力** 　　与贫血致组织缺氧有关。
（3）营养失调：低于机体需要量 　　与疾病、化疗致食欲缺乏、营养摄入不足及营养消耗过多有关。	**（4）疼痛** 　　与白血病细胞浸润有关。
（5）恐惧 　　与病情重、侵入性治疗、护理操作多，预后不良等有关。	**（6）预感性悲哀** 　　与白血病久治不愈，预后不良有关。
（7）有执行治疗方案无效的危险 　　与治疗方案复杂、治疗时间长、花费高，患儿难以耐受，家长缺乏白血病的知识有关。	**（8）潜在并发症：出血** 　　与血小板减少有关。

【护理措施】

（1）休息

　　白血病患儿常有活动无耐力现象，需卧床休息，但一般不需绝对卧床。长期卧床者，应常更换体位、预防压疮。

（2）预防感染

　　①保护性隔离：白血病患儿应与其他病种患儿分室居住，以免交叉感染。粒细胞及免疫功能明显低下者，应置单人病室，有条件者置超净单人病室、空气层流室或单人无菌层流床。普通病室或单人病室需定期进行紫外光照射。限制探视者的人数及次数，工作人员及探视者在接触患儿之前应认真洗手。

　　②注意个人卫生：保持口腔清洁，进食前后用温开水或漱口液漱口。选用软毛牙刷，以免损伤口腔黏膜引起出血和继发感染。如有黏膜真菌感染可用氟康唑或伊曲康唑涂擦患处。勤换衣裤，每日沐浴。保持排便通畅，便后用温水或盐水清洁肛门。

③观察感染的早期表现：每天检查口腔及咽喉部，观察有无牙龈肿胀、咽红、吞咽疼痛感，观察皮肤有无破损、红肿，外阴、肛周有无异常改变等，发现感染先兆时，应及时处理。对合并感染者可针对病原选用2~3种有效抗生素口服、肌内注射或静脉滴注。

④严格执行无菌操作技术：进行任何穿刺前，必须严格消毒。各种管道或伤口敷料应定时更换。

（3）做好使用化疗药物的护理

①掌握化疗方案、给药途径，密切观察化疗药物的毒性反应。鞘内注射时，药物浓度不宜过大，药液量不宜过多，应缓慢推入，术后需平卧4~6小时。

②熟练穿刺技术。化疗药物多为静脉途径给药，且有较强的刺激性。药物渗漏会引起局部疼痛、红肿及组织坏死。注射时需确认静脉通畅后方可注入。

③做好自身防护和药效保护。应在生物安全柜中配制化疗药物，操作时戴一次性手套、穿隔离衣保护。某些药物光照时可引起分解，如甲氨蝶呤，静脉滴注时需用黑纸包裹避光。

（4）输血的护理

骨髓暂时再生低下是有效化疗的必然结果。白血病在治疗过程中往往需输成分血或输全血进行支持治疗。输注时应严格输血制度。一般先慢速滴注观察15分钟，若无不良反应，再按患儿年龄、心肺功能、急慢性贫血及贫血程度调整滴速。

【健康教育】

（1）向家长说明应坚持巩固治疗，出院后保证休息，预防感染，注意饮食卫生，提倡各营养素均衡摄入。

（2）指导家长给患儿按时服药，定时复查血常规，按期来医院化疗。

第二节　淋　巴　瘤

淋巴瘤是原发于淋巴结或其他淋巴组织的恶性肿瘤，发病率占小儿恶性实体瘤的第一位，多发于5~12岁儿童。病因至今未明，病毒感染、免疫缺陷及遗传学因素异常是发病的主要因素。接受肾移植并用免疫抑制可诱发，或可因淋巴结长期反复发作非特异性反应增生而激发。淋巴瘤分为霍奇金淋巴瘤和非霍奇金淋巴瘤两大类。

【临床表现】

(1) 霍奇金淋巴瘤	(2) 非霍奇金淋巴瘤
①无痛性淋巴结肿大，原发于颈部、腋下或腹部。 ②咳嗽和气喘：由纵隔淋巴结肿大压迫支气管所致。 ③发热、疲倦、皮肤瘙痒、盗汗和体重减轻。	①无痛性淋巴结肿大，原发于颈部、腋下及腹部。 ②咳嗽和气喘：由纵隔腔淋巴结肿大，压迫支气管所致。 ③腹痛及腹胀与腹腔淋巴结肿大有关。 ④发热、皮肤瘙痒、体重减轻、贫血、出血。

【辅助检查】

(1) 血液检查	(2) 活体组织检查
中性粒细胞增多，单核细胞数升高，可有轻至中度贫血。红细胞沉降率增快，肝功能异常，免疫系统异常等。	一般应选择下颈部或腋部的淋巴结，是主要的确诊依据。
(3) 纵隔镜检查	(4) CT、磁共振和超声波检查
纵隔镜可经胸膜外进入纵隔作活检，比较简便安全。	可发现胸内、腹膜后、肠系膜之淋巴结病变及肝脾病变。

(5) 剖腹探查
可明确脾、肝及腹腔内淋巴结是否受累，为采用放射治疗，确定照射野所必不可少的检查（病理分期）。如同时做脾切除，还可以避免因脾区放疗对邻近组织器官的损伤。

【治疗原则】

(1) 霍奇金淋巴瘤治疗

①化学疗法：主要的治疗方法，通常使用多种药物联合治疗。

②放疗：如果肿瘤只局限在颈部，那么放疗患处是最佳的治疗方案。治愈机会大，约80%患儿可获成功治愈。如果症状复发，需再接受治疗。

（2）非霍奇金淋巴瘤治疗

主要的治疗方案是使用联合化疗，以口服或注射方式给药，一般的疗程需时2年。

【护理评估】

（1）健康史

评估患儿有无病毒感染史，有无导致免疫功能低下的疾病或用药，有无幽门螺杆菌感染等。

（2）身体状况

了解患儿目前有无急性病容，是否有疼痛及疼痛部位；有无生命体征异常，如体温升高，血压下降等。

（3）心理-社会状况

评估患儿及家长对本病的认知程度及应对能力，来自家庭及社会的支持程度。

【护理诊断】

（1）恐惧

与不良预后有关。

（2）有感染的危险

与免疫功能下降有关。

【护理措施】

（1）休息

早期患儿可适当活动，有发热及明显浸润症状时卧床休息，减少消耗，保护机体。

（2）饮食	（3）皮肤护理
给予高热量、高蛋白、丰富维生素、易消化食物。鼓励患儿多饮水，以增强机体对化疗、放疗承受力，促进毒素排泄。	保持皮肤清洁，每日用温水擦洗，尤其要保护放疗照射区域皮肤，避免一切刺激因素如冷热、日晒、各种消毒剂、肥皂、胶布等对皮肤的刺激。内衣选用吸水性强柔软棉制品，宜宽大。

【健康教育】

（1）指导家长及患儿注意个人清洁卫生，做好保暖，预防各种感染。

（2）指导家长给患儿加强营养，提高抵抗力。

（3）嘱家长遵医嘱坚持治疗，定期复诊。

第三节　肾母细胞瘤

肾母细胞瘤又称神经胚胎瘤，是儿童最常见的恶性肾肿瘤。由 Wilms 首先提出，故又称 Wilms 瘤。

【临床表现】

（1）腹部肿块

肿块位于一侧上季肋部，表面光滑，中等硬度，无压痛，早期可有一定活动性，迅速增大后可越过腹中线。常在换衣服或洗澡时偶然发现，约95%患儿在首次就诊时可触及肿块。

（2）腹痛	（3）血尿
约1/3患儿出现腹痛，很少发生瘤体腹腔内破裂所致的急腹症。	约 25% 患儿有镜下血尿，10%～15%患儿有肉眼血尿。

（4）高血压

约 30% 病例出现血压升高，肿瘤切除后，血压常恢复正常。

（5）并发症

可合并急性肾衰竭、精索静脉曲张、低血糖等。可伴红细胞增多症，原因可能与肿瘤产生促红细胞生成素有关。合并肾病综合征，则称为 Wilms 肾炎。

（6）转移症状

下腔静脉梗阻可导致肝肿大及腹水，如侵入右心房可致充血性心力衰竭。血性转移可播散至全身各部位，以肺转移为最常见，可出现咳嗽、胸腔积液、胸痛、低热、贫血及恶病质等。

（7）全身症状

可有发热、乏力、烦躁、食欲缺乏及体重下降等表现。

【辅助检查】

（1）实验室检查

血常规、血清尿素氮、磷酸肌酸、肝功能检查。

（2）影像学检查

B 超、静脉尿路造影、CT、MRI、胸部 X 线检查、骨扫描等。

【治疗原则】

（1）手术治疗

以手术为主。术后配合化疗，必要时加放疗。

（2）化疗

首选药物有长春新碱、放线菌素 D、阿霉素及顺铂等。对晚期肿瘤，手术一期切除率低，可选择术前化疗 2~3 个疗程后，再延期手术。

（3）放疗

晚期、预后差的肿瘤术后可给予放疗。

（4）介入放射治疗

直接大剂量局部化疗，可最大限度保留肾残存功能。

（5）转移瘤的治疗

该瘤主要经血液循环转移至肺、肝、骨、脑等，应采取积极态度，化疗后再手术切除转移瘤，或行介入放射疗法。

【护理评估】

（1）术前评估

1）健康史：了解发现肿块的时间、增长情况及有无其他伴发症状，如血尿、排便梗阻、运动障碍等。

2）身体状况

①局部：观察肿块部位、大小及肿块是否越过腹中线或进入盆腔等，有无淋巴结肿大、骨转移及恶病质。

②全身：初步判断肿瘤分期和分型，主要脏器如肝、肾、肺的功能，有无远处转移及恶病质，估计手术治疗的可能性及对手术的耐受性。

③辅助检查：包括特殊检查及术前一般检查的结果。

3）心理-社会支持状况

①认知程度：患儿家长对肿瘤性质、拟行手术方式、手术及术后继续治疗的相关知识的了解、掌握程度。

②心理承受程度：家长对患儿手术、手术危险性、彻底性及可能发生的手术并发症的恐惧、焦虑程度和对治疗效果，尤其是预后的认知程度和心理承受能力。

③经济状况：家庭对患儿手术及其长期综合治疗所需经费的承受能力。

（2）术后评估

1）康复情况：肿瘤是否切除、相应症状是否消失及切口愈合情况等。

2）功能状态：评估肾、消化道功能及可能受损的脊髓及肛门括约肌功能、排尿功能的恢复程度。

3）心理和认知状况：家长对患儿腹部肿瘤术后康复相关知识的掌握程度和出院前的心理状况。

4）预后判断：根据术中所见、肿瘤切除彻底与否和病理检查结果进行肿瘤分期、分型，并评估预后。

【护理诊断】

（1）预感性悲哀

与恶性疾病有关。

（2）潜在并发症

骨髓抑制、胃肠道反应等。

【护理措施】

（1）术前护理

①呼吸道准备：训练胸式呼吸及有效排痰法。

②胃肠道准备：术前12小时禁食，4小时禁水，以防因麻醉或手术过程中呕吐而窒息或发生吸入性肺炎。

③排尿、排便练习：术后患儿因创伤和麻醉的影响，加之不习惯在床上排便，易发生尿潴留和便秘，因此应训练患儿床上排便。

④手术区皮肤准备：是预防切口感染的重要环节。术前一日，给患儿洗头、理发、剪指（趾）甲、沐浴及更换清洁衣裤。

⑤术前放置胃管，遵医嘱注射术前用药。

⑥营养支持：对贫血、营养不良甚至恶病质的患儿，术前应积极调理饮食，提供含足够热量和维生素的营养物质。由于恶性肿瘤的消耗，患儿恶心、呕吐、食欲缺乏，导致患儿消瘦、贫血，因此患儿治疗期间营养治疗很重要。协助并指导家长给患儿进食高热量、高蛋白、易消化的食物，如肉末、鸡蛋羹、香蕉、苹果泥、牛奶等，烹调做到色香味俱全，改善就餐环境，促进患儿的食欲。了解患儿每日的进食情况及监测患儿的体重，进食少时及时静脉补充营养，满足生理需要量，遵医嘱输入小儿氨基酸、葡萄糖、中长链脂肪乳，增强患儿抵抗力。

⑦心理护理：护士应以亲切和蔼的态度接近并抚摸患儿，经常拥抱患儿，取得信任和情感交流，消除戒备心理。条件允许者可给患儿布置温馨的病室环境。此外，因患儿年龄小，病情严重，父母焦虑，心理压力大。护士应给患儿父母很好的心理支持，配合治疗，向家长耐心解释手术的重要性和必要性，鼓励家长接受综合治疗的信心。

（2）术后护理

①监测生命体征，严密观察并发症：观察患儿肢体活动和二便控制情况，及时发现异常并报告医师。

②注意保持胃管及导尿管、引流管通畅，观察排出物的性状、颜色及量，定时给予冲洗胃管，如引流出深咖啡色及鲜红色胃液，应及时报告医师，遵医嘱给予止血药或冰盐水冲洗胃管。约束患儿双手，以防抓脱管道及敷料。

③合理营养：给予高蛋白、高热量、高维生素易消化的食物，以增强机体的抵抗力。

④心理护理：继续给以家长心理支持，鼓励其树立对肿瘤综合治疗及争取获得良好预后的信心。

（3）化疗护理

①化疗前了解患儿的全身状态、血常规、肝肾功能及患儿和家长的心理状态。向家长及患儿介绍治疗的有关知识，增强其对治疗的信心。做好保护性隔离，预防感冒。

②化疗时注意药物现用现配，掌握药物的配伍禁忌。肌内注射时进针要深，以防硬结发生。鞘内注射观察有无头痛、发热、呕吐、腹痛等不良反应。静脉注射时注意观察局部有无药液外渗、栓塞性静脉炎的表现，出现异常及时处理。观察药物的不良反应，做好用药护理。化疗后注意按时用药，不可随意停药或减量，每1~2周在门诊复查一次。合理安排患儿活动与休息，缓解期可上学。

（4）放疗护理

①放疗前向患儿及家长介绍有关的放疗知识，进行全面的体格检查。

②放疗期间注意观察有无乏力、头痛、眩晕、恶心等表现，保证休息和睡眠。

③照射区皮肤避免冷、热刺激，不要用碘酒、万花油、红汞等含金属的药物涂抹，保持皮肤干燥，防止感染。注意观察局部有无红斑、色素沉着、干性脱皮、纤维素性渗出等，发现异常及时报告医师给予处理。

④放疗后防止照射部皮肤受伤，以免引起溃疡和感染。保证营养，注意休息，增强体质，预防感冒。定期复查。

【健康教育】

（1）向家长介绍肾母细胞瘤早期临床表现及自查知识，使家长了解肿瘤术后可能复发和远处转移的征象，以便及早发现。讲解术后执行综合治疗方案的重要性。介绍术后放、化疗相关知识及患儿可能出现的反应及防治方法。

（2）注意休息，适度活动，提供合理营养，避免使用肾毒性药物，注意体温变化。

（3）告知家长每2~3个月随诊一次。以便发现有无转移病灶。

第四节　神经母细胞瘤

神经母细胞瘤（NB）是起源于胚胎胎性交感神经系统神经嵴细胞的恶性肿瘤，发病率高，仅次于肾胚瘤、白血病，且比白血病难诊断，主要由于该病早期难以发现，常以转移症状到临床各科就诊。多数在骨髓转移时，以贫血、发热到血液科就诊；出现骨痛、跛行时去骨科就诊等，由此可见本病早期诊断困难，极易误诊误治。该病可原发于肾上腺髓质或交感神经链的任何部位，多见于5岁以下小儿，也可见年长儿。发病者病情进展快，转移早，预后较差。1岁以内患儿的肿瘤有自发消退倾向。

【临床表现】

（1）全身表现

多为不规则发热、皮肤苍白、食欲缺乏、乏力、疼痛、易激惹。罕见多汗、心悸、脉搏增快、血压升高等儿茶酚胺症状。可有慢性水性腹泻。偶见眼肌阵挛综合征。

（2）原发病灶表现

原发瘤位于腹部，以肾上腺髓质居多，瘤体常位于一侧季肋部，可超越中线，呈无痛性、坚硬、不规则结节状。可有腹痛。上纵隔、颈部的瘤块可引起咳嗽、呼吸困难、Honer征等压迫症状。椎旁肿瘤沿椎间孔向椎管内延伸呈哑铃状可引起便秘、尿潴留、软瘫等。

（3）转移瘤灶表现

常见肝脏、骨骼、淋巴结、眼眶、皮肤等转移。四肢骨痛、关节痛、突眼及眶周青肿、淤点提示有骨转移。肝转移多见于1岁内婴儿，可有黄疸。皮肤转移多发生于新生儿和哺乳期患儿。

【辅助检查】

（1）血常规

不同程度贫血。

（2）骨髓检查

骨髓涂片可见瘤细胞，典型者有较多瘤细胞聚集成菊花团样，瘤细胞形态多样。

（3）尿儿茶酚胺代谢产物测定

24 小时尿中 VMA（香草扁桃酸）、HVA（高香草酸）增高可为诊断本病提供重要证据。

（4）影像学诊断

B 超、X 线、CT、磁共振成像可检出胸、腹、骨、椎管内瘤灶。约 50% 的腹部肿瘤显示点状、斑点状钙化。观察静脉肾盂造影肿瘤特点，可与其他腹膜后肿瘤区别。

（5）组织病理检查

瘤组织或淋巴结切片标本可见弥漫增殖的小蓝圆细胞聚集成合胞体，典型者呈菊花团状排列。免疫病理检查可为确诊及鉴别诊断提供可靠证据。

【治疗原则】

（1）手术治疗

本病所有患儿均需手术治疗。争取将原发肿瘤全部切除或尽可能切除其大部分。

（2）化疗

常用的化疗药有环磷酰胺、异环磷酰胺、阿霉素、依托泊苷、顺铂等。

（3）放疗

放疗在神经母细胞瘤治疗中的作用相对较小。主要适应证是晚期病例肝大出现压迫症状者，椎管内病变、晚期病例局部病灶和转移灶的治疗、骨髓移植中的全身放疗。

（4）造血干细胞移植

可以提高本病的无瘤生存率。

（5）放射性同位素碘标记的对碘苄胍治疗

用于对其他手段治疗无效的复发或顽固性神经母细胞瘤的治疗。

（6）诱导分化治疗

维生素 D_3 及小剂量的阿糖胞苷联合治疗可发挥促神经母细胞分化的作用。

【护理评估】

了解患儿年龄，有无急性病容，是否有疼痛及疼痛部位等；有无生命体征异常，如体温升高，血压下降等。

（1）术前护理评估

①健康史

了解发现肿块的时间、增长情况及有无其他伴发症状，如血尿、排便困难、运动障碍等。

②身体状况

评估肿块部位、大小及有否超过腹中线或进入盆腔等，有无淋巴结肿大、骨骼转移及重要脏器的功能及恶病质。初步判断肿瘤分期和分型，估计手术治疗的可能性及对手术的耐受性。

③心理-社会支持状况

评估患儿家长对肿瘤性质、拟行手术方式、手术及术后继续治疗的相关知识的了解、掌握程度；评估家长对患儿手术及可能发生的手术并发症的恐惧、焦虑程度和对治疗效果，尤其是预后的认知程度和心理承受能力；评估家庭对患儿手术及其长期综合治疗所需经费的承受能力。

（2）术后护理评估

①康复情况：肿瘤是否切除、相应症状是否消失及切口愈合情况等。

②功能状态：肾、消化道功能及可能受损的脊髓及肛门括约肌功能、排尿功能的恢复程度。

③心理和认知状况：家长对患儿腹部肿瘤术后康复相关知识的掌握程度和出院前的心理状况。

④预后判断：根据术中所见、肿瘤切除彻底与否和病理检查结果进行肿瘤分期、分类，并评估预后。

【护理诊断】

（1）活动无耐力	（2）营养失调：低于机体需要量
与肿瘤引起的贫血有关。	与食欲减退、肿瘤消耗等有关。
（3）预感性悲哀	（4）潜在并发症
与疾病的预后不良有关。	骨髓抑制、胃肠道反应等。

【护理措施】

(1) 术前护理

①呼吸道准备：训练胸式呼吸及有效排痰法。

②胃肠道准备：术前 12 小时禁食，4 小时禁水，以防因麻醉或手术过程中呕吐而窒息或发生吸入性肺炎。

③排尿、排便练习：术后患儿因创伤和麻醉的影响，加之不习惯在床上排便，易发生尿潴留和便秘，因此，术前应训练患儿床上排便。

④术前放置胃管，遵医嘱注射术前用药。

⑤心理护理：与患儿交流沟通，向家长耐心解释手术作为小儿恶性肿瘤主要治疗手段的重要性和必要性，解除其对麻醉和手术的顾虑。讲述术后放、化疗的意义、对提高生存率的价值，鼓励家长树立坚持让患儿接受综合治疗的信心。

⑥营养支持：对贫血、营养不良甚至恶病质的患儿，术前应积极调理饮食，提供含足够热量和维生素的营养物质。

(2) 术后护理

①严密观察病情，监测生命体征。

②注意保持胃管及导尿管、引流管通畅，观察排出物的性状、颜色、量，定时冲洗胃管，如引流出深咖啡色及鲜红色胃液，应及时报告医师，遵医嘱给予止血药或冰盐水冲洗。

③做好切口护理：约束患儿双手，以防抓脱管道及敷料。

④做好引流管的护理：确保引流管通畅，妥善固定；观察引流液的性状、颜色、量，记录每日引流量，发现问题及时处理。

⑤严密观察并发症：观察患儿肢体活动和排便控制情况。

⑥心理护理：继续给予家长心理支持，帮助其树立对肿瘤综合治疗及争取获得良好预后的信心。

⑦合理营养：给予高蛋白、高热量、高维生素、易消化的食物，增强患儿机体的抵抗力。

【健康教育】

(1) 向家长宣传有关神经母细胞瘤的早期相关征兆及自查知识。让家长了解肿瘤术后复发和远处转移的征象，以便及早发现。

（2）讲解执行综合治疗方案的重要性，坚持巩固治疗，按时服药，定时复查血常规，按期进行化疗，每2~3个月随诊一次。

（3）介绍术后放、化疗相关知识及患儿可能出现的反应及防治方法。

（4）出院后保证休息，适时添减衣服保暖，定时监测体温，防止感染，提倡各营养素均衡摄入，注意饮食卫生。

第五节　肝母细胞瘤

肝母细胞瘤是一种胚胎性实体性恶性肿瘤，是一种上皮和间质的混合组织瘤。是小儿最常见的肝的原发性恶性肿瘤，好发于婴幼儿期。90%以上见于3岁以下患儿，60%为1岁以下的患儿。根据肿瘤细胞的分化程度可分为胎儿型（高分化型）、胚胎型（低分化型）与混合型。肝母细胞瘤病因主要与染色体异常及遗传因素有关，也与孕妇妊娠期大量饮酒导致胎儿酒精综合征有关，低体重婴儿较正常体重出生儿发病率高，男性比女性更多见。

【临床表现】

腹部肿块多在无意中发现。随着疾病发展，逐渐出现上腹膨隆，食欲下降，呕吐，体重减轻。后期随着腹部包块增大，压迫胸腔可出现呼吸困难、腹壁静脉曲张，较少出现黄疸。体检发现肝呈弥漫性或结节性肿大，质地较硬。

【辅助检查】

（1）实验室检查

血清甲胎蛋白的检测对肝癌的诊断极为重要。

（2）B超

显示不均质回声增强的孤立性肿块，偶有囊性区以及点状或不规则形瘤内钙化。

（3）CT扫描

平扫示肝低密度病灶，增强扫描见肿瘤和正常肝组织密度增高，也可发现门静脉、肝静脉及下腔静脉肿瘤浸润及肝内转移表现。

（4）其他

静脉泌尿系造影术、核素肝扫描对本病均有诊断帮助。MRI 对诊断均有参考价值。胸部 X 线透视及拍片时应注意横膈及肺的情况。

【治疗原则】

（1）肝肿瘤切除术

手术完整切除肿瘤是最有效的治疗方法。当肿瘤巨大和手术不能切除时，可采用术前化疗使肿瘤缩小后再切除的方案。亦可通过肝固有动脉插管或经静脉的强化疗法，使肿瘤缩小，AFP 下降后再行手术。

（2）化疗或放疗

用于术前和术后联合化疗，常用药物有顺铂、阿霉素、长春新碱、环磷酰胺、氟尿嘧啶、足叶乙苷等。I 期、II 期术前化疗 12 个月（长春新碱、环磷酰胺、氟尿嘧啶或阿霉素等药），III 期、IV 期术后化疗 2 年。

（3）超声介入治疗

经股动脉插管的微创介入治疗（经导管动脉化疗栓塞术，TACE），即把导管插入肿瘤的供血动脉，经该动脉灌注化疗药和液化碘油的混悬液，再使用弹簧圈栓塞该肿瘤血管。

【护理评估】

（1）术前护理评估

1）健康史：了解发现肿块的时间、增长情况及有无其他伴发症状，如血尿、排便困难、运动障碍等。

2）身体状况

评估肿块部位、大小及有否超过腹中线或进入盆腔等，初步判断肿瘤分期和分型有无淋巴结肿大、骨转移及恶病质。评估主要脏器功能。

3）心理和社会支持状况

评估患儿家长对肿瘤性质、拟行手术方式、手术及术后继续治疗的相关知识的了解、掌握程度；评估家长对患儿手术及可能发生的手术并发症的恐惧、焦虑程度和对治疗效果，尤其是预后认知程度和心理承受能力。评估家庭对患儿手术及其长期综合治疗所需经费的承受能力。

【护理诊断】

（1）营养失调：低于机体需要量

与肿瘤、放化疗造成的食欲缺乏及肿瘤消耗有关。

（2）预感性悲哀

与本病预后不良有关。

（3）潜在并发症

骨髓抑制、胃肠道反应等。

【护理措施】

（1）术前护理

①心理护理：与患儿交流沟通，向家长耐心解释手术重要性和必要性，解除其对麻醉和手术的顾虑。讲述术后放、化疗的意义，对提高生存率的价值，树立接受综合治疗的信心。

②饮食护理：合理营养，给予高蛋白、高热量、高维生素、易消化的食物，以增强患儿机体的抵抗力。对贫血、营养不良甚至恶病质的患儿，术前应积极调理饮食，提供丰富的营养物质、足够的热量和维生素。

③呼吸道准备：训练胸式呼吸及有效排痰法。

④排尿排便练习：术后患儿因创伤和麻醉的影响，加之不习惯在床上大、小便，易发生尿潴留、便秘，故术前要做好这方面的练习。

（2）术后护理

①严密观察病情，持续心电监护，监测患儿心率、呼吸、血压、血氧饱和度等。

②注意保持胃管及导尿管引流管通畅，观察引流液的性状、颜色、量，定时给予冲洗胃管，如引流出深咖啡色及鲜红色胃液，应及时报告医师，遵医嘱给予止血药或冰盐水冲洗。

③做好切口的护理：约束患儿的双手，以防抓脱管道及切口敷料。

④做好引流管的护理：确保引流管通畅，妥善固定；观察引流液的性状、颜色、量，并记录每日引流量，发现问题及时处理；定期监测血生化及血常规。

⑤严密观察并发症：观察出血、肝功能情况。发现异常，及时报告医师。

⑥心理护理：继续给予家长心理支持，帮助其树立对肿瘤综合治疗及争取获得良好预后的信心。

⑦饮食护理：术后注意合理营养，给予高蛋白、高热量、高维生素、易消化的食物，增强患儿机体抵抗力。

【健康教育】

（1）向家长宣传有关小儿肝母细胞瘤的早期相关征兆及自查知识，让家长了解肿瘤术后可能的复发和远处转移的征象，以便及早发现。

（2）向家长讲解术后执行综合治疗方案的重要性。

（3）向家长介绍术后放、化疗相关知识及患儿可能出现的反应及防治方法。

（4）告知家长每2~3个月带患儿随诊一次，指导家长定期带患儿做X摄片、B超、CT及MRI检查。

（5）告知家长随时观察患儿体温的变化，注意给患儿保暖，预防感冒。

（6）告知家长不要带患儿去人员密集的公共场所，外出要戴口罩，防止病毒及细菌的感染。

（7）嘱患儿及家长加强锻炼及饮食营养，增强患儿身体抵抗力。

第六节 横纹肌肉瘤

横纹肌肉瘤是起源于横纹肌细胞或向横纹肌细胞分化的间叶细胞的一种恶性肿瘤，为儿童软组织肉瘤中最常见的一种，男性较女性多见。胚胎型横纹肌肉瘤约占横纹肌肉瘤的2/3，多发于儿童及青少年，年龄分布呈两个高峰，即出生后及少年后期，平均年龄为5岁；腺泡型横纹肌肉瘤见于青春期男性，平均年龄为12岁；多型性横纹肌肉瘤常见于成人，也可见于儿童。

【临床表现】

胚胎型横纹肌肉瘤好发于头、颈部、泌尿生殖道及腹膜后。病程短，主要症状为痛性或无痛性肿块，皮肤表面红肿，皮温高。肿瘤大小不等，质硬，就诊时多数肿块固定。肿瘤生长较快，可有皮肤破溃、出血。肿瘤压迫神经时可出现疼痛。头颈部肿块可有眼球突出、血性分泌物、鼻出血、吞咽和呼吸困难等症状。泌尿生殖系统肿瘤表现为阴道血性分泌物、血尿和尿潴留，肛指检可触及盆腔包块。本型多转移至腹膜后淋巴结及所属区域淋巴结，晚期多伴有血行转移。

【辅助检查】

(1) X 线检查

根据不同病变部位摄 X 线片以了解有无骨质破坏。头颈部应摄颅底片、上额窦片、眼眶断层摄片，可显示肿瘤大小及骨质有无破坏。静脉肾盂造影可发现不规则充盈缺损，以及肿瘤压迫造成的肾盂积水及输尿管扩张表现。肢体及躯干部 X 线片可了解肿瘤内有无钙化，骨质有无破坏。胸部 X 线片为各型横纹肌肉瘤的常规检查。

(2) ^{99m}Tc 骨扫描

它是发现肿瘤转移的敏感和特异性检查方法，比常规骨检查可靠。

(3) CT 扫描

表现无特异性，横纹肌肉瘤表现结节状有分隔软组织肿块或呈膨胀性团块不均密度阴影，大部分病变密度低于肌肉，部分病例肿瘤病变有较高密度、厚度不均的环形密度影。

(4) 超声检查

在骨盆（包括膀胱、前列腺）和腹膜后肿瘤检查中作为 CT 的辅助检查是特别有意义的，特征性水样密度有助于定位。超声检查无放射性，也不需要染色剂。

(5) 磁共振成像

逐渐成为头颈部和肢体肿瘤首选的检查方法，它能够提供清晰的软组织对照。

(6) 病理与检查

免疫组织化学染色法是确诊横纹肌肉瘤的可靠方法。本病在光学显微镜下观察肿瘤细胞呈束状排列，为梭形，类似纤维肉瘤，可见少数肿瘤细胞胞质内有明显的嗜酸性粒细胞，即横纹肌母细胞。免疫组织化学染色法检查可见 Myoglobin 呈阳性。

【治疗原则】

在营养支持下，综合治疗是有效的手段，包括手术切除、放射治疗控制原发肿瘤，化疗消除微小转移。

（1）手术治疗

在保持不致严重畸形和功能障碍的前提下，争取广泛地根治性切除原发肿瘤。

（2）放射治疗

若局部病灶获得很好地控制，多数患儿要考虑放射治疗，有效剂量不应小于40Gy，但具体剂量还要根据患儿的年龄而定。放射野包括瘤床、周围正常组织1~5cm，注意对重要组织器官的保护，如睾丸，一般不做预防性照射。

（3）化学治疗

对原发病灶和转移灶均有治疗作用，手术前后均可化疗，特殊部位不能手术时，化疗与放疗联合作为根治性措施。根据临床分期选用化疗方案。

【护理评估】

（1）健康史

横纹肌肉瘤可发生于任何器官或部位，先为无症状包块，评估有无发热、厌食、体重下降、疼痛和衰弱等情况。

（2）身体状况

了解患儿年龄，有无急性病容，是否有疼痛及疼痛部位等；有无生命体征异常，如体温升高、血压下降等。

（3）心理-社会状况

患儿局部有无出现无外伤史的肿块，且逐渐增大并影响到关键部位的功能障碍。

【护理诊断】

（1）营养失调：低于机体需要量

与肿瘤放化疗造成的食欲下降及肿瘤消耗有关。

（2）预感性悲哀

与本病预后不良有关。

（3）潜在并发症

肿瘤转移、放化疗引起的骨髓抑制及胃肠道反应等。

【护理措施】

（1）根据肿瘤的部位及影响到的功能障碍，酌情限制患儿的活动方式，注意功能运动时的安全。如出病房检查时防跌倒、滑倒，最好用平车或轮椅运送。

（2）治疗期间评估患儿的身体素质，尤其注意各项检查结果，如贫血较重患儿，以休息为主，合理安排卧床与下地活动时间。

（3）由于患儿处于生长发育阶段，加之肿瘤对身体的侵害及手术和后续化疗的需要，应指导家长给予患儿进食高蛋白、高维生素食物，如瘦肉、鸡、新鲜蔬菜及水果，每日饮水 1500ml 以上。

（4）重视心理护理，加强与患儿及家长的沟通，了解患儿心理状态，减轻心理负担，对患儿及家长的疑问采取有效的应对方式，提高其依从性。

（5）病情观察。观察肿瘤局部有无增大，手术后切口的愈合情况；不明原因的发热；身体其他部位的不适，判断肿瘤有无转移；贫血状态是否改善，及时报告医师，以便及早得到有效治疗。

（6）保持病室的清洁及适宜的温湿度，减少不必要的刺激，注意个人卫生，做好生活护理、避免外伤，保证患儿身心舒适。

（7）若白细胞过低，应采取保护性隔离，注意口腔卫生，少去人员密集的场所，加强手部卫生，以预防感染。

【健康教育】

（1）告知家长坚持巩固治疗，出院后保证休息，适时添减衣服，因化疗后患儿抵抗力低，避免到人员密集的场所，注意个人卫生，预防感冒。

（2）做好饮食护理，注意各营养素均衡摄入，选用高蛋白、高维生素易消化的食物，提高患儿食欲，植物性食物应占每餐的 2/3 以上，植物性食物包括新鲜的蔬菜、水果、豆类和粗粮等，使患儿饮食中的营养及能量能满足机体的需要。

（3）指导家长给患儿按时服药，定期复查血象，定期到医院化疗。

第七节 髓母细胞瘤

髓母细胞瘤是好发于儿童的颅内恶性肿瘤，其发生是由于原始髓样上皮未继续分化的结果。在髓母细胞瘤患者中，儿童约占80%，发病年龄高峰在10岁以前，在8岁以前者约占68.8%，其中6~15岁儿童占所有患者的56%，15岁以下儿童患者中平均发病年龄为7.3~9.1岁。

【临床表现】

髓母细胞瘤的病程较短，近50%患儿病程在1个月内，少数可达数年。首发症状为头痛、呕吐、步态不稳，以后可出现复视、共济失调、锥体束征。侵及脑干者常有复视及多种脑神经障碍。小脑扁桃体疝时常有颈项强直，斜视表现。也可见小脑危象、蛛网膜下腔出血、面瘫等表现。

【辅助检查】

（1）腰椎穿刺

因瘤细胞可脱落播散，故脑脊液瘤细胞检查十分重要。因多数髓母细胞瘤患儿颅内压增高，故术前腰椎穿刺宜慎用，以免诱发脑疝。

（2）头颅X线平片

头颅X线可见颅缝增宽等颅内高压征，肿瘤钙化极为罕见。

（3）CT扫描

可见小脑蚓部或第四室内均匀一致的等密度或稍高密度占位，多与第四脑室底有分界，将脑干向前推移，肿瘤周边环绕有薄的低密度水肿带，明显均匀强化，肿瘤钙化囊变少见。

（4）MRI检查

肿瘤实质部分表现为长 T_1 长 T_2 信号，矢状位可更好地显示肿瘤起源于小脑的蚓部及肿瘤与第四脑室底的关系。

【治疗原则】

手术切除是治疗本病的主要方法，行后正中开颅，应尽可能全切除或近全切除肿瘤，使梗阻的第四脑室恢复通畅。初发的髓母细胞瘤对放疗敏感，但为防止肿瘤的脱落种植转移，通常要做全脑脊髓的放射治疗。化疗对髓母细胞瘤有效，但疗效不长久，尤其采用单一药物的化疗一般疗效不明显，故目前多采用联合用药。

【护理评估】

（1）健康史

了解患儿年龄，有无头痛、呕吐、步态不稳、复视、共济失调、视力减退等症状及出现时间。

（2）身体状况

了解患儿有无生命体征异常，如体温升高、血压下降等。

（3）心理−社会状况

评估家长对疾病的了解程度，对治疗措施、护理知识及预后的认知程度；经济承受能力及是否有焦虑和恐惧情绪。

【护理诊断】

（1）预感性悲哀

与本病预后不良有关。

（2）自理能力下降

与肿瘤压迫脑组织造成的共济失调、复视等有关。

（3）潜在并发症

脑疝、颅内出血。

【护理措施】

（1）颅内高压的观察及处理

髓母细胞瘤发生于颅后窝，对呼吸、循环、意识影响较大。因此需加强巡视，密切观察病情变化，如小儿出现精神差、表情淡漠、反应迟钝、哭闹、不合作、行为异常，或出现头痛、呕吐、体温、脉搏变化，应考虑颅内高压情况，应立即建立静脉通道，报告医师紧急处理，及早遵医嘱应用脱水药。

（2）体位护理

全麻未清醒患儿取健侧卧位，注意固定头部，防止压迫伤口及引流管，并减少肿瘤切除术后的脑干摆动或急剧充血水肿反应。清醒后若血压平稳则抬高床头 15°~30°，以利于手术腔引流，减少头面部水肿。术后翻身动作宜轻稳，保持头、颈和躯干在同一轴线上，避免因变动头部位置引起脑干移位或扭曲而致呼吸骤停。

（3）伤口观察与处理

术后应保持切口敷料清洁干燥，严密观察切口渗血、渗液情况，有渗血、渗液时及时更换外层敷料，擦身时注意避开敷料区域，观察固定胶布有无松动或卷边，并报告医师。

（4）呼吸的观察护理

术后应特别注意呼吸功能的监护，观察呼吸节律、频率、深度及呼吸模式，根据病情每分 1~2L 的氧气吸入，以保持氧饱和度在95%以上。并注意有无皮肤、唇、指（趾）甲发绀等表现。当患儿出现呼吸过快、过慢或呼吸不规则时，要及时寻找原因，积极治疗。如因呼吸道分泌物多、咳嗽反射减弱、排痰不畅导致的呼吸道梗阻，应立即清除口鼻腔分泌物，加大氧流量至每分 2~3L。如痰液黏稠不易吸出或有吸气性呼吸困难等喉痉挛表现，宜早行气管切开，以确保呼吸道通畅。若呼吸浅慢，频率低于 8 次/分，氧饱和度低于 90% 时，应及时采用同步人工呼吸机辅助呼吸。

（5）皮肤护理

因该病病情重，卧床时间长，应予气垫床，保持皮肤清洁干燥，避免潮湿、摩擦及排泄物的刺激，床单位应保持清洁、干燥、平整，对大小便失禁及出汗者，应及时擦洗干净，对干燥皮肤要进行滋润，可用赛肤润一日 2 次喷局部皮肤，每 2 小时轴线翻身拍背 1 次。

（6）休息与口腔护理

保持病室安静，避免嘈杂，保证患儿有足够的休息时间。患儿睡眠时，注意保暖，预防感染，每天进行口腔护理，保持口腔清洁，防止口腔感染。

(7) 饮食护理

患儿一般食欲差，进食难度较大，注意根据患儿的口味调配饮食，宜清淡为主，多吃蔬果，合理搭配膳食，注意营养充足。忌食辛辣、油腻、生冷食物。

(8) 用药护理

术后应遵医嘱予以抗感染、保护胃黏膜、脱水、营养支持等治疗，按药物性质合理安排用药次序，注意配伍禁忌；抗生素输入时间不能过久，防止失效；脱水药掌握一定的速度以发挥其功效；营养药不可在短时间输完；观察药物的作用与机体的改变是否相符；有无药物不良反应。

(9) 心理护理

术后出现急性脑积水时，易发生缄默症，持续时间 6 ~ 67 天，平均 25.4 天。经脱水、激素、营养神经等治疗，一般可以恢复语言功能，也可以自愈，只是时间长短不一。应对家长做好宣教，积极安慰家长，给予心理支持，使家长能够正确面对患儿的疾病。

(10) 放、化疗护理

注意消除患儿紧张心理，并给予饮食调理。消化道反应严重者，可对症处理，遵医嘱给予止吐药或镇静药，密切观察白细胞变化，进行保护性隔离，保护头发，建议患儿戴帽子，包裹头巾。

【健康教育】

(1) 疾病知识指导

①向家长讲解髓母细胞瘤的基本知识，使其了解本病的预后虽差，但只要坚持积极治疗，可以延缓病情进展，提高生活质量，增强家长的治疗信心。

②消除或避免加重病情的各种因素如过度兴奋、剧烈运动等。有规律的作息，保证睡眠充足。

③指导家长正确护理患儿，遵医嘱服药，定期复查，有不适时随时就诊。

(2) 康复指导

吞咽、语言和肢体康复都需要较长时间，鼓励患儿及家长树立信心，克服急于求成心理，循序渐进，坚持锻炼。康复过程中应经常与康复治疗师沟通，以便及时调整训练方法。

第八节　朗格汉斯细胞组织细胞增生症

朗格汉斯细胞组织细胞增生症（LCH）曾命名为组织细胞增生症X，是一组以郎格汉斯细胞异常增生、浸润为基本病理特征的疾病。临床表现多样，多发于小儿，男多于女。传统分型将LCH分为莱特勒-西韦病（LS）、汉-许-克病（HSC）和嗜酸细胞肉芽肿（EGB）3种类型。但各型之间临床表现又可以相互重叠，出现中间型。国际组织细胞协会协作组（WGHS）将朗格汉斯细胞组织细胞增生症归为组织细胞增生症Ⅰ类，以便与单核-巨噬相关性细胞疾病（Ⅱ类，如噬血细胞综合征）及恶性组织细胞病和急性单核细胞白血病（Ⅲ类）相区别。

【临床表现】

（1）骨骼病变

几乎见于所有LCH患者，病灶单发或多发。主要表现为溶骨性损害，可完全修复，不留痕迹。病变局部肿胀、疼痛，一般无发红、发热，轻微外伤后可出现骨折。头颅骨病变最多见，其他长骨和扁骨、骨盆亦常受累。颅骨损害初为包块、质硬，渐变软、有波动感，后形成缺损，与正常骨质分界清晰。颌骨受损可致齿龈肿胀、牙齿松动或脱落。乳突和中耳受侵可出现耳流脓和感染。球后组织受累可致突眼。

（2）皮疹

常见1岁以内的婴儿。多分布于躯干、头颈部，四肢较少。初为红色或棕黄色斑丘疹，继而呈出血样、湿疹样或脂溢性皮疹，而后结痂、脱屑，遗留白斑或色素沉着。皮疹常成批发生，各期皮疹可同时存在。

（3）肝、脾、淋巴结肿大

肝脏受累常有肝功能异常、黄疸、低蛋白血症、凝血酶原时间延长等，严重时可出现肝衰竭。随皮疹消退，肿大的肝、脾、淋巴结可缩小。

（4）肺部浸润

症状轻重不一，常表现为咳嗽，气急，重者出现呼吸困难，甚至呼吸衰竭。可并发肺大疱、气胸、肺气肿等。常合并反复呼吸道感染。

（5）垂体病变

出现多饮、多尿，或尿崩症；生长发育迟缓；年长儿性发育延迟等。

（6）发热

常见于多器官受累的婴幼儿。热型不规则，可呈周期性或持续性高热，无明显中毒症状。发热时常伴皮疹，肝、脾及淋巴结肿大，热退后皮疹多消退、肝、脾、淋巴结亦缩小。

（7）其他

贫血；胃肠道受累时呕吐、腹泻；骨髓受累致血象三少（红细胞、白细胞、血小板）等。

【辅助检查】

（1）血液学检查

LS 患者常呈不同程度的贫血；白细胞计数正常、减少或增多；血小板数正常或减少。HSC 血象改变较 LS 少而轻。EGB 多无血象变化。10%~15%患者骨髓可见组织细胞增多，偶见巨核细胞减少。

（2）X 线检查

LCH 致骨骼呈虫蚀样改变，甚至为巨大缺损，为溶骨性凿穿样损害，形状不规则，呈圆形或椭圆形。脊柱改变多表现为椎体破坏，偶见椎旁脓肿。下颌骨浸润时牙槽硬板及支持骨破坏，出现漂浮齿征象。

（3）病理学检查及免疫组织化学检查

可作皮疹、病灶组织、淋巴结或肝活检。光镜下病变切片可见病理性的郎格汉斯细胞，电镜下有特殊的 Birbeck 颗粒。免疫组化染色主要表达 CD1a 和 S-100 蛋白；α-D-甘露糖酶、ATP 酶和花生凝集素可呈阳性反应；近年发现 Langerin（CD207）是 LCH 细胞的特异性标志。

【治疗原则】

（1）局部治疗

适用于单一病灶。孤立性的骨骼病变可采取手术刮除或切除，比较小的病灶用氢化可的松局部注射亦可取得与手术刮除同样的效果。年龄5岁以下尤其3岁以下的病例易复发或进展，手术后应进行化疗6个月；

年龄大于 5 岁者应密切观察。局限性的皮肤病灶可涂抹激素乳膏，严重者可用氮芥乳膏。

（2）放射治疗

小剂量（4~6Gy）局部照射可控制局限性损害，也适于病变广泛或病变部位不能手术者。

（3）化疗

适用于多部位或多系统受累者。常用泼尼松、长春新碱（长春花碱）、巯基嘌呤（硫鸟嘌呤）、依托泊苷。

【护理评估】

（1）健康史

评估患儿有无免疫缺陷性疾病病史。

（2）身体状况

了解患儿年龄，骨骼损害症状，是否有疼痛及疼痛部位等；周身皮疹情况；呼吸功能受损情况；有无生命体征异常，如体温升高，血压下降等。

（3）心理-社会状况

评估患儿及家长对本病的认知程度及应对能力，家庭、社会的支持程度。

【护理诊断】

（1）有受伤的危险

与溶骨性损害造成的易发骨折、骨缺损有关。

（2）皮肤完整性受损

与疾病造成的广泛皮肤损伤有关。

（3）恐惧

与本病预后不良有关。

（4）潜在并发症

贫血、感染、出血等。

【护理措施】

（1）局部感染的护理

防止感染是保证化疗等各种治疗顺利的保证。对于口腔感染的病例严格进行口腔护理，采用 2%~4% 硼酸水或 1:5000 呋喃西林液洗口腔，用 1% 甲紫涂抹口腔溃疡处。对皮肤损伤和感染的病例应及时换药，清除脓液，促进早期愈合以免导致败血症。同时注意病室定期开窗通风和紫外线消毒，特别是在流感好发季节，应重视室内醋蒸气熏，保持室内空气清新清洁。

（2）出血的护理

护理人员对出血患儿要强调卧床休息，避免各种碰伤，防止发生皮下瘀血，在护理时动作要轻柔，肌内注射或静脉滴注后压迫针眼 5～10 分钟，以免出血。对鼻出血的患儿，及时采用 1∶5000 肾上腺素棉片或 1%麻黄碱棉片塞鼻，严重时及时报告医师，请耳鼻喉科医师会诊处理。对胃肠道出血的患儿应定时测量呼吸、脉搏及血压，并详细记录呕吐、便血的性状及量。对颅内出血的患儿应立刻吸氧，按医嘱给予脱水药及静脉注射 50%葡萄糖等治疗。

（3）化疗药物的护理

①掌握化疗方案、给药途径、密切观察化疗药物的不良反应。鞘内注射时，药物浓度不宜过大，药液量不宜过多，应缓慢推入，术后平卧 4~6 小时以减少不良反应。

②化疗药物渗漏会引起局部疼痛、红肿及组织坏死。因此要保证一次穿次成功，不发生药物外渗。

（4）输血护理

患儿在治疗过程中往往需输血液成分或全血进行支持治疗。输注时应严格输血制度。一般先慢速静脉滴注，观察 15 分钟，若无不良反应，再按患儿年龄、心肺功能、急慢性贫血及贫血程度调整滴速。输血过程中应密切观察输血引起的不良反应。

（5）饮食护理

加强营养，注意饮食卫生，给予高蛋白、高维生素、高热量饮食，鼓励患儿进食。食品食具应消毒，水果应洗净、去皮。

【健康教育】

（1）鼓励患儿注意锻炼身体，增强抗病能力。

（2）告知家长停止化疗后，应定期随访，以便及时发现有无复发征象。

第十六章 危重症患儿的护理

第一节 惊 厥

惊厥是指全身或局部肌群发生不自主的强直性或阵挛性收缩，同时伴有意识障碍。惊厥是儿科常见的急症，以婴幼儿多见，反复发作可引起脑组织缺氧性损害。

【临床表现】

（1）典型表现

突然发作，头向后仰，双眼凝视、斜视或上翻，口吐白沫，牙关紧闭，全身肌肉不自主地强直性或阵挛性抽搐，常伴有不同程度的意识障碍。严重者出现颈强直、角弓反张、呼吸不规则、面部青紫或二便失禁等。惊厥持续时间为数秒至数分钟或更长，发作停止后多入睡。惊厥典型表现常见于癫痫大发作。

（2）局限性抽搐

以新生儿和小婴儿多见，惊厥发作时可以仅出现反复眨眼、咀嚼、一侧面肌或口角抽动或单侧肢体抽动、呼吸暂停、两眼凝视等。

（3）高热惊厥

是指小儿在 6 个月至 4 岁期间，单纯由发热诱发的惊厥。是小儿惊厥常见的原因，多见于急性上呼吸道感染初期，当体温骤升至 $38.5 \sim 40℃$ 或更高时，突然发生惊厥。

（4）惊厥持续状态

是指惊厥持续 30 分钟以上，或两次发作间歇期意识不能恢复者，多提示病情严重，为惊厥的危重型。

【辅助检查】

可根据病情需要选择血常规、尿常规、便常规；脑电图、心电图、B 超、头颅 CT、血生化、脑脊液检查等。

【治疗原则】

（1）控制惊厥发作，寻找和治疗病因，预防再次惊厥发作。

（2）使用镇静止惊药物，如地西泮、苯巴比妥钠、10%水合氯醛、苯妥英钠等。

（3）高热者给予物理或药物降温，脑水肿者可静脉应用甘露醇、呋塞米或肾上腺皮质激素。

【护理评估】

（1）健康史

评估患儿的出生史、喂养史、感染及传染病史；了解患儿有无中毒史、颅脑损伤史、心脏疾病或肾疾病等病史；了解患儿有无既往发作史及发作时是否存在诱因。

（2）身体状况

评估患儿惊厥发作时的表现：意识、发作持续时间、发作频率、间歇期长短、惊厥伴随症状以及发作后的状态。

（3）心理-社会状况

评估家长对该病的认知程度，是否有紧张、恐惧心理，当患儿惊厥发作时，家长是否能采取正确的处理方式。

【护理诊断】

（1）有窒息的危险

与惊厥发作时喉痉挛和不能及时清理呼吸道分泌物有关。

（2）有受伤的危险

与抽搐、意识丧失有关。

（3）体温过高

与感染或惊厥持续状态有关。

（4）潜在并发症

高颅压等。

【护理措施】

（1）预防窒息

①惊厥发作时应就地抢救，立即让患儿去枕仰卧，头偏向一侧，解开衣领。

②清除患儿口、鼻腔分泌物、呕吐物等，保持呼吸道通畅。

(2) 预防外伤

①控制惊厥，遵医嘱给予止惊药物。

②将棉质物放在患儿手中或腋下，防止皮肤摩擦受损。

③在已出牙患儿的上下臼齿之间放置牙垫或压舌板，防止舌咬伤。

④勿强力按压或牵拉患儿肢体，以免骨折或脱臼。

⑤专人守护，移开周围可能伤害患儿的一切物品，床边拉好床栏，防止坠地跌伤。

(3) 体温过高的护理

①密切监测体温变化，高热时给予物理降温或药物降温。

②保持周围环境适宜的温度和湿度。

③鼓励患儿多喝水，保持口腔及皮肤清洁。

(4) 预防并发症

①密切观察患儿体温、脉搏、呼吸、血压、意识及瞳孔的变化，发现异常，及时通报医生，并采取紧急抢救措施。

②注意观察惊厥的类型，如惊厥反复发作或持续时间较长，应警惕有无颅内压增高表现，如患儿出现收缩压升高、脉搏减慢、呼吸节律慢而不规则、双侧瞳孔扩大，则提示颅内压升高，应通报医生，并采取降低颅内压的措施。

【健康教育】

(1) 向家长及患儿讲解本病的病因和诱因及患儿病情，指导家长掌握预防及控制惊厥的方法。

(2) 惊厥发作时要就地抢救，针刺（或指压）人中穴，原地保持安静，以免加重惊厥或造成机体损伤。

(3) 给予患儿及家长心理支持，解除其焦虑和自卑心理，树立其战胜疾病的信心。

第二节　休　克

休克是机体在致病因素作用下，有效循环血量减少，机体失去代偿，重要脏器组织灌流不足，微循环障碍而引起的代谢和细胞受损的病理过程，最终出现多脏器功能衰竭。

【临床表现】

（1）意识模糊，表情淡漠，或烦躁不安，但神志尚清楚。休克晚期可出现昏迷。皮肤和黏膜苍白、潮湿，有时可发绀，肢端湿冷，末梢血管充盈不良，毛细血管充盈时间延长，周围静脉塌陷。

（2）血压变化：在代偿早期，由于周围血管阻力增加，有短暂的血压升高，但舒张压升高更明显，因而脉压缩小（2.7kPa 以下），这是休克早期较为恒定的血压变化。只有失代偿时，才会出现血压下降。

（3）脉搏细弱而快：由于血容量不足，回心血量下降，心率代偿性增快，以维持组织灌流，但每次心排出量甚少。以后由于心肌缺氧、收缩乏力，致脉搏无力细如线状，桡动脉、足背动脉等周围动脉搏动摸不清。

（4）呼吸快而深：是缺氧和酸中毒的代偿表现。早期尚可有呼吸性碱中毒。除胸部损伤或并发心、肺功能衰竭外，呼吸困难者少见。

（5）尿量减少：早期为肾前性，反应血容量不足、肾血液灌流不良；后期可能是肾实质性损害引起的肾性尿量减少。

（6）中心静脉压变化：低血容量休克时中心静脉压降低，心源性休克时中心静脉压可升高。

（7）心排出量下降，肺动脉压、肺动脉楔压升高。

【辅助检查】

血常规、尿常规、血生化检查、血气分析、凝血功能、胸部 X 线检查、心电图、超声心动图、微循环灌注情况检查、血流动力学监测等。

【治疗原则】

治疗应为综合性的，在治疗原发病基础上，针对休克的病理生理改变补充血容量，纠正酸中毒，调整血管舒缩功能，防止微循环瘀滞及维护重要器官。应遵循个体化原则，并不断进行评估修正治疗方案。

【护理评估】

（1）健康史

评估患儿有无急性失血、失液、过敏、严重感染、心肺脑疾病、精神创伤等病史。

（2）身体状况

评估患儿的生命体征、意识状态、组织灌流情况；评估有无并发症表现，如 DIC、呼吸衰竭、心力衰竭、肾衰竭等。

（3）心理-社会状况

评估患儿及家长对本病的认知程度，能否正确配合治疗，家长能否给患儿以科学的护理。

【护理诊断】

（1）气体交换受损

与缺氧、呼吸型态改变有关。

（2）多脏器功能损害

与组织灌流不足、微循环障碍引起的代谢和细胞受损有关。

（3）体温异常

与感染、组织灌流不足有关。

（4）有感染的危险

与抵抗力下降、侵入性治疗有关。

（5）恐惧

与病情危重有关。

【护理措施】

（1）急救护理

1）患儿平卧位，下肢略抬高，以利于静脉血回流。如有呼吸困难可将头部和躯干适当抬高。给予吸氧，必要时人工辅助通气。

2）保持呼吸道通畅，尤其是休克伴昏迷者。方法是将患儿颈部垫高，下颌抬起，使头部后仰，同时偏向一侧，以防呕吐物和分泌物误吸入呼吸道。

3）补充血容量，及时恢复血流灌注是抗休克的基本措施。必须迅速建立1~2条静脉输液通道，快速输入2:1等张含钠液扩容，并同时采血配血。纠正酸中毒，保持水、电解质平衡。

4）注意患儿的转运。对休克患儿搬运越轻越少越好，尽可能就地抢救。在运送途中，应有专人护理，随时观察病情变化，并做好急救准备。

5）对症措施。活动性大出血者要准确止血；骨折部位要稳妥固定，并予止痛；软组织损伤应予包扎，防止污染；呼吸道梗阻者需行气管切开。

6）做好手术患儿的术前准备，包括纠正水与电解质紊乱和低蛋白血症；补足血容量；全面了解内脏功能。还要充分估计术中可能发生休克的各种因素，采取相应的预防低血容量休克的措施。

（2）一般护理

1）注意给体温过低的休克患儿保暖，盖上被、毯。高热的感染性休克患儿应给予降温。

2）禁食期间，由静脉供给全胃肠外营养，以后根据病情逐渐供给胃肠内营养。

3）应用血管活性药物时应保持匀速输入，并观察药物的疗效与不良反应。

4）对年长患儿做好心理上的安抚，休克患儿的意识常是清醒的，对突然的病情变化可产生不同的心理效应，如害怕、恐惧、焦虑等，这些反应与休克之间会形成负反馈的恶性循环。护士要选择适当的语言来安慰患儿，耐心解释有关病情变化，以稳定患儿情绪，减轻患儿痛苦。同时做好患儿家长或陪伴人员的安慰工作。

（3）治疗过程中可能出现的情况及应急措施

1）症状体征的观察：严密观察患儿的脉搏、血压、呼吸及尿量等情况，并随时记录。要特别观察患儿的精神状态，因为精神状态可反映患儿的中枢神经系统尤其是脑的血液灌注量与供氧量，对病情的判断具有整体性意义。

2）并发症的观察

①DIC：顽固性低血压，皮肤发绀或广泛出血，甲床微循环瘀血，血

管活性药物疗效不佳，常与器官衰竭并存。

②急性呼吸功能衰竭：吸氧难以纠正的进行性呼吸困难，进行性低氧血症，呼吸急促，发绀。

③急性心力衰竭：呼吸急促、发绀、心率加快、心音低钝、可有奔马律、心律不齐。肢端发凉，中心静脉压及肺动脉楔压升高，严重者可有肺水肿表现。

④急性肾衰竭：少尿或无尿、氮质血症、高血钾等水、电解质和酸碱平衡紊乱。

⑤其他表现：脑供血不足可有意识障碍。肝衰竭可出现黄疸，血胆红素增加，由于肝脏具有强大的代偿功能，肝性脑病发病率并不高。胃肠道功能紊乱常表现为腹痛、消化不良、呕血和黑便等。

【健康教育】

（1）耐心做好家长的病情解释工作，让家长了解患儿的病情，检查与治疗的目的、意义、注意事项，使家长配合治疗。

（2）指导家长做一些基本的护理如给患儿适当的保温，保持合适的体位。在适当时候对家长进行儿童意外防范、紧急事件处理方面的指导。

第三节 急性颅内压增高症

急性颅内压增高症是一种常见的神经系统危急综合征，是由多种原因引起脑实质和（或）颅内液体量增加导致颅内压力超过正常，重者迅速发展成脑疝而危及生命。

【临床表现】

（1）头痛

①常表现为广泛性、持续性疼痛，晨起为重，咳嗽、用力排便或头部位置改变时头痛加剧。

②婴儿不会诉说头痛，常表现为烦躁不安、尖叫、拍打头部，新生儿表现为睁眼不睡及尖叫。

（2）呕吐

①常在清晨空腹时或于剧烈头痛时出现，晨起明显，多呈喷射性呕吐。

②一般不伴恶心，且与饮食无关。

（3）眼征	（4）意识障碍
患儿有复视、落日眼、视觉模糊、偏盲甚至失明等。	早期出现表情淡漠、反应迟钝、嗜睡或躁动，以后可发生昏迷。

（5）头部体征

婴儿可见前囟紧张、隆起、失去正常搏动，颅缝裂开等。

（6）生命体征改变

①在颅内压急剧增高时可出现血压先升高，脉搏变慢，呼吸变慢且不规则。

②若不能及时治疗，可发生脑疝。

③体温调节中枢受累可出现高热。

（7）抽搐

可出现频繁的抽搐，表现为局限性、全身性抽搐或抽搐持续状态。

（8）脑疝

①小脑幕切迹疝表现为四肢肌张力增高，意识障碍加深，患侧瞳孔先缩小继而扩大，对光反射减弱或消失，两侧瞳孔不等大。另外，可出现对侧肢体瘫痪，锥体束征阳性，呈去大脑强直，频发惊厥。

②枕骨大孔疝表现为颈项强直，四肢强直性抽搐，中枢性呼吸衰竭或呼吸骤停，双侧瞳孔先缩小后扩大、眼球固定、昏迷加深。

【辅助检查】

（1）常规检查

血、尿、便常规检查及肝、肾功能等检查，以确定相应的病因。

（2）腰椎穿刺

用以确定炎症、出血、肿瘤或颅内其他病变。疑有颅内高压者腰穿应慎重，以免诱发脑疝。需进行腰椎穿刺以明确诊断者，术前应给予甘露醇，术中控制脑脊液滴速及量。脑脊液除常规检查外应做细胞学检查以除外肿瘤。

（3）影像学检查

B型超声波检查可发现脑室扩大、脑血管畸形及占位性病变；CT、MRI 成像、脑血管造影有助于颅内占位性病变的诊断。

（4）眼底检查

可见视盘水肿、视网膜水肿、视神经萎缩等改变。

【治疗原则】

（1）急诊处理

疑有脑疝时需进行气管插管保持呼吸道通畅，以气囊通气或呼吸机控制呼吸，控制 $PaCO_2$ 在较低水平。快速注入 20% 甘露醇。有脑干受压表现者，行颅骨钻孔减压术，或作脑室内或脑膜下穿刺以降低颅内压。

（2）脱水疗法

首选甘露醇 0.5~1g/kg 快速静脉注入，根据病情需要 4~8 小时重复一次。重症患儿可使用利尿剂如呋塞米 0.5~1mg/kg 静脉注射，可在两次应用脱水剂之间或与脱水剂同时应用，也可给予肾上腺皮质激素如地塞米松 0.2~0.4mg/kg，每日 2~3 次，连用 2~3 天。

（3）对症治疗

如改善通气、抗感染、纠正休克与缺氧、消除颅内占位性病变等。对躁动或惊厥者，给予地西泮。为减少惊厥对脑细胞的损害可采用亚冬眠疗法或头置冰帽，使体温控制在 33~34℃。应用脱水剂时应注意补充清蛋白、血浆，以维持血浆胶体渗透压。

【护理评估】

（1）健康史

评估患儿有无脑炎、重症肺炎、中毒型痢疾等严重感染性疾病；有无窒息、CO 中毒、休克等脑缺氧病史；有无颅内出血、占位、脑积水等颅内病变。

（2）身体状况

评估患儿有无头痛、呕吐、前囟隆起等颅内压增高表现；评估患儿的生命体征、意识、瞳孔有无改变；有无惊厥、脑疝表现等。

（3）心理-社会状况

评估患儿及家长对本病的认知程度，能否正确配合治疗抢救与护理，家长能否正确照护患儿。

【护理诊断】

（1）头痛

与颅内压增高有关。

（2）有窒息的危险

与意识障碍有关。

（3）潜在并发症

脑疝、呼吸骤停。

【护理措施】

（1）一般护理

抬高床头 30° 左右，使头部处于正中位以利颅内血液回流，疑有脑疝时以平卧为宜，但要保证气道通畅。保持患儿绝对安静，避免躁动、剧烈咳嗽，检查和治疗尽可能集中进行。护理患儿时要动作轻柔，不要猛力转动患儿头部和翻身。

（2）气道管理

根据病情选择不同方式供氧，保持呼吸道通畅，及时清除气道分泌物，以保证血氧分压维持在正常范围。备好呼吸器，必要时人工辅助通气。

（3）用药护理

按医嘱要求调整输液速度，按时应用脱水剂、利尿剂等以减轻脑水肿。静脉使用镇静剂时速度宜慢，以免发生呼吸抑制。注意观察药物的疗效及不良反应。

（4）病情观察

严密观察病情变化，定时监测生命体征、瞳孔、肌张力、意识状态等。若有脑疝迹象，立即通知医师，并配合抢救。

【健康教育】

（1）向家长介绍患儿的病情及预后，安慰、鼓励他们，树立治疗信心。

（2）解释保持安静的重要性及头肩抬高的意义，以取得家长的合作。

（3）查找病因作好相应的保健指导。

第四节　急性呼吸衰竭

急性呼吸衰竭（AFR）简称呼衰，是指各种呼吸中枢或（和）呼吸道的疾病导致的呼吸功能障碍，出现低氧血症或低氧血症伴高碳酸血症，并引起一系列生理功能变化和代谢紊乱的临床综合征，为儿科常见的急症之一。

【临床表现】

（1）呼吸系统症状

①周围性呼吸衰竭：主要表现为呼吸频率改变（早期呼吸增快，之后呼吸无力及缓慢，逐渐呼吸停止）及辅助呼吸肌活动增强（三凹征和鼻翼扇动）。上呼吸道梗阻以吸气性呼吸困难为主，下呼吸道梗阻以呼气性呼吸困难为主，肺内病变则表现为混合性呼吸困难。

②中枢性呼吸衰竭：主要表现为呼吸节律不齐。早期多为潮式呼吸，晚期出现叹息样呼吸、抽吸样呼吸、双吸气、下颌呼吸、呼吸暂停等。

（2）低氧血症和高碳酸血症表现

①发绀：一般 $SaO_2 < 80\%$ 时出现发绀，以唇、口周、甲床等处明显。

②循环系统：心率先增快后减慢，血压先升高后降低，严重时可出现心律失常。

③神经系统：可出现烦躁、淡漠、嗜睡、意识模糊等，严重者可有昏迷、惊厥及颅内压增高和脑疝表现。

④泌尿系统：出现少尿或无尿，尿中可有蛋白、红细胞、白细胞及管型，甚至可出现肾衰竭。

⑤消化系统：食欲缺乏、恶心、腹胀，严重者出现消化道出血、肝功能受损。

⑥毛细血管扩张症状：四肢暖、口唇及皮肤红、眼结膜充血等。

【辅助检查】

（1）动脉血血气分析为重要诊断依据。测定 PaO_2、$PaCO_2$、SaO_2、pH、SB、BE、BB，以判断呼吸衰竭类型、呼吸衰竭程度及酸碱平衡紊乱程度。

（2）为明确原发病，可行血常规、脑脊液、胸片、头颅 CT 等相应检查。

【治疗原则】

（1）保持呼吸道通畅，改善缺氧和促进二氧化碳排出。

（2）及时行气管插管或气管切开，进行机械通气。

（3）纠正水、电解质及酸碱平衡紊乱。

（4）维持心、脑、肾等重要器官的功能。

（5）积极治疗原发病及防治感染。

【护理评估】

（1）健康史

评估患儿有无颅内感染、颅内出血、中毒等脑损伤病史；有无喉炎、肺炎、哮喘、气道异物、重症肌无力等呼吸器官/呼吸肌病变。

（2）身体状况

评估患儿的原发病表现；有无呼吸困难、呼吸节律、频率的改变；有无低氧血症表现，如发绀、三凹征、烦躁不安、尿量减少、恶心腹胀等表现；有无多汗、皮肤潮红、脉速等高碳酸血症表现。

（3）心理-社会状况

评估患儿及家长对本病情的认知程度，能否配合治疗与正确护理。

【护理诊断】

（1）气体交换受损

与肺通气和换气功能障碍有关。

（2）自主呼吸受损

与呼吸肌麻痹及呼吸功能衰竭有关。

（3）潜在并发症

电解质紊乱、酸碱平衡失调。

（4）恐惧

与病情危重有关。

【护理措施】

（1）恢复自主呼吸功能

1）保持呼吸道通畅

清除分泌物，改善呼吸功能。痰液潴留、黏膜肿胀和支气管痉挛是导致呼吸道梗阻的 3 个重要因素，呼吸道梗阻又可造成和加重呼吸衰竭，因此，应对患儿进行翻身、拍背、吸痰、湿化和雾化吸入等护理。

2）合理给氧

主张低流量持续给氧，以吸入温湿化氧气为宜，给氧可以提高血氧分压和氧饱和度。根据不同情况选择吸氧方式，一般采用鼻导管、头罩或面罩给氧。中度缺氧吸氧浓度 30%~40%，重度缺氧为 50%~60%，吸纯氧不超过 6 小时，以免发生氧中毒，并根据血气结果，调整吸氧浓度，使 PaO_2 维持在 65~85mmHg（8.7~11.3kPa）为宜。

（2）人工辅助呼吸

1）人工呼吸

对病情紧急，呼吸即将停止或已经停止且不具备抢救条件者，应立即实行心肺复苏术，采取口对口人工呼吸，婴儿呼吸频率为 30~40 次/分，儿童 18~20 次/分，同时应尽快清理呼吸道。

2）气管插管

只适用于昏迷、吞咽肌麻痹、痰液不能排出者，或在病情紧急时，作为气管切开前的过渡手段。

①根据患儿年龄选择适宜的插管，顶端相当于第 2 胸椎水平，管径可按内径（mm）：（年龄/4+4）大小进行计算。

②插管前要求护士准备好全套气管插管用具，先抽空胃内容物，防止因呕吐而进入气管。

③插管时应密切监测患儿呼吸、循环等情况，以防发生意外。

④插管后应用面罩加压给氧，定时吸痰（每小时 1 次），使气管和导管通畅，同时应观察两侧胸廓起伏大小，两肺呼吸音听诊是否相同。

一般经鼻腔插管 2~5 天，经口腔插管不宜超过 48 小时，以免引起喉头水肿。

3）气管切开

严重缺氧或二氧化碳潴留，经内科处理无效者，或气管插管时间过久，而病情不见好转者，应做气管切开。气管切开后护理是抢救成功与否的关键。

①护理中注意气道湿化，每隔 0.5~1 小时向气管内滴入少量生理盐水，每天雾化吸入 2~4 次。

②定期吸痰、勤翻身、拍背，以免痰堵塞气管造成肺不张。吸痰前最好先吸氧，每次吸痰时间不宜超过 15 秒，以免造成缺氧。

③护理中应严格实行消毒隔离及无菌操作，动作轻柔，防止损伤和继发感染。

4）使用人工呼吸机

①护士应明确使用机械通气的指征：吸入 60%氧时，$PaO_2 < 50mmHg$（6.7kPa）或 $TcSO_2 < 85\%$；$PaCO_2 > 60~70mmHg$（8~9.33kPa），伴 pH < 7.25；严重或药物治疗无效的呼吸暂停，具备任意一项即可应用。

②专人监护：根据血气结果按医嘱调整各项参数，每小时检查呼吸机各项参数是否与要求一致；注意观察患儿生命体征、胸廓起伏、面色和循环；注意通气是否适当，防止通气不足或通气过度导致呼吸性或代谢性碱中毒；注意防止导管脱落、堵塞和气胸发生；定时为患儿翻身、拍背、吸痰，促进痰液引流、保持呼吸道通畅；若患儿有自主呼吸，应观察是否与呼吸机同步，否则应进行调整。

③防止继发感染：做好病室空气和地面的消毒，减少病原体污染开放的管道；定期清洁及更换气管内套管、呼吸管道、湿化器等物品，每天更换加温湿化器滤纸，雾化液要新鲜配制；限制探视人数，医护人员接触患儿前后应洗手；做好口腔和鼻腔护理。

④做好撤离呼吸机的护理：根据病情逐渐降低呼吸机参数，锻炼和增强自主呼吸，逐步撤离呼吸机。撤离呼吸机指征：患儿病情改善，呼吸循环系统功能稳定；能维持自主呼吸 2~3 小时无异常；吸入 50%氧时，$PaO_2 > 50mmHg$，$PaCO_2 < 50mmHg$（6.7kPa）。

（3）心理护理

关心体贴患儿，向家长介绍患儿的病情，帮助调整心理状态和树立信心，使患儿及其家长减轻恐惧心理，取得合作。

【健康教育】

（1）教给患儿家长基本护理知识，如呼吸道、体位的护理方法，协助患儿日常生活护理等。

（2）指导家长观察生命体征、发绀、神志、瞳孔变化等。

（3）呼吸衰竭缓解后指导家长做好预防，积极治疗原发病，并针对不同病因进行相应的健康指导。

第五节　充血性心力衰竭

充血性心力衰竭简称心衰，是指心脏泵血功能（心肌收缩或舒张功能）下降，使心排血量不能满足全身组织代谢的需要，组织器官血液灌注不足，同时出现肺循环和（或）体循环瘀血的一种临床综合征。心力衰竭是小儿时期常见的危重症之一，1岁以内发病率最高，其中以先天性心脏病引起者最多见。

【临床表现】

（1）心脏表现

心率增快，婴儿>180次/分，幼儿>160次/分；心音明显低钝或出现奔马律。

（2）呼吸表现

呼吸困难、青紫突然加重，呼吸增快，>60次/分。

（3）肝脏增大

肝脏在短期内较前迅速增大1.5cm以上或在肋下3cm以上。

（4）其他表现

烦躁不安，面色苍白或发灰；尿少，下肢水肿；颈静脉怒张，肝颈静脉回流征阳性。

【辅助检查】

（1）胸部X线检查

心影呈普遍性扩大，搏动减弱，肺纹理增多，肺门或肺门附近阴影增加，肺部淤血。

(2) 心电图检查	(3) 超声心动图检查
不能明确有无心衰，但有助于病因诊断及指导洋地黄的应用。	可见心室和心房腔扩大，M 型超声显示心室收缩的时间间期延长，射血分数降低；心脏舒张功能不全时，二维超声对诊断和病因判断有帮助。

【治疗原则】

去除病因，改善心功能，消除水、钠潴留，降低氧耗和纠正代谢紊乱。

(1) 一般治疗

卧床休息、限制水钠摄入、控制输液速度、镇静、给氧等。

(2) 洋地黄治疗

洋地黄能增强心肌收缩力，减慢心率，从而增加心搏出量，改善心功能。病情较重或不能口服者可选用毛花苷 C（西地兰）或地高辛静注，首次给洋地黄化总量的 1/2，余量分 2 次，每隔 4~6 小时给 1 次，多数可于 8~12 小时内达到洋地黄化。能口服者给予地高辛口服，首次给洋地黄化总量的 1/3 或 1/2，余量分 2 次，每隔 6~8 小时给 1 次。洋地黄化后 12 小时开始给予维持量，按洋地黄化总量的 1/5 分 2 次口服，疗程视病情而定。

(3) 利尿剂	(4) 血管扩张剂
能促进水、钠排出，减轻心脏负荷，改善心功能。急性心衰或肺水肿选用快速强效利尿剂如呋塞米、利尿酸；慢性心衰一般联合应用噻嗪类（如氢氯噻嗪）和保钾利尿剂（如螺内酯、氨苯蝶啶）。	能扩张小动脉和小静脉，降低心脏前后负荷，增加心搏出量，降低心室充盈压，使肺充血症状缓解。常用药物有卡托普利、硝普钠、酚妥拉明等。

【护理评估】

（1）健康史

评估患儿有无先天性心脏病、心肌炎、心内膜弹力纤维增生症等心脏疾病；有无肺炎、支气管哮喘、严重贫血、电解质紊乱和酸中毒、甲状腺功能亢进等可能导致心衰的疾病。

（2）身体状况

评估患儿的心率、呼吸有无异常增快，有无肝脏迅速增大，有无心律失常，意识状态有无改变，尿量是否减少等。

（3）心理-社会状况

评估患儿及家长对本病的认知程度，能否正确积极配合抢救及护理。

【护理诊断】

（1）心输出量减少

与心肌收缩力下降有关。

（2）活动无耐力

与心排血量减少致组织缺氧有关。

（3）体液过多

与静脉回流受阻及体内水、钠潴留有关。

（4）气体交换受损

与肺淤血和肺水肿有关。

（5）恐惧

与病情危重有关。

（6）潜在并发症

洋地黄中毒。

【护理措施】

（1）减轻心脏负担，改善心功能

①休息：保持安静，避免烦躁、哭闹，减少不良刺激，必要时应用镇静药。体位宜抬高头肩 $15° \sim 30°$ 斜卧，严重者可取半卧位或坐位。心衰Ⅰ度可起床活动，增加休息时间；心衰Ⅱ度限制活动，延长卧床时间；心衰Ⅲ度绝对卧床。

②限制水、钠摄入量，控制输液速度：低盐饮食，每日钠盐 $0.5 \sim 1g$；液体入量每日宜控制在 $60 \sim 80ml/kg$，张力为 $1/5$；输液速度宜慢，以每小时 $<5ml/kg$ 为宜。

③少量多餐，防止过饱，并保持排便通畅。

④遵医嘱应用洋地黄制剂、利尿剂及血管扩张剂：注意观察用药效果及不良反应，有无洋地黄中毒表现、电解质紊乱、血压降低等。

（2）给氧

呼吸困难、发绀者给予吸氧。急性肺水肿时应吸入 20%～30%乙醇湿化的氧气。

（3）密切观察病情

监测生命体征变化；详细记录出入量，定时测量体重，了解水肿情况。

（4）防止洋地黄中毒反应的护理

①使用前应详细询问近期内是否用过洋地黄制剂以及方法、用量。

②新生儿、早产儿肝肾功能不完善，剂量宜偏小（按婴儿剂量减少1/3～1/2）；心肌炎、低血钾、肾功能不全、贫血、甲状腺功能减退等对洋地黄较敏感，易发生中毒，剂量也应偏小。

③严格按剂量服药，为保证剂量准确，静脉用药时用 1ml 注射器抽取药液。

④每次给药前应测量脉搏和心率，新生儿<120 次/分，婴儿<100次/分，幼儿<80 次/分，学龄儿童<70 次/分时应停止用药。

⑤密切观察中毒反应：若患儿出现心律失常、心率减慢；食欲缺乏、恶心、呕吐、腹泻；头晕、嗜睡、昏迷、视物模糊等时，提示出现洋地黄中毒，应及时报告医生，并立即停用洋地黄制剂及排钾利尿剂，及时补充钾盐。

⑥用药期间应多进食含钾丰富食物，钙对洋地黄有协同作用，应避免使用。

【健康教育】

（1）向患儿及其家长介绍心衰的原因及防治措施，指导家长对脉搏、呼吸、面色、尿量、水肿等进行观察，根据不同病情制定适当的休息及生活方式。

（2）心衰缓解后指导患儿家长做好预防，积极治疗原发病，并针对不同病因进行相应的健康指导。

（3）对患儿和家长给予心理支持，减少焦虑和恐惧，使他们较好地配合治疗。

第六节　心跳呼吸骤停

心跳呼吸骤停（CPA）是指患儿突然呼吸停止、心脏停搏，意识丧失或抽搐，脉搏消失，血压测不出，是儿科危重急症。心电图显示等电位线、心电机械分离或心室纤颤。此时患儿面临死亡，如能及时发现和实行心肺复苏术（CPR），往往可起死回生。

【临床表现】

（1）突然神志丧失，出现昏迷、抽搐，面色苍白或青紫。
（2）大动脉（颈动脉、股动脉）搏动消失，血压测不出。
（3）呼吸、心跳相继停止，呼吸音、心音消失。
（4）瞳孔散大，对光反射消失。

【辅助检查】

心电图可见心动过缓、室性心动过速、心室颤动和心脏停搏等。

【治疗原则】

对心跳呼吸骤停的患儿，现场抢救十分必要，必须争分夺秒实施现场心肺复苏抢救，保持呼吸道通畅，按建立人工循环和呼吸的顺序进行，以保证心、脑等重要脏器的血液灌流和供氧，促进心跳和呼吸恢复，常用药物有肾上腺素、阿托品、利多卡因、异丙肾上腺素、钙剂、脱水剂等。

【护理评估】

（1）健康史	（2）身体状况
评估患儿有无窒息、心脏病、意外损伤、感染、药物中毒和过敏史，密切观察患儿的生命体征。	重点评估患儿有无突然呼吸、心脏骤停，脉搏消失，血压测不出、意识丧失或抽搐等表现。

(3) 心理-社会状况

评估患儿家长对本病的认知程度，能否正确积极配合抢救。

【护理诊断】

(1) 急性意识障碍

与呼吸循环衰竭、脑缺氧有关。

(2) 有外伤的危险

与现场抢救、人工呼吸操作不当有关。

(3) 有感染的危险

与免疫功能下降或长期机械呼吸有关。

(4) 恐惧

与死亡的威胁有关。

【护理措施】

(1) 心肺复苏

《2010年美国心脏病协会心肺复苏及心血管急救指南》将生存链更改为立即识别心脏停搏、激活急救系统，尽早实施 CPR（建立循环、开放气道、建立呼吸），快速除颤，有效地进行高级生命支持、综合的心脏停搏后治疗。

1）循环支持（circulation C）：在确定患儿无意识、无脉搏后或新生儿心率<60 次/分、婴幼儿心率<60 次/分伴有灌注不良者，应给予胸外心脏按压。

胸外心脏按压的方法：

①对新生儿或小婴儿按压时可用一手托住患儿背部，将另一手中指和环指置于乳头连线下一指处进行按压，或双手掌及四手指托住两侧背部，双手拇指在胸骨中 1/3 处按压。

②对于 1~8 岁的患儿，可用一只手固定患儿头部，以便通气；另一手的手掌根部置于胸骨下半段，手掌根的长轴与胸骨的长轴一致，按压胸骨下 1/3 处。

③对于 8 岁以上的年长儿，应将患儿置于硬板上，将一手掌根部交叉放在另一手背上，垂直按压胸骨下 1/3 处。

每次按压时间与放松时间之比为 1:1，按压深度至少为胸部前后径的 1/3，频率至少为 100 次/分。胸外心脏按压与呼吸之比，新生儿为 3:1，婴儿及儿童为 30:2 或 15:2 （两名医务人员实施复苏）。

按压后 2 分钟判断有无改善，观察颈动脉、股动脉搏动，瞳孔大小及皮肤颜色等。在临床上触及大动脉搏动提示按压有效。

2）保持呼吸道通畅（airway A）：去枕取仰卧位，肩背部稍垫高，使头颈伸展，气管伸直，用托下颌法（颈椎损伤者）或仰头抬颏法避免舌根后坠，迅速清除口、咽和气管内分泌物。

3）建立呼吸（breathing B）：气道通畅后仍无自主呼吸时立即做人工呼吸。常用方法有：

①口对口人工呼吸：如为婴幼儿，可用嘴完全覆盖口鼻吹气，吹气时间与排气时间之比为 1:2。呼吸频率儿童为 18~20 次/分，新生儿为 30~40 次/分。吹气时用力不要过猛，以防肺泡破裂。

②使用人工呼吸器械：可用复苏器接口罩，口罩需与患儿面部呈密闭状态，也可气管插管后接复苏器或呼吸机。

4）快速除颤：在复苏过程中出现心室颤动、室性心动过速和室上性心动过速时，可用电击除颤复律。

5）药物治疗：根据心脏停搏的类型选择促进心跳呼吸恢复的药物，由静脉或气管内注射复苏药物。药物治疗不能代替心脏按压和人工呼吸。

①心脏停搏：可选用 1:10000 肾上腺素，首剂 0.1ml/kg（0.01mg/kg），静脉注射、髓腔内给药或气管内滴入，第二剂同第一剂给药，也可用 1:1000 肾上腺素 0.1~0.2mg/kg 每隔 3~5 分钟给药 1 次。

②室性心动过速：可选用利多卡因静脉注射，初次剂量为 1mg/kg，在 1~2 分钟内注射完毕。如一次静脉注射无效，可每隔 5 分钟重复注射一次，直到心动过速停止或在 20 分钟内总量已达 5mg/kg 为止。根据病情可继以每分钟 20~50μg/kg 速度滴注。

③心动过缓：可选用阿托品 0.01~0.02mg/kg 静脉注射每隔 5 分钟给 1 次，最大给药量儿童 ≤1mg，青少年 ≤2mg，也可用肾上腺素。

（2）复苏后的监测与护理

1）循环系统的监护：每 15 分钟监测脉搏、血压和心率一次。密切观察皮肤、口唇的颜色，四肢的温度，指（趾）甲的颜色及静脉充盈等末梢循环情况。若患儿出汗或大汗淋漓、烦躁不安、四肢厥冷应考虑出现休克。

2）呼吸系统监护：定时翻身、拍背、湿化气道、排痰，按医嘱应用抗生素。应用呼吸机患儿应加强护理密切观察。若患儿出现呼吸困难、鼻翼扇动、呼吸频率、节律明显不正常，应考虑出现呼吸衰竭。

3）脑缺氧的监护：复苏后密切观察患儿的神志、瞳孔变化及肢体的活动情况，遵医嘱及早应用低温疗法及脱水剂，严密观察血容量及电解质的变化，若患儿表情淡漠、嗜睡、发绀，说明脑缺血、缺氧；如瞳孔缩小，对光反射恢复，角膜反射、吞咽反射、咳嗽反射等逐渐恢复，说明复苏好转。

4）肾功能监护：使用血管活性药时每小时测尿量 1 次，密切观察尿的颜色及比重。

5）防止继发感染：保持室内空气新鲜，注意患儿及室内清洁卫生；注意无菌操作；勤翻身拍背；注意口腔及眼护理。

【健康教育】

（1）告知患儿家长出现心跳呼吸骤停的原因及抢救后可能出现的病情变化，向家长宣教要密切配合医护人员救治，共同争取尽可能好的预后。

（2）指导家长在复苏后给患儿正面情绪影响，积极治疗原发病，做好营养饮食护理、个人卫生护理，避免感染，做好功能锻炼，促进患儿早日康复。

第七节 急性肾衰竭

急性肾衰竭（ARF）简称急性肾衰，是指由多种原因引起的肾功能在短期内急剧下降或丧失，导致患儿体内代谢产物堆积，出现氮质血症、水及电解质紊乱和代谢性酸中毒等症状的临床综合征。

【临床表现】

根据尿量多少，可分为少尿型肾衰及非少尿型肾衰，以前者多见。少尿型肾衰表现为急性肾衰竭伴少尿或无尿，非少尿型肾衰血中尿素氮、肌酐迅速升高，而不伴有少尿表现。少尿型肾衰一般分为以下 3 期：

（1）少尿期

尿量急剧减少，甚至无尿。少尿一般持续 7~14 天，持续 2 周以上或在病程中少尿与无尿间歇出现者预后不良。如不采取透析治疗，大部分患儿死于少尿期。少尿期主要表现为：水钠潴留、电解质紊乱、代谢性酸中毒、氮质血症、高血压、感染。

（2）利尿期

此期出现进行性尿量增多。利尿持续时间不等，一般为 1~2 周，部分患儿可达 1~2 个月。此期血尿素氮和肌酐仍可上升，由于大量排尿，此期可发生低钾血症、低钠血症及脱水。此外，易发生感染、心血管并发症和上消化道出血等。

（3）恢复期

利尿期以后肾功能逐渐恢复，血尿素氮及肌酐逐渐恢复正常，而肾浓缩功能需数月才能恢复正常，少数患儿留有不可逆的肾功能损害。此期患儿体质仍较弱，多有消瘦、营养不良、贫血和免疫功能低下等。

【辅助检查】

（1）尿液检查

测定尿比重、尿渗透压、尿肌酐等。

（2）血生化检查

监测电解质浓度变化及血肌酐和尿素氮。

（3）影像学检查

腹部平片、超声波、CT、磁共振等，可了解肾脏大小、形态、血管及输尿管、膀胱等情况，也可了解肾小球、肾小管功能。

（4）肾活检

是明确肾病理变化的最可靠手段。

【治疗原则】

去除病因，积极治疗原发病，减轻症状，改善肾功能，防止并发症的发生。

（1）少尿期治疗

重点是去除病因和治疗原发病，纠正水、电解质紊乱和酸碱平衡失调，控制氮质血症，供给足够的营养。

①去除病因和治疗原发病：肾前性肾衰及时纠正全身循环血流动力学障碍；避免接触肾毒性物质；密切监测尿量及肾功能变化；控制感染。

②严格控制水、钠摄入：每日液量＝尿量＋不显性失水＋显性失水（呕吐、粪便、引流量等）－内生水。无热患儿不显性失水按 300ml/$(m^2 \cdot d)$ 计算，体温每升高 1℃不显性失水增加水 75ml/$(m^2 \cdot d)$。内生水在非高分解代谢状态为 250～350ml/m^2。所用液体均为非电解质液。

③饮食和营养：选择高糖、低蛋白、高维生素的饮食，足够的热量。每日供给热量 50～60cal/kg（210～250J/kg），蛋白质以 0.5g/kg 为宜。蛋白质应以优质动物蛋白为主，脂肪占总热量的 30%～40%。

④纠正电解质紊乱：处理高钾血症、低钠血症、低钙血症、高磷血症等。

⑤纠正代谢性酸中毒：轻症一般无需处理。当血浆 HCO_3^- <12mmol/L 或动脉血 pH<7.2 时，给碱性药物。

⑥透析治疗：凡上述保守治疗无效者，均应尽早进行透析。根据具体情况可选用血透或腹透。

（2）利尿期治疗

注意监测尿量、电解质和血压的变化，及时纠正水、电解质紊乱。在利尿早期需限制蛋白质摄入，当血浆肌酐接近正常水平时，应增加饮食中蛋白质的摄入量。

（3）恢复期治疗

注意休息，加强营养，防治感染。

【护理评估】

（1）健康史

评估患儿有无引起循环血量下降的疾病如严重腹泻、大面积烧伤、大出血、休克及严重心律失常等；有无肾脏疾病；有无泌尿系梗阻。

（2）身体状况

评估患儿尿量、了解有无水肿、氮质血症、代谢性酸中毒、电解质紊乱及感染等临床表现。

（3）心理-社会状况

评估患儿及家长对本病的认知程度，能否正确积极配合救治，正确护理。

【护理诊断】

（1）体液过多

与肾小球滤过率降低有关。

（2）有感染危险

与免疫力低下有关。

（3）营养失调：低于机体需要量

与摄入不足及丢失过多有关。

（4）恐惧

与肾功能急剧恶化、病情危重有关。

【护理措施】

（1）维持体液平衡

准确记录24小时出入量，根据病情控制液体的入量，每日定时测体重以了解有无水肿加重。

（2）预防感染

感染是少尿期死亡的主要原因，常见的感染部位有呼吸道、泌尿道、皮肤，应采取措施防止感染的发生。尽量将患儿安置在单人病室，作好病室的清洁和空气净化，避免不必要的检查。严格执行无菌操作，加强皮肤护理及口腔护理，保持皮肤清洁、干燥。定时翻身、拍背，保持呼吸道通畅。

（3）保证患儿休息

患儿应卧床休息，卧床时间视病情而定，一般少尿期、多尿期均应卧床休息，恢复期逐渐增加活动。

（4）保证营养供给

少尿期应限制水、钠、钾、磷和蛋白质的摄入量，供给足够的能量，以减少组织蛋白的分解；不能进食者经静脉补充营养。透析治疗时因丢失大量蛋白质，所以不需要限制蛋白质入量，长期透析时可输血浆、水解蛋白、氨基酸等。

（5）密切观察病情

注意体温、脉搏、呼吸、心率、心律、血压、尿量、尿常规、肾功能等的变化。急性肾衰竭常以心力衰竭、心律失常、感染、水电解质紊乱等为主要死亡原因，应及时发现其早期表现，并随时与医师联系。

（6）心理支持

急性肾衰是儿童时期危重病症之一，患儿及家长均有恐惧的心理。应作好心理护理，给予患儿和家长精神支持。

【健康教育】

（1）教育患儿及家长积极配合治疗，并告诉患儿家长肾衰竭各期的护理要点、早期透析的重要性，以取得他们的理解。

（2）指导家长在恢复期给患儿加强营养，增强体质，注意个人的清洁卫生，注意保暖，防止受寒。

（3）告知慎用氨基糖苷类抗生素等对肾脏有损害的药物。

第八节　急性中毒

急性中毒是儿科常见的急症之一，指具有毒性作用的物质，通过不同途径进入人体后损害器官和组织，使其发生功能或器质性改变，出现一系列症状和体征，甚至危及生命。

【临床表现】

（1）有误服、吸入或接触毒物史。

（2）健康儿童突然起病，病史不明，且症状及体征不能用一种疾病解释。

（3）家中或儿童集体机构可能有数人同时或先后发病，症状相似。

（4）临床表现因毒物而不同，有呕吐、腹痛、腹泻、面色青紫或潮红、多汗、躁狂、昏迷、抽搐、发热等症状，可有瞳孔变化、呼吸及心律的改变，又不能为其他疾病所解释。

【辅助检查】

采集患者的呕吐物、血、尿、便或可疑的含毒物品进行毒物鉴定。

【治疗原则】

（1）尽快清除尚未吸收的毒物。

（2）防止毒物的继续吸收。

（3）促使已吸收毒物的排泄。

（4）特效解毒药的使用。

（5）对症支持治疗。

【护理评估】

（1）健康史

包括发病经过、病前饮食内容、生活情况、活动范围、家长职业、环境中有无有毒物品和药品、经常接触哪些人、同伴儿童是否同时患病等。

（2）身体状况

要注意有重要诊断意义的中毒特征，如呼气、呕吐物是否有与某种物质相关的特殊气味，出汗情况，口唇、甲床是否发绀或呈樱红色，皮肤色泽、呼吸状态、瞳孔和心律等。同时还需检查衣服、皮肤及口袋中是否留有毒物，以提供诊断线索。

（3）毒源调查及检查

现场检查需注意患儿周围是否留有剩余毒物，如敞开的药瓶或散落的药片、可疑的食物等，尽可能保留患者饮食、用具以备鉴定。仔细查找吐出物、胃液或粪便中有无毒物残渣。

（4）心理-社会状况

评估患儿及家长对本病的认知程度，能否有效配合救治。

【护理诊断】

（1）有病情加重的可能

与毒物处理不当、有残留有关。

（2）有感染的危险

与中毒后机体免疫功能下降及毒物腐蚀有关。

（3）恐惧

与毒物对生命的危害有关。

（4）潜在并发症

水、电解质紊乱。

【护理措施】

（1）急救护理

1）迅速去除毒物

①清洁皮肤：立即脱去已污染的衣物，将其用塑料袋密封起来。用清水反复彻底清洗被污染的皮肤、毛发、指甲。强酸、强碱接触者可先用干布轻拭后再冲洗。对不溶于水的毒物可用适当溶剂冲洗，也可用适当的拮抗剂或解毒剂清洗。强酸可用 3%～5% 碳酸氢钠或淡肥皂水冲洗，强碱可用 3%～5% 醋酸或食用冲洗，有机磷可用肥皂水（敌百虫除外）或清水冲洗。皮肤、黏膜糜烂溃疡者用消炎药粉或药膏防治感染。

②毒物溅入眼内，立刻用清水或生理盐水冲洗眼睛至少 5 分钟，忌用拮抗剂，然后送眼科处理。

③对口服毒物中毒者，可采用催吐、洗胃、导泻、灌肠等方法，将毒物从消化道清除。

催吐：适用于食入毒物在 4～6 小时，患儿神志清楚、年龄较大且合作者。一般口服温开水或生理盐水，每次 100～200ml，然后用手指或压舌板压迫舌根或刺激咽后壁致吐，反复进行多次，直至呕吐物变清无味为止。但婴幼儿、神志不清或持续惊厥者、强酸或强碱中毒、油剂中毒或严重心脏病者、食管静脉曲张者禁用。

洗胃：应尽早进行，一般在服入毒物 4～6 小时洗胃有效，但不应受时间限制。服强腐蚀性毒物者一般禁忌洗胃，油剂中毒或昏迷患儿应设法防止洗出物吸入肺内。一般采用 Y 形管回流洗胃。洗胃时应注意：患儿取侧卧头低位；胃管应确实置于胃内；每次灌入量不超过胃容量的 1/2，回流液体尽可能抽出；根据毒物性质选择合适的洗胃液，如情况不明或无理想洗胃液时，除复合汞中毒外，均可用温盐水或温水洗胃；使回流液达到清澈无味为止；拔出胃管前应将泻剂或解毒剂由胃管注入。

导泻：一般在催吐或洗胃后进行，以选择对胃肠道黏膜无刺激而又能减少毒物吸收的药物为原则。常用硫酸镁或硫酸钠，一般剂量为 250mg/kg，加水稀释成 25% 的溶液口服。除石炭酸中毒外，一般不用油剂导泻。石炭酸中毒时，应先服蓖麻油 30～120ml，然后再服硫酸钠。服用 2 小时后未排便可用高渗盐水灌肠。

灌肠：中毒 4 小时以上者，可用 0.9% 温盐水或 1% 肥皂水进行灌肠。最好肛管连接 Y 形管，做高位回流灌肠，小儿灌肠液总量 1500～3000ml，直至洗出液变清为止。

④吸入中毒：立即将患儿撤离现场，吸入新鲜空气或氧气，保持呼吸道通畅。

⑤及时留取标本做毒物鉴定，并送检血及尿液等标本。

2）促进已吸收毒物的排泄：鼓励患儿多饮水以增加尿量；静脉滴注葡萄糖以稀释毒物在血液中的浓度和增加尿量，必要时可用利尿剂加速毒物排泄。某些危重急性中毒伴有肾功能不全者，可采用透析疗法；对中毒不久，血液中毒物浓度极高者，可采用血液或血浆置换，加速毒物排出。

3）解除毒物的毒性

①使用特效解毒剂：一旦中毒原因明确，应立即遵医嘱使用特效解毒剂，如亚硝酸盐中毒可用亚甲蓝（美蓝）；有机磷中毒应用阿托品的同时，还应使用解磷定或氯磷定。

②阻滞毒物吸收：牛奶、蛋清、豆浆、浓茶能分别与不同毒物发生沉淀作用，从而延缓其吸收；活性炭也可吸附毒物。

（2）重点护理

1）观察患儿的一般情况，特别是神志、呼吸和循环状态，监测生命体征，记录体温、呼吸、脉搏、血压、瞳孔及神志等变化，记录中心静脉压及出入液量等。观察应用解毒剂后患儿的反应及其可能产生的不良反应。

2）保持呼吸道通畅，及时清除呼吸道分泌物，给予氧气吸入，必要时气管插管等。

3）做好心脏监护，及早发现心脏损害，及时进行处理。

4）维持水及电解质平衡：迅速建立静脉通路，根据医嘱进行静脉输液，注意观察患儿皮肤、黏膜的弹性，呕吐、腹泻情况，观察尿量的变化。

（3）一般护理

1）饮食：病情许可时，尽量鼓励患儿进食，饮食应为高蛋白、高维生素的无渣食物，腐蚀性毒物中毒者应早期给乳类等流质。

2）口腔护理：吞服腐蚀性毒物者应特别注意口腔护理，密切观察口腔黏膜的变化。

3）皮肤护理：昏迷患儿要做好皮肤护理，防止压疮发生；如有皮肤溃疡及破损应及时处理，预防感染。

4）对症护理：高热者采用物理降温等措施；体温低者注意保暖；留置导尿者，按其护理常规进行护理等。

5）心理护理：了解引起中毒的具体原因，根据不同心理特点给予心理指导。如为自杀患儿，应去除厌世情绪，提供情感上的支持，同时做好家长、老师、同学及其他亲人的工作，以消除患儿的后顾之忧。加强安全护理，清醒患儿不可独居一室，室内锐利器械均需严格保管，以防再次自杀。

【健康教育】

（1）加强安全教育，提高防范意识

①家庭中一切药品应妥善存放，不让小儿随便取到，切勿擅自给小儿用药，更不可把成人药随便给小儿吃。

②不要将外用药物装入内服药瓶中，农村或家庭日常用的灭虫、灭蚊、灭鼠剧毒药物，更要妥善保管，避免小儿接触。

③讲解预防中毒的知识，不吃有毒或变质的食品，提高家长的饮食卫生意识，防止食物中毒。

（2）普及防毒知识

结合不同地区居民实际情况进行指导。

①北方初冬应预防煤气中毒。

②农村使用农药季节宣传预防农药中毒。

③南方农村、山区、沿海一带，夏秋季毒蛇较多，夜间外出要穿厚长裤、长袜及鞋子，头戴帽子，手拿木棒和手电筒。

④指导小儿急性中毒后简单有效的救治方法，如煤气中毒应立即开窗通风吸入新鲜空气，皮肤接触有机磷农药中毒时，应立即用肥皂水清洗皮肤和毛发。

第九节 溺 水

溺水是指水淹没面部及上呼吸道，继而引起窒息，导致生命处于危险状态。严重者危及生命或遗留永久性脑损伤。

【临床表现】

（1）呼吸系统：呼吸浅快、不规则，颜面发绀、苍白，咯血性泡沫痰，肺部啰音等。

（2）循环系统：低血压，心动过速或过缓，心律失常，心跳停止等。

（3）神经系统：谵妄、抽搐、昏迷、瞳孔放大固定、肢体肌张力改变等。

（4）其他：可出现急性胃扩张；低体温；少尿、氮质血症、酸中毒、骨折、内脏损伤。

【辅助检查】

（1）X线检查

提示肺水肿、肺炎、肺不张等。

（2）血生化检查

①淡水溺水：可出现低钠、低氯、低蛋白血症，血管内溶血及高钾血症等。

②海水溺水：可出现高钠、高氯、高钙、高镁等。

（3）动脉血气分析

可出现低氧血症、酸中毒。

【治疗原则】

（1）现场急救

抢救必须争分夺秒。去除口、鼻异物后立即倒水，将患儿腹部抬高，头部下垂，用手平压背部，排除呼吸道积水；同时进行口对口人工呼吸及胸外心脏按压；心跳出现后，继续抢救的同时设法转送附近医院。

（2）医院内救治

高浓度吸氧；保持气道通畅，必要时机械通气；心脏停搏者应用肾上腺素，室颤者电除颤；抗休克治疗；治疗肺水肿、脑水肿；抗感染；监测生命体征。

【护理评估】

（1）健康史

评估患儿溺水时间，溺水性质（淡水、海水或污水）、有无经过现场抢救等。

（2）身体状况

评估患儿面色、意识、呼吸、心律情况，评估呼吸道有无异物；有无合并骨折等外伤及内脏损伤。

（3）心理-社会状况

评估患儿家长对本病的认知程度和心理承受能力。

【护理诊断】

（1）低效型呼吸型态

与呼吸道积水影响气体交换有关。

（2）体温过低

与窒息造成的心功能损害、组织灌注不足有关。

（3）营养失调：低于机体需要量

与溺水、缺氧造成的消化功能损伤有关。

（4）恐惧

与本病对生命的危害有关。

（5）潜在并发症

呼吸心跳停止、休克、脑水肿、电解质紊乱、感染等。

【护理措施】

（1）医院内急救

1）迅速将患儿安置于抢救室，换下湿衣裤，盖被子保暖。

2）维持呼吸功能：保持呼吸道通畅，对呼吸未恢复者，继续进行有效的人工通气，及时行血气监测。对使用皮囊加压呼吸无效者应行气管内插管进行正压通气，必要时给予气管切开，机械辅助呼吸。污水淹溺者除进行常规抢救外，应尽早实施经支气管镜下灌洗。

3）维持循环功能：对无心跳者，继续胸外心脏按压，可静脉及气管内给予肾上腺素。心跳已恢复者，做好心电、血压、脉搏、呼吸等监测，观察有无心室颤动存在，如有心室纤颤，可采用电除颤或药物除颤。按医嘱给血管活性药物，以维持血压稳定。

4）对症治疗：纠正血容量；处理肺水肿；防止脑水肿；纠正酸中毒及水、电解质紊乱；防止感染；注意其他并发症，如骨折等。

5）密切观察病情变化

①严密观察患儿的神志、呼吸频率、深度，判断呼吸困难程度。观察有无咳痰，注意痰的颜色、性质，听诊肺部啰音及心率、心律情况，测量血压、脉搏、经皮血氧饱和度。观察瞳孔反射、角膜反射及肌张力的变化，如有异常及时报告医生。

②注意监测尿的颜色、量、性质，准确记录尿量，了解血气分析及电解质报告。

③严格准确执行医嘱，正确控制输液滴速，观察药物的作用及不良反应。

（2）救治后护理

1）休息：制定适合患儿活动的生活制度，轻度无症状者与正常儿童一样生活，但要避免剧烈活动；有症状患儿应限制活动，避免情绪激动和剧烈哭闹；重症患儿应卧床休息，给予妥善的生活照顾。

2）饮食护理：给予高蛋白、高热量、高维生素饮食，适当限制食盐摄入，并给予适量的蔬菜类粗纤维食品，以保证排便通畅。重症患儿喂养困难，应有耐心，少量多餐，以免导致呛咳、气促、呼吸困难等，必要时从静脉补充营养。

3）预防感染：病室空气清新，穿着衣服冷热要适中，防止受寒，应避免与感染性疾病患儿接触。

（3）治疗过程中可能出现的情况及应急措施

1）密切观察病情：评估患儿的一般情况，生长发育是否正常，皮肤发绀程度，有无气急、缺氧、杵状指（趾），有无哭声嘶哑，有无蹲踞现象，胸廓有无畸形。听诊心脏杂音位置、性质、程度，尤其要注意肺动脉第二心音的变化。评估有无肺部啰音及心力衰竭的表现。

2）并发症表现：部分患儿可继发出现吸入性肺炎、呼吸衰竭、ARDS、缺血缺氧性脑病、溶血、心律失常、休克、急性肾衰竭及DIC等。

【健康教育】

（1）心理支持

向患儿及家长解释治疗措施和目的，使其能积极配合治疗。对自杀淹溺的患儿应尊重患儿的隐私权，注意引导其正确对待人生。同时做好其家长、同学等的思想工作，以协助护理人员帮助患儿消除自杀念头。

（2）加强安全教育

提高小儿及家长对意外伤害的认识。在夏秋季，尽量避免去江河、湖泊玩耍。游泳时要做好安全措施，如在大人监护下游泳，不要空腹下水，下水前做适量的运动，备好应急的物品，如救生圈等。

第十七章　儿科常用护理技术操作规程

第一节　一般测量法

一、体重测量法

【目的】

评价患儿的营养状况，为临床观察病情变化，用药、输液及奶量计算提供依据。

【用物准备】

（1）磅秤

①盘式杠杆秤：婴儿使用，载重 10~15kg。

②坐式杠杆称：幼儿使用，载重 20~30kg。

③站式杠杆秤：3~7 岁儿童使用，载重 50kg；7 岁以上儿童使用，载重 100kg。

（2）其他

尿布、衣物、毛毯、清洁布、记录本。

【操作程序】

（1）1 岁以下婴儿体重测量法

①把清洁布铺在婴儿磅秤的秤盘上，调节指针到零点。

②脱去婴儿衣服及尿布，将婴儿轻放于盘式体重秤盘上，准确读数至 10g。

③记录测量结果。

（2）1 岁以上儿童测量法

①1～3 岁可坐位测量体重，坐稳后观察重量，准确读数至 50g。

②3 岁以上可站式测量体重，儿童站立于站板中央，两手自然下垂，站稳后观察重量，准确读数至 100mg。

③记录测量结果。

【注意事项】

（1）测量前必须校正磅秤；每次测量必须在同一磅秤，同一时间进行，以晨起空腹排尿后或进食后 2 小时最好。

（2）寒冷天气可以让婴儿穿衣、裹毛毯一起称量，然后再减去衣物、毛毯重量，算出婴儿净重即可。

（3）测量体重时注意安全，不合作或病重患儿，由成人抱着一起称重，然后减去衣物及成人体重。

（4）测量时儿童不可摇动或接触其他物体。

（5）测得数值和前次差异较大时，应重新测量、核对，儿童体重变化较大应报告医生。

二、身高（长）测量法

【目的】

评价儿童骨骼发育情况，为相关疾病的判断提供依据。

【用物准备】

（1）测量器具

3 岁以下儿童卧位测量用身长测量板；3 岁以上儿童用的立位测量器（或有身高测量杆的磅秤）。

（2）其他

清洁布、记录本。

【操作程序】

（1）卧位测量法

①将清洁布铺在测量板上。

②脱去儿童鞋、帽，将其仰卧于测量板上。

③助手将儿童头扶正，头顶轻贴测量板顶端。

④测量者一手按住儿童双膝，使双下肢伸直，一手推动滑板贴于足底，并与底板相互垂直，当量板两侧数字相等时读数。

⑤记录测量结果，记录至小数点后一位数。

（2）立位测量法

①脱去儿童鞋、帽，取立正姿势，站在立位测量器或有身高测量杆的磅秤上，双眼平视正前方，两臂自然下垂，足跟靠拢，足尖分开约60°。

②将推板轻轻拉至头顶，读出身高（cm）数。

③记录测量结果，记录至小数点后一位数。

【注意事项】

儿童身体站直的标准是将足跟、臀部、两肩胛、枕骨粗隆均同时紧贴测量杆，推板应与测量杆呈90°。

三、头围、胸围测量法

【目的】

测量头围可了解颅骨及脑的发育，为评估小儿生长发育、脑积水、头颅畸形提供依据；测量胸围可了解胸廓及肺的发育，胸围的大小与肺的发育及胸廓骨骼、肌肉、皮下脂肪的发育密切相关。

【用物准备】

软皮尺、笔及记录本。

【测量方法】

（1）头围测量法

小儿取立位或坐位（新生儿取仰卧位），测量者将软尺 0 点固定于小儿头部一侧眉弓上缘，将软尺紧贴头皮绕枕骨结节最高点及另一侧眉弓上缘回至 0 点，读出头围厘米数。

（2）胸围测量法

小儿取仰卧位或立位，两手自然平放或下垂，测量者将软尺 0 点固定于小儿一侧乳头下缘，将软尺紧贴皮肤经背部两侧肩胛骨下缘回至 0 点，读出胸围厘米数。

【注意事项】

（1）头发过多或有小辫者测量头围时应将其拨开。

（2）胸围测量时应取平静呼、吸气时的平均数；乳腺已发育的女孩，测量时软尺固定于胸骨中线第 4 肋间。

（3）测量结果记录至小数点后一位数，以厘米（cm）表示。

四、体温测量法

【目的】

了解小儿的身体情况及疾病动态变化，为诊断、治疗疾病和判断疾病的转归提供依据。

【用物准备】

消毒及清洗干净的体温计（体温计指示应在 35℃以下）、消毒纱布、液体石蜡、棉签、有秒针的表、笔及记录本。

【测量方法】

（1）直肠测温法

新生儿及小婴儿取仰卧位，较大儿童取侧卧或仰卧屈膝位，先用液体润滑肛表头部，护士一手握紧其双足跟部并抬起，另一手将肛表水银头端轻轻插入肛门 3~5cm，用手掌和手指轻轻将其双臀捏在一起，防止测量过程中排便或体温计由肛门脱出。3 分钟后取出，用消毒纱布擦净，读数并记录。

（2）腋下测温法	（3）口腔测温法
擦干患儿腋窝，将体温计前端紧贴皮肤置于腋窝深处。对婴幼儿护士可将置有体温计一侧的手臂抱紧，协助将体温计夹住；年长儿可屈臂过胸夹紧体温计，10 分钟后取出读数。	将口表体温计前端置于患儿舌下，嘱患儿轻轻合拢嘴唇，含住体温计，用鼻呼吸，3 分钟后取出读数。

【注意事项】

（1）测量方法视小儿年龄和病情而定。能配合的年长儿可测口温，36.3~37.2℃为正常；小婴儿可测腋温，36~37℃为正常；肛温最准确，但刺激大，36.5~37.7℃为正常。

（2）测量体温的 30 分钟前应禁饮热水及食物，避免患儿剧烈哭闹和活动；沐浴者 20 分钟后方可测量，以免影响结果。

（3）女婴肛门与阴道口的距离接近，应防止将肛表误插入阴道。

（4）当测得患儿腋温体温过高或过低时，应重测直肠温度或口腔温度以做对照。

（5）新入院患儿 3 天内每日测 3 次，一般患儿每日测 2 次，危重、发热、低体温者每 4 小时测 1 次，高热（肛温超过 39℃）与超高热（肛温超过 41.5℃）患儿每 1~2 小时测体温 1 次。

五、脉搏测量法

【目的】

了解小儿心脏搏动情况，为诊断、治疗及护理提供依据。

【用物准备】

有秒针的表、听诊器、笔及记录本。

【测量方法】

测脉搏时可用中指和示指的指端触摸桡动脉或颞浅动脉，也可用听诊器法测量心率，数 1 分钟脉搏数或心率数，并记录。

【注意事项】

（1）小儿脉搏易受进食、活动、哭闹、发热等影响，因此测量时应使小儿保持情绪稳定，安静休息 15~30 分钟。

（2）测量时应注意脉搏频率、节律及强弱的变化。

六、呼吸测量法

【目的】

了解小儿的呼吸状态和病情变化。

【用物准备】

有秒针的表、笔、记录本，必要时备少许棉花。

【测量方法】

婴幼儿以腹式呼吸为主，测量时可按小腹起伏计数；也可用听诊器听呼吸音计数；还可用少量棉花纤维粘贴近鼻孔边缘，观察棉花纤维扇动计数。测量时间为 1 分钟。

【注意事项】

应在小儿安静时测量，除呼吸频率外，还应注意呼吸节律及深浅。

七、血压测量法

【目的】

通过观察血压变化，了解循环系统及其他疾病的发生、发展，协助临床作出诊断和治疗。

【用物准备】

血压计、听诊器、笔及记录本。

【测量方法】

同成人。

【注意事项】

（1）根据年龄大小选择宽窄适当的袖带，宽度应为上臂长度的 2/3。袖带过宽测得的血压偏低，过窄测得的血压偏高。患儿需体位舒适，情绪稳定，安静休息 15~30 分钟。

（2）缠扎袖带时松紧要适宜，以容纳 1 指为宜。

第二节　更换尿布法

【目的】

保持臀部皮肤清洁、干燥、舒适，防止尿液、粪便对皮肤长时间的刺激，预防尿布性皮炎的发生或使原有的尿布性皮炎逐步痊愈。

【护理评估】

评估婴儿情况，观察臀部皮肤状况。

【准备】

（1）用物准备

尿布、尿布桶、护臀霜或鞣酸软膏、平整的操作台，根据需要准备小毛巾或湿纸巾、盆、温水。

（2）环境准备

室内温、湿度适宜，避免空气对流。

（3）护士准备

护士应着装整齐，操作前洗手。

【操作步骤】

（1）携用物至床旁，拉下一侧床档，将尿布折成合适的长条形，放床旁备用；揭开小儿盖被，将湿尿布打开。

（2）一只手握住患儿的两脚轻轻提起，露出臀部，另一只手用尿布洁净的上端将会阴部及臀部擦净，并以此角盖上尿布湿的部分。

（3）取出湿尿布，卷折湿的部分于内面，放入尿布桶内。

（4）必要时将患儿抱起，用温水清洗臀部，清洗时一手托住患儿股根部及臀部，并以同侧前臂及肘部护住患儿腰背部，另一手清洗臀部，用毛巾将臀部水分吸净。

（5）握住并提起患儿双脚，使臀部略抬高，将清洁尿布的一端垫于患儿腰骶部，放下双脚，由两腿间拉出尿布另一端并覆盖于下腹部，系上尿布带。

（6）整理衣服，盖好被子，拉好床档。

（7）洗手、记录。

【注意事项】

（1）应选择质地柔软、透气性好、吸水性强的棉织品做尿布，或使用一次性尿布，以减少对臀部的刺激。

（2）更换尿布时动作要轻快，避免过度暴露，以免受凉。

（3）尿布包扎应松紧适宜，过紧影响小儿活动，过松造成粪便外溢。

（4）若患儿较胖或尿量较多，可在尿布上再垫一长方形尿布增加厚度，女婴将加厚层垫于臀下，男婴则将加厚层放于会阴部。

第三节　婴儿沐浴法

【目的】

保持婴儿皮肤清洁、舒适，协助皮肤排泄和散热。

【护理评估】

评估婴儿身体情况和皮肤状况。

【准备】

（1）用物准备

浴盆、水温计、热水、婴儿浴液、婴儿洗发液、平整便于操作的处置台、大小毛巾、婴儿尿布及衣服、包被、棉签、棉球、碘伏、婴儿爽身粉、护臀霜或鞣酸软膏、体重秤、弯盘，根据需要备液状石蜡油、指甲剪等。

（2）环境准备

关闭门窗，调节室温至26~28℃。

（3）护士准备

护士应着装整齐，操作前洗手。

【操作步骤】

（1）携用物至床旁并按顺序摆好，浴盆置于床旁凳上（有条件时放在操作台上）。

（2）折盖被于三折至床尾，脱去衣服（此时可根据需要测量体重），保留尿布，用大毛巾包裹患儿全身。

（3）擦洗面部。用单层面巾由内眦向外眦擦拭一眼，更换面巾部位以同法擦另一眼，然后擦耳，最后擦面部，擦洗时禁用肥皂。用棉签清洁鼻孔。

（4）擦洗头部。抱起患儿，以左手托住患儿枕部，腋下夹住患儿躯干，左手拇指和中指分别向前折患儿双耳郭以堵住外耳道口，防止水流入耳内；右手将肥皂涂于手上，洗头、颈、耳后，然后用清水冲洗、用小毛巾擦干水。对较大婴儿，可用前臂托住婴儿上身，将下半身托于护士腿上。

（5）浴盆底部铺垫一块浴巾，以免患儿在盆内滑跌。移开大毛巾及尿布，以左手握住患儿左臂靠近肩处使其颈部枕于护士手腕处，再以右前臂托住患儿双腿，用右手握住患儿左腿靠近腹股沟处，使其臀部位于护士手掌上，轻放患儿于水中。

（6）松开右手，用另一浴巾淋湿患儿全身，抹婴儿浴液按顺序洗颈、臂、手、胸、背、腿、脚、会阴、臀部，边洗边随冲干净。在清洗过程中，护士左手始终将患儿握牢（只在洗背部时，左右手交接患儿，使患儿头靠在护士手臂上），洗净皮肤皱褶处，如颈部、腋下、腹股沟等。同时，观察皮肤有无异常情况。

（7）洗毕，迅速将患儿依照放入水中的方法抱出，用大毛巾包裹全身并将水分吸干，对全身各部位从上到下按顺序检查，给予相应护理。必要时用液状石蜡棉签擦净女婴大阴唇及男婴包皮处污垢。

（8）更衣垫尿布，必要时修剪指甲，更换床单等。

（9）整理床单位，物归原处，洗手，记录。

【注意事项】

（1）沐浴于喂奶前或喂奶后1小时进行，以防止呕吐和溢奶。

（2）动作轻快，减少暴露时间，注意保暖；切勿将水或浴液沫进入耳、眼内。

（3）洗净皮肤皱褶处，如颈部、腋下、腹股沟、手及足指（趾）缝等。

（4）注意观察全身情况及皮肤情况，如发现异常应及时报告医生。口唇干裂可涂鱼肝油滴剂，脐部有渗出物可用双氧水清洗后涂碘伏，尿布性皮炎可涂鞣酸软膏或鱼肝油滴剂。婴儿头顶部有皮脂结痂时，可涂液体石蜡浸润，待次日再予以清洗。

第四节　新生儿抚触法

【目的】

促进婴儿与父母的情感交流，促进神经系统的发育，提高免疫力，加快食物的消化和吸收，减少婴儿哭闹，增加睡眠。

【护理评估】

评估婴儿的身体情况。

【准备】

（1）用物准备

平整的操作台、温度计、润肤油、婴儿尿布及衣服、包被。

（2）环境准备

关闭门窗，调节室温至28℃。

（3）护士准备

护士应着装整齐，操作前洗手。

【操作步骤】

（1）解开婴儿包被和衣服。

（2）将润肤油倒在手中，揉搓双手温暖后进行抚触。

（3）进行抚触时动作要轻柔，逐渐增加力度，每个动作重复4~6次。

①头部抚触：两拇指指腹从眉间滑向两侧发际；两拇指从下颌部中央向两侧向上滑动成微笑状；两手手指由前额中央发际抚向脑后，最后两中指分别按在耳后乳突处，轻轻按压，完成头部抚触。

②胸部抚触：两手手掌分别从胸部的外下方靠近肋下缘处，向对侧外上方至肩部交叉推行，进行胸部抚触。

③腹部抚触：用右手指腹由右下腹经右上腹、左上腹滑向左下腹，画一个倒"U"形。反复多次按摩，结束腹部抚触。

④四肢抚触：将双手拇指和示指弯成圈状，套在婴儿手臂上，由上臂往手腕方向滑动，揉捏其肌肉、关节，同法抚触下肢。

⑤手抚触和足抚触：托住婴儿的手，用拇指从婴儿手掌心滑向指尖，使婴儿的手掌伸张，并由指根到指尖揉捏每一个手指，提捏各手指关节，重复操作一次。婴儿的足部用同样的方法抚触。

⑥背部抚触：使婴儿呈俯卧位，涂上润肤油后，以脊柱为中线，双手掌分别从脊柱向两侧滑动按摩；从背部上端开始逐渐下移到臀部，最后由头顶沿脊椎抚触至臀部。

（4）包好尿布，穿衣服。

（5）整理用物，洗手。

【注意事项】

（1）根据婴儿状态决定抚触时间，避免在饥饿和进食后1小时内进行，最好在婴儿沐浴后进行，时间10~15分钟。

（2）抚触过程中注意观察婴儿的反应，如果出现哭闹、肌张力增高、兴奋性增加、肤色改变等，应暂停抚触，反应持续1分钟以上应停止抚触。

（3）注意力度适当，避免过轻或过重。

（4）抚触时保持环境安静，可以播放舒缓、柔和的音乐，注意与婴儿进行情感交流，面带微笑，语言柔和。

第五节　约束保护法

【目的】

（1）限制患儿活动，便于诊疗。

（2）保护躁动不安的患儿以免发生意外，防止碰伤、抓伤和坠床等意外。

【护理评估】

评估患儿病情、约束的目的，向家长作好解释工作。

【用物准备】

(1) 全身约束

大毛巾、毯子或床单等方便包裹患儿的物品。

(2) 手足约束

棉垫、绷带或手足约束带。

(3) 沙袋约束法

25kg 沙袋（用便于消毒的橡皮布缝制）、布套。

【操作步骤】

(1) 全身约束法

①将大毛巾折叠，达到能遮盖住患儿由肩至脚踝的宽度。

②将患儿平卧于大毛巾上，用一侧的大毛巾从肩部绕过前胸紧紧包裹患儿身体，至对侧腋窝将大毛巾整齐的压于患儿身下。

③用另外一侧大毛巾裹紧患儿手臂，经胸部压于背下。必要时可用约束带适当约束。

(2) 手足约束法

①绷带及棉垫法：用棉垫包裹手、足，将绷带打成双套结，套在棉垫外拉紧，使肢体不能脱出，但是不能影响血液循环；将绷带系于床缘。

②手-足约束带法：将手足约束带一端系于手腕或足踝部，另一端系于床栏处，主要用于约束四肢末端，限制手、足活动。

(3) 沙袋约束法

根据需约束的部位而决定沙袋的放置位置。

①需固定头部，防止其转动时，可将两个沙袋呈"人"字形放在头部两侧。

②需保暖，防止小儿将被子踢开时，可将两个沙袋分别放在小儿两肩旁，压在棉被上。

③小儿需侧卧，避免其翻身时，可将沙袋置于其背后。

【注意事项】

（1）保持小儿姿势舒适，定时给予短时的姿势改变，以减少疲劳，必要时局部按摩。

（2）结扎或包裹应松紧适宜，过紧易损伤皮肤、影响血运，过松则失去约束意义。

（3）约束期间，应随时注意观察约束部位的皮肤颜色、温度，掌握血液循环情况。

第六节　头皮静脉输液法

儿童头皮静脉极为丰富，分支较多，互相贯通交错成网，且静脉表浅易见，不滑动、易固定，用头皮静脉输液便于保暖，不影响患儿肢体活动及其他诊疗和护理工作，最适用于新生儿、婴幼儿静脉输液，常选用颞浅静脉及耳后静脉等。

【目的】

（1）使药物快速进入体内。

（2）补充液体、营养，维持体内电解质平衡。

【护理评估】

评估患儿身体状况，了解用药情况和头皮静脉情况。

【准备】

（1）用物准备

①输液器、液体及药物。

②治疗盘中放置碘伏、棉签、弯盘、胶布、无菌巾内放一吸入生理盐水 10ml 的注射器、棉球、头皮针、输液器、输液架、备皮用物。

③其他物品：剃刀、毛刷、纱布、治疗巾、必要时备约束用品。

（2）患儿准备

为小婴儿更换尿布，协助幼儿排尿，顺头发方向剃净局部毛发。

（3）护士准备

①根据患儿年龄做好解释工作。

②操作前应洗手，戴口罩、帽子。

【操作步骤】

（1）在治疗室内核对、检查药液、输液器，按医嘱加入药物，并将输液器针头插入输液瓶塞内，关闭调节器。

（2）携用物至床旁，核对患儿，再次查对药液，将输液瓶挂于输液架上，排尽空气。

（3）患儿仰卧或侧卧，头垫小枕，助手固定其肢体、头部。必要时采用全身约束法。

（4）操作者立于患儿头端，必要时剃去局部头发，仔细选择静脉，消毒皮肤。

（5）用抽好生理盐水的注射器接上头皮针，排净空气，操作者以左手拇指、示指分别固定静脉两端皮肤，右手持针，在距静脉最清晰点后移0.3cm处，将针头沿静脉向心方向平行刺入头皮，有落空感，同时有回血时再进针少许，推入少量液体，如局部无隆起，推之畅通无阻，即证实穿刺成功，用胶布固定。

（6）取下注射器，将头皮针与输液器相连接，调节滴速，并将输液软管用胶布固定于适当位置。

（7）整理用物，记录输液时间、输液量及药物。

【注意事项】

（1）严格执行查对制度和无菌操作原则，注意药物配伍禁忌。

（2）穿刺过程中应密切观察患儿面色和一般情况，如有异常立即停止。

（3）针头刺入皮肤后如未见回血，可用注射器轻轻抽吸以确定回血；因血管细或充盈不全而无回血者，可试推入极少量液体，如畅通无阻，皮肤无隆起及变色、输液顺利，证实穿刺成功。

（4）根据患儿病情、年龄、药物性质等调节输液速度；加强巡视，注意观察输液情况，如速度是否合适，局部有无肿胀，针头有无移动、脱出，各连接处有无漏液，瓶内溶液是否滴完，有无输液反应等。

第七节　经外周静脉导入中心静脉置管

经外周静脉导入中心静脉置管（PICC）是利用导管从外周浅静脉进行穿刺，循静脉走向到达靠近心脏的大静脉的置管技术。PICC 置管成功率高、操作简单、不需局麻，在儿科护理中应用日益广泛。

【目的】

（1）为静脉穿刺困难的患儿提供中期至长期的静脉输液治疗。

（2）给予刺激性药物。　　　　（3）进行全静脉营养支持。

【护理评估】

根据医嘱进行穿刺前教育，征得患儿家长同意并签字；评估患儿身体和用药情况，观察穿刺部位皮肤和静脉情况。

【准备】

（1）物品准备

PICC 穿刺包（包含套管针、导管、孔巾、治疗巾、10ml 注射器、消毒液、敷料、纱布、止血带、纸尺、胶布和镊子）、无菌手套 2 副、无菌生理盐水、肝素生理盐水稀释液、可来福接头或肝素帽、弯盘、污物桶。

（2）护士准备

操作前洗手、戴口罩。

【操作步骤】

（1）选择贵要静脉、肘正中静脉、头静脉以及大隐静脉作为穿刺静脉，其中贵要静脉一般为最佳选择。

（2）患儿仰卧，将手臂外展 90°，测量插管的长度。

（3）测量并记录上臂中段臂围，用于监测可能出现的并发症，如渗漏和栓塞。

（4）打开 PICC 导管包，建立无菌区，戴无菌手套，按无菌技术在患儿臂下垫治疗巾。

（5）按规定消毒，范围在穿刺部位上下各 10cm，两侧到臂缘。

（6）更换无菌手套，铺孔巾，检查导管的完整性，冲洗管道。

（7）助手扎止血带。穿刺，与常规静脉穿刺相同，见回血后再进少许，固定导引套管，让助手松开止血带，示指固定导引套管，中指压在套管尖端血管处减少出血，退出穿刺针。

（8）用镊子或手从导引套管轻轻送入 PICC 导管，当导管进入肩部时，让患儿头转向穿刺侧，下颌贴向肩部，避免导管误入颈内静脉。将导管置入到预计刻度后，退出导引套管，同时注意固定导管。

（9）用生理盐水注射器抽吸回血并注入生理盐水，确保管道通畅，无血液残留，连接可来福接头或肝素帽，用肝素盐水正压封管。

（10）清理穿刺点，再次消毒，固定导管，注明穿刺日期、时间。

（11）操作完毕行 X 线检查，观察导管尖端是否处在预计位置。

（12）确定导管的位置正确后，将输液装置与导管相连，即可输入药物。

（13）交代患儿及家长注意事项，清理用物，洗手，记录置管过程。

【注意事项】

（1）导管送入要轻柔，注意观察患儿反应。

（2）每次静脉输液结束后应及时冲管，减少药物沉淀。

（3）封管时禁用小于 10ml 的注射器，以防压力过大导管断裂，使用静脉输液泵时也应注意防止压力过大。

（4）封管时应采取脉冲方式，并维持导管内正压，如为肝素帽接头，退针时应维持推注，以防止血液回流导致导管堵塞。

（5）指导患儿和家长，切勿进行剧烈活动，特别是穿脱贴身衣物时，应保护导管防止移位或断裂。

（6）穿刺处透明敷贴应在第一个 24 小时更换，以后根据敷料及贴膜的使用情况决定更换频次；敷料潮湿、卷曲、松脱应立即更换。

（7）每天测量上臂中段臂围，注意观察导管置入部位有无液体外渗、炎症等现象。

（8）导管的留置时间应由医师决定。拔除导管时，动作应轻柔平缓，不能过快过猛。导管拔除后，立即压迫止血，创口涂抗菌药膏以防止空气栓塞，用敷料封闭式固定后，每 24 小时换药至创口愈合。拔除的导管应测量长度，观察有无损伤或断裂。

第八节　静脉留置管术

【目的】

（1）保持静脉通道通畅，便于抢救、给药等。

（2）减轻患者痛苦。

【护理评估】

评估患儿身体和用药情况，观察穿刺部位皮肤和静脉情况。

【准备】

（1）用物准备

治疗盘、输液器、液体及药物、头皮针、不同规格的留置针、肝素帽、透明敷贴、消毒液、棉签、弯盘、胶布、治疗巾、剃刀、肥皂、纱布、固定物。

（2）护士准备

操作前洗手、戴口罩。

【操作步骤】

（1）检查药液、输液器，按医嘱加入药物，并将输液器针头插入输液瓶塞内，关闭调节器。

（2）携用物至床旁，核对患儿，查对药液，将输液瓶挂于输液架上，备好留置针，排尽空气，备好胶布。

（3）铺治疗巾于穿刺部位下，选择静脉，扎止血带，消毒皮肤，再次核对。

（4）留置针与皮肤呈 15°~30° 角刺入血管，见回血后再进入少许，保证外套管在静脉内，固定针芯，将套管针送入血管内，松开止血带，撤出针芯，用透明敷贴和胶布妥善固定，连接输液装置，注明置管时间。

（5）调节滴速，再次核对，签字并交代患儿和家长注意事项。

（6）清理用物，洗手，记录。

【注意事项】

（1）选择粗直、弹性好、易于固定的静脉，避开关节和静脉瓣，选择头皮静脉穿刺，应剃除穿刺部位毛发。

（2）在满足治疗前提下选用最小型号、最短的留置针。

（3）妥善固定，告知患儿及家长不要抓挠留置针，护士应注意观察。

（4）不应在穿刺肢体一侧上端使用血压袖带和止血带。

（5）用药后应正压封管，根据使用说明定期更换透明敷贴和留置针，敷贴如有潮湿、渗血应及时更换，发生留置针相关并发症，应拔管。

第九节 全静脉营养

全静脉营养又称全胃肠道外营养（TPN），是指消化道完全不能摄入营养物质，机体代谢和生长发育所需的液体、热量、矿物质和维生素等全部由静脉内输入供给。儿科全静脉营养主要的适应证包括：早产儿、各种消化道疾病，不能吞咽或吞咽困难等。

全静脉营养液可经周围静脉和中心静脉输注，周围静脉不能耐受高渗液体，中心静脉置管可选择锁骨下或颈内静脉穿刺，也可使用 PICC 或脐静脉插管。

【目的】

满足机体代谢和生长发育的营养需要。

【护理评估】

评估患儿一般情况、疾病情况和营养状况。

【准备】

（1）用物准备

消毒液、棉签、纱布、弯盘、胶布，根据需要备静脉输液泵等。

（2）静脉营养液的准备

全静脉营养液的输液方案由医师根据患儿情况制订，其成分一般包括水、氨基酸、糖、脂肪、维生素、矿物质和微量元素。可采用多瓶输注和全合一形式输入。两种情况的液体配制如下：①多瓶输液需将水溶性维生素、矿物质、微量元素加入氨基酸和（或）葡萄糖溶液中，脂溶性维生素加入脂肪乳中；②全合一配制时，需在层流室或配制室内的超净台内进行，将溶液按顺序加入聚氯乙烯的大塑料袋中。配制时，先将水溶性维生素、矿物质、微量元素加入氨基酸和（或）葡萄糖溶液中，脂溶性维生素加入脂肪乳中，然后将葡萄糖液和氨基酸加入全合一袋中充分混合，再将脂肪乳加入，混匀后备用。

（3）护士准备

操作前洗手、戴口罩。

【操作步骤】

（1）携用物至床旁，核对患儿，将营养液挂于输液架上，排尽空气。

（2）根据患儿情况选择外周静脉输入或中心静脉输入，按操作规程穿刺。

（3）再次核对后连接外周或中心静脉管道：①多瓶输注，可以用Y形管或三通管将葡萄糖液或氨基酸液与脂肪乳体外连接后同时输注，也可分瓶按顺序输注。②全合一输注，将管道直接与静脉通道连接即可。

（4）调整滴速，为了保证肠外营养效果，营养液应缓慢、匀速输入，根据输入量精确计算每分钟的滴速，也可使用输液泵控制速度，新生儿可使用微量泵控制速度。

（5）再次核对，签字并交代患儿和家长注意事项。

（6）清理用物，洗手，记录。

【注意事项】

（1）静脉营养液内不可加入其他药物，除非已经过配伍验证。

（2）静脉营养液的输入管道不能使用Y形管或三通管同时输注其他药物

（3）静脉营养液应现配现用。

（4）操作时注意严格无菌操作，输液装置各个接头要连接紧密，导管连接处应消毒后用无菌纱布覆盖包裹，保持清洁干燥。

（5）使用过程中注意观察和监测患儿体重、尿量、心率、呼吸、中心静脉压、血糖等，监测静脉营养效果和不良反应。

（6）注意观察导管相关的并发症，如导管脱出、移位、断裂和感染等，及时发现处理。

第十节　股静脉穿刺采血

【目的】

（1）采取血标本。

（2）为诊断及治疗疾病提供依据，适用于婴幼儿。

【护理评估】

评估患儿身体、检查项目和穿刺部位皮肤情况。

【准备】

（1）用物准备	（2）护士准备
治疗盘、5ml注射器、消毒液、棉签、纱布、胶布、采血管、弯盘。	操作前洗手、戴口罩。

【操作步骤】

（1）携用物至患儿床旁，核对、解释，协助患儿取仰卧位，固定股外展成蛙形，暴露腹股沟穿刺部位，用脱下的一侧裤腿并用尿布遮盖会阴部。

（2）消毒患儿穿刺部位及护士左手示指。

（3）在患儿腹股沟中、内 1/3 交界处，以左手示指触及股动脉搏动处，右手持注射器于股动脉搏动点内侧 0.3~0.5cm 垂直穿刺，边向上提针边抽回血。

（4）见回血后固定针头，抽取所需血量。

（5）拔针，压迫穿刺点 5 分钟止血。

（6）取下针头，将血液沿采血管壁缓慢注入。

（7）再次核对，清理用物，洗手，记录。

【注意事项】

（1）有出血倾向或凝血功能障碍者慎用。

（2）严格执行无菌操作，防止感染。

（3）穿刺前用尿布包裹会阴部，以免排尿时污染穿刺点。

（4）若回血呈鲜红色，表明误入股动脉，应立即拔出针头，用无菌干棉球压迫 5~10 分钟，直到无出血为止。

（5）认真压迫止血以防局部血肿。

（6）若穿刺失败，不宜在同侧多次穿刺，以免形成血肿，保护穿刺针孔，避免尿液污染。

第十一节　颈外静脉穿刺采血

【目的】

用于 3 岁以下小儿或肥胖儿童静脉采血化验，以协助诊断和判断疗效。

【准备】

（1）用物准备

5ml 注射器、0.5%碘伏、棉签、无菌干棉球、胶布、试管或血培养瓶、酒精灯、火柴。

（2）护士准备

了解患儿病情、年龄、意识状态、心理状态；根据患儿年龄做好解释工作；操作前应洗手，戴口罩、帽子。

【操作方法】

（1）按全身约束法包裹患儿，抱至治疗台上，患儿仰卧，肩平于治疗台边沿，肩下垫小枕，助手两前臂约束患儿躯干及上肢，两手分别扶着面颊与枕部（勿蒙住其口、鼻），使头偏向一侧下垂于治疗台边沿下，充分暴露颈外静脉。

（2）操作者站在患儿头端，选择下颌角与锁骨上缘中点连线的上 1/3 处作为穿刺点。常规消毒穿刺部位皮肤，操作者左手示指压迫颈外静脉近心端，右手持注射器沿血液回心方向，待患儿啼哭静脉显露最清晰时，于颈外静脉外缘针头与皮肤呈 30°角进针，抽到回血后固定针头，抽取所需血量后拔出针头。用无菌干棉球压迫局部 2~3 分钟后胶布固定。助手托起患儿头部，安抚患儿，检查局部无出血后送回病室，整理用物并送检血标本。

【注意事项】

（1）有严重心肺疾病、出血倾向、凝血功能障碍患儿及新生儿不宜采用颈外静脉穿刺采血。

（2）操作应迅速，避免患儿头部下垂时间过长，影响头部血液回流。

（3）因颈部软组织及血管较多，刺破后易引起血肿，甚至压迫气管而影响呼吸，故穿刺失败时不宜在同侧重复穿刺。

（4）穿刺时应随时观察患儿面色和呼吸，发现异常应立即停止操作。

（5）严格执行无菌操作，防止感染。

第十二节　腰椎穿刺术

脑脊液（CSF）是存在于脑室及蛛网膜下腔内的一种透明液体，对脑和脊髓具有保护、支持和营养等多种功能。一些血液系统的疾病可以使 CSF 的生理、生化等特性发生改变。通常经腰椎穿刺取 CSF 进行检验，对血液系统感染等疾病的诊断、鉴别诊断、疗效和预后判断具有重要的价值，也是部分疾病特殊治疗的入径。临床主要用于测定颅内压力，检查脑脊液成分，作脑或脊髓造影、腰麻、椎管内注射药物等。

【适应证】

（1）一些血液病引起中枢神经系统疾病的诊断和疗效观察。

（2）鞘内药物注射。

【禁忌证】

（1）颅内压升高患儿必须做腰穿时，应先用脱水药物降压后再做穿刺。

（2）脑疝或疑有脑疝者。

（3）局部皮肤有感染者不宜穿刺。

【操作前准备】

（1）做好解释工作，消除患儿及家长的顾虑，嘱患儿排尿、排便。

（2）患儿取侧卧位，躯体及下肢向前弯曲，使腰椎后凸。

（3）按步骤配合医师穿刺。

【操作方法】

（1）患儿取左侧卧位，背部与检查床垂直，脊柱与床平行。

（2）穿刺部位一般采用第三、四腰椎间隙水平，其上、下毗邻的腰椎间隙亦可作为穿刺点。婴儿及新生儿以第四、五腰椎间隙为宜。

（3）常规消毒局部皮肤，术者戴无菌干手套，铺孔巾，局部麻醉。局麻时应深至韧带，注射前先回抽一下，勿将局麻药注入鞘内。昏迷者可不用局麻。

（4）麻醉生效后，操作者用左手固定穿刺部位皮肤，右手持针，针头斜面向上刺入皮下后，针头略向头部倾斜，缓慢进针。刺入韧带时可感受到一定的阻力，当阻力突然减低提示进入蛛网膜下腔，抽出针芯，脑脊液自行流出，留取脑脊液标本。测定压力时嘱患儿放松，并缓慢将双下肢伸直。

【操作时配合】

（1）协助操作者消毒皮肤。

（2）协助操作者打开无菌包，暴露无菌物品，协助操作者取用。

（3）协助患儿屈颈抱膝，尽量使脊柱前屈，利于拉开椎间隙。

（4）术中要密切观察患儿的呼吸、心率，做好必要的抢救准备。

（5）协助操作者留取 CSF 标本，并及时送检。

（6）穿刺完毕协助患儿取平卧位。

【护理措施】

（1）术前向患儿及家长详细介绍腰椎穿刺术的目的和操作过程，减轻患儿的恐惧与不安，取得其合作，并减少人员流动。

（2）将呼叫器交给患儿或家长，方便随时与医护人员联系。

（3）穿刺抽取脑脊液后给患儿取平卧位休息，观察生命体征，防止出现脑疝并发症。

（4）术后为防止并发症采取以下措施。

①头痛：通常是由于 CSF 放出过多造成颅内压减低，牵拉三叉神经感觉支支配的脑膜及血管组织所致，故术后嘱患者去枕平卧 4～6 小时（高颅压者可不去枕），鼓励患者大量饮水，必要时遵医嘱静脉输入生理盐水。

②出血：通常量少，一般不引起明显的临床症状，需多观察。

③感染：较少见，故嘱患儿禁浴 3 天，避免污染穿刺处。

【注意事项】

（1）合适的体位是腰穿成败的关键，故应协助患儿尽最大能力取良好体位。

（2）脑脊液流速过快时，应用针芯堵住部分针孔以减慢流速，防止发生脑疝。术中、术后要密切观察患儿的呼吸、心率，做好必要的抢救准备。

（3）婴幼儿及新生儿突破感不明显，穿刺时应缓慢进针，以浅为宜。

（4）嘱患儿多饮水，有腰痛或局部不适者多卧床休息。

（5）腰穿后注意观察患儿排尿情况及原发病有无加重。

第十三节　骨髓穿刺术

骨髓充填于骨髓腔和骨骼松质骨网眼内，抽取少量骨髓进行检查称为骨髓穿刺术。临床上常用的穿刺部位是髂骨和胸骨。此处无脏器和血管、神经，是安全部位。临床上主要用于骨髓涂片、骨髓细菌培养、造血干细胞培养等。

【适应证】

（1）各种血液系统疾病如白血病、再生障碍性贫血的诊断及疗效观察等。

（2）不明原因的红细胞、白细胞、血小板数量增多或减少及形态学异常。

（3）感染性疾病如伤寒等需做骨髓培养时。

【禁忌证】

血友病患者禁作骨髓穿刺。

【操作前准备】

（1）做好解释工作，消除患儿及家长的顾虑，嘱患儿排尿、排便。

（2）协助患儿取合适的体位。

（3）按步骤配合医师穿刺。

【操作方法】

（1）体位

根据穿刺部位为患儿取合适体位（胸骨和髂前上棘为穿刺点时，患儿取仰卧位；棘突为穿刺点时患儿取坐位或侧卧位；髂后上棘为穿刺点时患儿取俯卧位）。

（2）操作过程

术者戴无菌手套，常规消毒局部皮肤，盖无菌洞巾，用2%利多卡因作局部皮肤、皮下及骨膜麻醉。将骨髓穿刺针固定器固定在适当的长度位置上（胸骨穿刺约1.0cm，髂骨穿刺约1.5cm）。术者左手拇指和示指固定穿刺部位，右手持针向骨面垂直刺入（胸骨穿刺时，应保持针体与胸骨呈30°~40°角）。针尖接触骨质后，左右旋转针体，缓慢穿刺，当感到阻力消失、穿刺针在骨内固定时，表示针尖已进入髓腔。拔出针芯，放在无菌盘内，接上10ml或20ml无菌注射器，用适当力量抽吸适量骨髓液送检，抽吸完毕，插入针芯。左手取无菌纱布置于针孔处，右手将穿刺针一起拔出，随即将纱布盖住针孔，并按压数分钟，再用胶布将纱布加压固定。

【操作时配合】

（1）协助操作者消毒皮肤。

（2）协助操作者打开无菌包，暴露无菌物品，配合操作者取用。

（3）观察患儿有无不适反应，鼓励患儿配合操作。

（4）协助操作者留取标本，并及时送检。

（5）穿刺毕协助患儿取合适体位。

【护理措施】

（1）术前向患儿及家长详细介绍骨髓穿刺术的目的和操作过程，减轻患儿的恐惧与不安，取得其合作，并减少人员流动。

（2）将呼叫器交给患儿或家长，方便随时与医护人员联系。

（3）术后为防止并发症采取以下措施

①出血：通常量少，一般不引起明显的临床症状，需多观察。

②感染：较少见，嘱患儿禁浴 3 天，避免污染穿刺处。

【注意事项】

（1）试吸骨髓后，进、退针时一定要放入针芯，避免针内堵塞。

（2）穿刺针进入骨质后避免摆动过大，以免折断。

（3）胸骨柄穿刺不可垂直进针，不可用力过猛，以防穿透内侧骨板。

（4）抽吸骨髓时，逐渐加大负压，作细胞形态学检查时，抽吸量不宜过多，否则使骨髓液稀释，但也不宜过少。

（5）骨髓液抽取后应立即涂片，一般首次骨穿时应同时进行骨髓活检。

第十四节　婴幼儿灌肠法

【目的】

（1）促进肠道蠕动，解除便秘，减轻腹胀。

（2）清洁肠道，为检查或手术作准备。

（3）清除肠道有害物质，减轻中毒。

（4）降温治疗。

【护理评估】

评估患儿身体，了解腹胀和排泄情况。

【准备】

（1）用物准备

①治疗盘：内置灌肠筒、玻璃接头、肛管、血管钳、大油布、治疗巾、弯盘、棉签、卫生纸、润滑剂、量杯、水温计。

②灌肠液：常用 0.1%~0.2% 的肥皂水、生理盐水，温度 39~41℃，用于降低体温时为 28~32℃。

③其他：输液架、便盆、尿布 4 块。冬季准备毛毯用于保暖。

（2）护士准备

操作前洗手、戴口罩。

【操作步骤】

（1）备齐用物，携至床旁，挂灌肠筒于输液架上，灌肠筒底距离床褥 30~40cm。

（2）将枕头竖放，使其厚度与便盆高度相等，下端放便盆。

（3）将大油布和治疗巾上端盖于枕头上，下端放于便盆下面以防污染枕头及床单。

（4）用大毛巾包裹，约束患儿双臂后使其仰卧于枕头上，臀部放在便盆宽边上。解开尿布，如无便意，则用尿布垫在臀部于便盆之间，两腿各包裹一块尿布，分别放在便盆两侧。

（5）连接肛管并润滑其前端，排尽管内气体，用血管钳夹紧橡胶管，将肛管轻轻插入直肠，婴儿 2.5~4.0cm，儿童 5.0~7.5cm，然后固定，再用一块尿布覆盖在会阴部之上，以保持床单清洁。

（6）松开血管钳，使液体缓缓流入。护士一手始终扶持肛管，同时观察患儿一般状况及灌肠液下降速度。

（7）灌毕，夹紧肛管，用卫生纸包裹后轻轻拔出，放入弯盘内，若需保留灌肠液，可轻轻夹紧患儿两侧臀部数分钟。

（8）协助排便，擦净臀部，取出便盆，为婴儿系好尿布包裹，使其舒适。

（9）整理用物、床单位，记录溶液量及排便性质。

【注意事项】

（1）婴幼儿需使用等渗液灌肠，灌肠液量依年龄而定，一般小于 6 个月患儿约为每次 50ml；6 个月~1 岁的患儿约为每次 100ml；1~2 岁的患儿约为每次 200ml；2~3 岁的患儿约为每次 300ml。

（2）灌肠过程中注意保暖，避免受凉。

（3）选择粗细适宜的肛管，动作应轻柔，如溶液注入或排出受阻，可协助患儿更换体位或调整肛管插入的深度，排出不畅时可以按摩腹部，促进排出。

（4）灌肠过程中及灌肠后，应注意观察病情，发现面色苍白、异常哭闹、腹胀或排出液为血性时，应立即停止灌肠，并和医师联系。

（5）准确测量灌入量和排出量，达到出入量基本相等或出量大于注入量。

第十五节　温箱使用法

【目的】

为出生体重小于 2000g 的新生儿及低体温患儿创造一个温度和湿度均适宜的环境，以维持患儿体温稳定。

【护理评估】

评估患儿，测量体温，了解胎龄、出生体重、日龄等。

【准备】

（1）用物准备

预先清洁消毒的温箱、箱内婴儿床上用品、蒸馏水等。

（2）患儿准备

穿单衣，裹尿布。

（3）护士准备

操作前洗手。

【操作步骤】

（1）将蒸馏水加入温箱水槽中至水位指示线，并加蒸馏水于湿化气水槽中。

（2）接通电源，打开电源开关将预热温度调至 28~32℃，预热 30~60 分钟以达到所需温度，此时，红灯、绿灯交替亮。

（3）根据干湿度计温度读数，调整湿度控制旋钮，使两个读数相遇。箱内湿度应维持在 55%~65%。

（4）患儿穿单衣或裹尿布后放于温箱内，根据患儿体重及出生日龄调节适中温湿度（表 17-1）。若保温不好，可加盖被，但勿堵住气孔。

表 17-1　不同出生体重早产儿的温箱温湿度参数

出生体重 （g）	温　　度				相对湿度（%）
	35℃	34℃	33℃	32℃	
1000	出生 10 天内	出生 10 天后	出生 3 周内	出生 5 周后	55~65
1500	—	出生 10 天内	出生 10 天后	出生 4 周后	55~65
2000	—	出生 2 天内	出生 2 天后	出生 3 周后	55~65
2500	—	—	出生 2 天内	出生 2 天后	55~65

（5）定时测量体温，根据体温调节箱温，并做好记录。在患儿体温未升至正常之前应每 0.5~1 小时监测 1 次，升至正常后可每 1~4 小时测 1 次，注意保持腋窝体温在 36.5~37.5℃ 之间，并维持相对湿度。

（6）一切护理操作应尽量在温箱内进行，如喂奶、更换尿布、清洁皮肤、观察病情及检查等，尽量少打开箱门，以免箱内温度波动，若确实需要暂出温箱进行检查和治疗，也应注意在保暖措施下进行，避免患儿受凉。

（7）患儿出温箱条件

①患儿体重达 2000g 或以上，体温正常。

②在 32℃ 的温箱内，患儿穿单衣可维持正常体温时可出箱观察，室温维持在 24~26℃ 时，患儿能保持正常体温。

③在温箱内生活 1 个月以上，体重不到 2000g，但一般情况良好。

【注意事项】

（1）注意保持患儿体温，腋窝温度需维持在 36.5~37.5℃ 之间，使用肤控模式时应注意探头是否脱落，造成患儿体温不升的假象，导致箱温调节失控。

（2）温箱所在房间室温应维持在 22~26℃ 之间，以减少辐射散热，避免放置在阳光直射、有对流风或取暖设备附近，以免影响箱内温度。

（3）操作应尽量在箱内集中进行，如喂奶换尿布及检查等，并尽量减少开门次数和时间，以免箱内温度波动。

（4）接触患儿前，必须洗手，防止交叉感染。

（5）注意观察患儿情况和温箱状态，如温箱报警，应及时查找原因，妥善处理，应用两种方法同时测量箱温，以确保有效监测。严禁骤然提高温箱温度，以免患儿体温上升造成不良后果。

（6）保持温箱的清洁，每天清洁温箱，并更换蒸馏水，每周更换温箱 1 次，彻底清洁、消毒，定期进行细菌监测。患儿出温箱后，温箱应进行终末清洁、消毒。

第十六节　光照疗法

光照疗法简称光疗，是一种降低血清未结合胆红素的简便易行的方法，主要是通过一定波长的光线使新生儿血液中脂溶性的未结合胆红素转变为水溶性异构体，易于从胆汁和尿液中排出体外，以降低胆红素水平。以波长 450nm 的蓝光最为有效，绿光、日光灯或太阳光也有此效果，双面光优于单面光。光疗按照射时间可分为连续光疗和间断光疗，对于黄疸较重的患儿，一般照射时间较长，但不宜超过 4 天。光疗的不良反应有发热、腹泻、皮疹、核黄素（维生素 B_2）缺乏、低血钙、贫血、青铜症等，应注意观察。

【目的】

临床上用于高胆红素血症的治疗，降低血清胆红素浓度。血中的未结合胆红素经蓝光照射可转变为水溶性异构体，随胆汁、尿液排出体外。光照疗法适用于未结合胆红素增高的新生儿。

【护理评估】

评估患儿，了解日龄、体重、黄疸、胆红素检查结果、生命体征、反应等情况。

【准备】

（1）物品准备

①光疗箱：有单面和双面光疗箱两种，双面光优于单面光。一般采用波长 425～475nm 的蓝光最为有效，光亮度以单面光 160W、双面光 320W 为宜，灯管与患儿皮肤距离遵照设备说明调节。

②光疗灯或光疗毯：光疗灯管和反射板应清洁无灰尘。

③遮光眼罩：可用不透光的多层黑布或墨硬纸剪成眼镜状制成。

④其他：长条尿布、尿布带、胶布、工作人员用墨镜、笔及记录单等。

（2）患儿准备

①清洁皮肤，皮肤上禁涂粉和油类。

②剪短指甲。

③双眼佩戴黑色眼罩，避免损伤视网膜。

④脱去衣裤，全身裸露，只用长条尿布遮盖会阴部，男婴注意保护阴囊。

（3）护士准备

操作前戴墨镜、洗手。

【操作步骤】

（1）光疗箱准备

清洁光疗箱，特别注意清除灯管及反射板的灰尘；箱内湿化器水槽加水至 2/3；接通电源，检查线路及灯管亮度，使箱温升至患儿适中温度，相对湿度 55%～65%。

（2）入箱

将患儿放入已预热好的光疗箱中，记录开始照射时间。

（3）光疗

使患儿皮肤均匀受光，并尽量使身体广泛照射。若使用单向光疗箱一般每2小时至换体位1次，可以仰卧、侧卧、俯卧交替更换。俯卧照射时要行专人巡视，以免受压影响呼吸。

（4）监测体温和箱温变化

光疗时每2～4小时测体温1次，同时监测患儿的呼吸、脉搏使体温保持在36～37℃，若光疗时体温超过38.5℃，应暂停光疗。

（5）出箱

一般情况下，当血清胆红素降至171μmol/L时可停止光疗。出箱时给患儿穿好衣服，除去眼罩，抱回病床，并做好各项记录。

【注意事项】

（1）保持灯管及反射板清洁，并及时更换灯管。灯管使用300小时后，其灯光能量输出减弱20%，900小时后减弱35%，2000小时后减弱45%。累计时间过长，应更换灯管。

（2）照射中勤巡视，及时清除患儿的呕吐物、汗渍、粪便和尿，保持玻璃的透明度。工作人员为患儿进行检查、治疗、护理时，可戴墨镜，并严格进行交接班。

（3）光疗过程中按需喂养，保证患儿营养供给。

（4）光疗结束后，倒尽湿化器水箱内的水，做好整机的清洗、消毒工作，有机玻璃制品忌用乙醇擦洗。

参 考 文 献

［1］李智英，刘悦新. 儿科护理与风险防范［M］. 北京：人民军医出版社，2014.

［2］王薇，杜钦霞. 新生儿科临床护理评价指导［M］. 北京：人民军医出版社，2013.

［3］白继庚，何淑贞. 儿科护理工作手册［M］. 北京：军事医学科学出版社，2012.

［4］楼建华. 儿科护理［M］. 北京：人民卫生出版社，2012.

［5］李兰凤，耿蓉娜，王彦华. 儿科护理 946 问［M］. 北京：军事医学科学出版社，2012.

［6］沈南平. 儿科护理技术［M］. 北京：人民卫生出版社，2011.

［7］刘晓丹. 儿科护理规范化操作［M］. 北京：人民军医出版社，2011.

［8］倪雪莲. 临床儿科护理细节［M］. 北京：人民卫生出版社，2008.

［9］王兰英，张远枝，张晓莉. 儿科疾病诊疗程序［M］. 北京：军事医学科学出版社，2007.

［10］崔焱. 儿科护理学［M］. 北京：人民卫生出版社，2012.

［11］范玲. 儿童护理学［M］. 北京：人民卫生出版社，2012.

［12］张玉兰. 儿科护理学［M］. 北京：人民卫生出版社，2014.

［13］沈晓明，王卫平. 儿科学［M］. 北京：人民卫生出版社，2008.